ファック・キャンサー

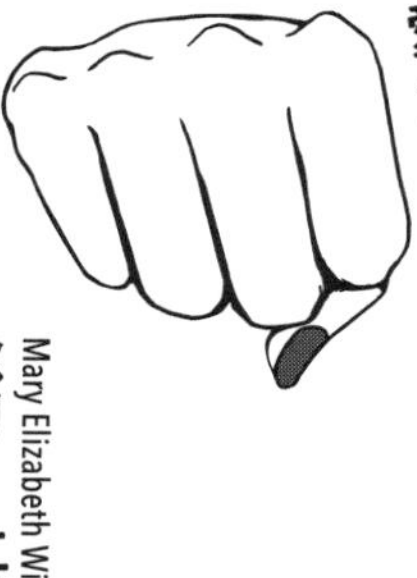

愛と科学と
免疫療法で
がんに立ち向かう

A SERIES OF CATASTROPHES AND MIRACLES

Mary Elizabeth Williams
メリー・エリザベス・ウィリアムズ 著

Kei Katase
片瀬ケイ 訳

中村泰大 医療監修

筑摩書房

ファック・キャンサー

愛と科学と免疫療法でがんに立ち向かう

ファック・キャンサー

愛と科学と免疫療法でがんに立ち向かう

目次

デビーに捧げる

はじめに

これはノンフィクションです。科学的な専門知識を持たない著者ではありますが、可能なかぎり科学的な事実と経緯を正確に記しました。

内容の構成にあたっては、私自身のメモやスケジュール帳、日記、医療記録、そして体験を通して発表を続けた記事をもとにしました。また本書に記した様々な出来事に登場する多数の人々から多大なご協力をいただきました。多くの出来事や会話を再現するために、自らの日記や個人的な話を聞かせてくれた人々に深く感謝します。

ここには創作上の人物は登場しません。すべて実在する患者ですが、プライバシー保護のために一部名前を変更してあります。また主に複数回にわたる診療時の出来事や会話について、内容を明確にするために一回にまとめて記した場面がいくつかあります。

登場する人々は、それぞれ自分の観点から語っています。本書は私の視点からの物語です。

本書の一部は、若干異なる形式で『Salon』および『ニューヨークタイムズ』に発表されています。

ネタばれ　私は生きています。

第Ⅰ部

医師が「お気の毒」と言う時

第1章 キャンサー・クラブ・ナイト

2012年1月10日

嫌なタイミングで電話が鳴った。ジェフはすでに階下のケアギバー・グループの集まりに行っちゃったし、ルーシーとビーもヌギーランドと呼ばれる子供のグループで工作や手芸をしている。私自身のサポートグループの会合がちょうど始まろうとしているところ。進行役のマーレーナは外部からの邪魔には手厳しくて、遅刻者には容赦がない。携帯電話には見知らぬ番号が表示されていた。電話に出ることで会合から締め出されるリスクをとるか、これからの二時間を、わざわざ今日という日に一体誰が電話してきたのかと考え続けるべきか。

私たち家族はこの秋から、がん患者サロンのギルダズクラブ★に通うようになった。私が再診断を受けたすぐあとのことだ。それ以来ここで過ごす火曜の夜は、私たちにとって大切な時間になった。がんがもたらす混沌に、毎週、安定と支援を与えてくれる。私の病気がきっかけで、思いがけず見つけたこのコミュニティーと部屋で飛び交う騒々しい笑い声は、かけがえのないものだった。この数カ月で家族同然となった友人たちのことが大好きだった。でもこの小さなクラブハウスは、時にはつらい場所でもある。やがては皆いなくなる。去る理由はあまり多くない。願わくは健康を取り戻して去ることだ。

今夜は話したいことが沢山あった。今朝は洗髪時にシャンプーの容器を見て、これを最後まで使いきれないかもと思った。最近は『ニューヨーカー』誌の購読を更新するべきか、まだ一月上旬なのに不確実な夏休みの計画など立てられるのだろうかと思いあぐねている。容器に残ったオートミールを食べきれるかしらとか、このタバスコの小瓶の方が私自身より長持ちするのではないかとか。こんなふうに思い悩む日々を送っているのは、私がステージ４のメラノーマ（悪性黒色腫・皮膚がん）を患っているからだ。私のような患者の場合、普通はほんの数カ月しか生きられない。今日、私が臨床試験をはじめてから最初のＣＴスキャンに行く前に頭をよぎったのは、そんなことだった。このスキャンで肺や軟部組織にある腫瘍が縮小しているのか、それとも進行がんによる残酷で痛ましい死を迎える日に近づいているのかがわかるのだ。

臨床試験をはじめてから三カ月目にはいった。明日は子供たち共通の誕生日だ。ルーシーは一二歳、ビーは八歳になる。二人はいつも一緒で、四年違いの同じ日にこの世に生まれ落ちたほど。次に何が起ころうとも、私たちはまた節目を迎えて新たな一年を祝うのだ。

次の治療日は二日後。まだ起き上がれなくなるほどの副作用ではない。今のところは「許容範囲」と私は言い続けている。つねに疲労感はあるし、かゆい皮膚炎やめまいもあり、味覚もおかしい。でも髪は抜けていないし、吐かずにすんでいるのだから文句は言えない。何といっても背中にある腫瘍——ちょうどブラの紐の下にあたって触ると痛い紫色のしこりが、最初の治療時より少し小さくな

★——Gilda's Club　卵巣がんで死亡した米国のコメディアン、ギルダ・ラドナーにちなみ、一九九五年に創設されたがん患者と家族のための非営利支援団体で、全米及び日本を含む世界一九〇カ所で活動している。二〇〇九年に別のがん支援非営利団体「ウェルネス・コミュニティー」と合体し、キャンサー・サポート・コミュニティーとなったが、今もギルダズクラブの名で親しまれている。

った気がするのだから。ドクター・ウォルチョックはとてもいい兆候だと言ったが、あまり期待しすぎないようにしている。がんがあちらこちらに転移している患者は、普通はハッピーエンドじゃない。たんにエンドを迎えるだけ。医師は私たちに痛みはないかと訊《たず》ねるが、その問いの前には「まだ」という言葉が見え隠れする。がんが体のどこかに巣くっていて、臓器を蝕《むしば》んでいることを患者はわかっている。

今日はここに来る前に、オレンジ色のまずい液体を大量に飲み下し、検査技師が私の内臓の写真を撮るたびに息を止めた。体内に潜むどんな怪物が写し出されるのだろうかと思いながら。その後で夫のジェフに電話して「何が見つかっても、肺の手術をしてくれるよう説得できると思うわ」と告げた。自分でも信じていなかったけど。肺の腫瘍はむずかしい場所にあり、私の体の状態が悪化していれば選択肢はなくなってくる。

でも親友のデビーが大丈夫な状態でいることは本当にうれしい。彼女は九月から抗がん剤のアブラキサン投与を受けていて、治療はうまくいっているようだ。夏の間にやっと頭に生えたチアペットみたいな毛は、またなくなってしまったけど。このあいだ電話した時は、「まつげが一本だけ残っていて、いやになるわ」と言っていた。今回の化学療法はいつまで続くかわからない。医師は経過と彼女の体調、そしてCA125（卵巣がんの腫瘍マーカー）の数値を見て判断するしかないと言うだけだ。デビーは毎回、病院の無料駐車券をもらう手間にうんざりしていた。「ケモ（化学療法）★」の点滴針を刺すポートと、そこを通して体に毒を流し込むことすべてにイラついていた。それでいてケモができなくなったら、その後はどうなるのかと怯えていた。

私も怖かった。けれど春まで生かしてくれるなら、メモリアル・スローン・ケタリングがんセンターの四階で受けているどんな治療にも耐える覚悟だった。もういちど桜の花を見るまで。今日の検査でがんが落ち着いていることがわかったとしても、一回でも再発を経験した身だとどうしても疑念が頭から離れない。これから二、三カ月生きたとして、最初の治療計画が終わった後は？　この人生に執行猶予は何回あるのだろう。今夜は、あと一回でもいいからと思う。これが今夜の患者会で、私が話したいことだ。

だからiPhoneに見知らぬ電話番号が表示された時は、無視するつもりだった。それでも万が一重要なことだといけないので、恐縮しながら小走りで廊下に向かい、電話にでた。

電話の声はドクター・ウォルチョックだった。「結果がでましたよ」と言った。いつもの病院の電話ではなく、個人の電話からかけてきたのだ。ショック。重大なことでない限り、先生は木曜日の診察日まで待っていたはずだ。そうでなければ、夜分に自分の電話からかけてこないだろう。

「あら、お元気ですか」私は平静を装いお決まりの挨拶をした。

ドクター・ウォルチョックは単刀直入に告げた。「いいニュースだから、電話したのです。もう少し早く連絡できたのですが、すべての検査結果を確認する前にぬか喜びさせたくなかったので。画像検査の結果が戻ってきました。あなたの背中の腫瘍は完全に退縮しています。肺の腫瘍も消えました」

突然、世界がまったく新たな方向に動きだして、私は瞬間的に自分の体から抜け出たのかと思った。

「消えた、とおっしゃいました？」医師が言っていることを確実に理解したかったので、「それって、

★――ケモセラピーの略。抗がん剤を使った薬物療法のこと。

正確にはどういう意味ですか」と訊ねた。

「消失したのです」と彼は繰り返した。「あなたの腫瘍は完全になくなりました。今のあなたからは、がんは検出できません。では木曜日にまた会いましょう。その時になんたらかんたらで、それから、うんたらかんたら……」

言われていることが理解できなかった。医師の声はスヌーピーとチャーリー・ブラウンのアニメにでてくる判別不能の大人の声のように聞こえた。私は同時に打ち寄せるショックと涙で精一杯だった。夢遊病者のようにジェフのいる部屋に向かい、ジェスチャーで呼び出した。「どうもありがとう、先生」といって電話を切った時、ジェフが出てきた。

彼は私の涙にぬれた顔を心配そうに覗き込んだ。「先生が、がんはすべて消えたって」と私は言った。泣きじゃくる私から信じられないほど素晴らしい知らせを聞き、ジェフは一瞬、とまどった顔をした。それから大きな笑顔が広がった。彼がハイタッチをしようと上げた手が下りてきて、ハグに変わった。「そうか。そうなんだ。信じるよ」ジェフの目も濡れていた。あまりに現実離れしていて、私たちはクイズ番組の出場者のように、飛び跳ねて喜んだりはしなかった。そのかわりジェフは部屋に戻り、私も急いで自分の部屋に行った。転移して私の命を奪おうとしていたがんは、消失したのだ。たった三カ月で。三カ月と、一〇〇年の研究と、私の主治医が一生をかけた仕事のおかげで。

患者の会合に戻ると、みなそれぞれの場所に落ち着いていた。カサンドラはソファーの定位置で眠たい猫のように丸くなっていた。私が上気した顔でよろけながら部屋に入ると、彼女はすぐに心配そうな顔を私に向け、最初に親指をたて、次に親指を下に向けて無言のまま良い知らせか悪い知らせかを訊ねた。私が隣に座るやいなや親指をたててみせると、彼女は私の手を強く握ってくれた。

今夜はカサンドラに会う最後の日になる。彼女は一カ月以内に死ぬだろう。階下で女の子たちと叫び声をあげながら駆け回っている息子たちは、がん患者の子供のグループを離れて、子供向けの死別グループに移る。でも今夜は、カサンドラと私はこうして同じソファーに座って手を握り合っている。違う状況で出会っていれば、子供の遊び場での集まりや、宿題の手伝い、あるいは街で一番おいしいココアを出す店はどこかといった議論で盛り上がり、友達になっていたかもしれない。いまは子供を残して逝かないために必死で闘う仲間だ。

マーレーナが「みんな揃ったようだから、はじめましょう。今夜は誰から話したい?」と訊ねた。私は手をあげた。カサンドラのうなずきに促され「私から話すわ」と言った。

第2章 人生で最高の夏

2010年8月11日

私の命を奪おうとしていたモノは、鉛筆のお尻についている消しゴムほどの大きさだった。銃弾よりはるかに小さい。一滴の毒薬のほうがよほど恐怖心をあおる。最初にソレに気づいたのがいつかも思い出せない。気づくほどのものでもなかったから。あれは初夏だった。爽《さわ》やかな空気と明るい日差しの六月から重く湿った空気の八月へと季節が変わる頃、頭皮のかさぶたがまだあることに気づいた。いつまでも治らない古いかさぶただった。

髪を洗う時に触れては、今回は何をしでかしたのかと訝《いぶか》った。私はいつも新しい切り傷やあざ、擦《す》り傷を見つける。たいていは子ども達を追いかけている時にできて、その時は気づかなかったものだ。かさぶた部分に痛みはなかった。かゆくもなく、じくじくもしていない。ちょっとした表面上のモノで、どうせ髪で隠れてしまうのだから皮膚科で診てもらうほどでもないように思えた。でもこんなでっぱりがずっと頭にあるのも嫌だし、塗り薬か抗生物質でも貰っておこうと思った。

しかし先週、皮膚科で診てもらった時には飲み薬も塗り薬も貰えなかった。かわりに医師は眉間《みけん》に皺をよせ、意味深に息を吸い込むと「これは皮膚がんのようね。生検をします」と言った。

その時でさえ私はたいしたことじゃないと思っていた。皮膚にできる基底細胞がんを切除した人なら沢山知っている。「たちの良いがん」と呼ばれる類のものだ。ちょっと削って、絆創膏《ばんそうこう》を貼って、小さい傷が残って終わり。私の場合は誰も見ない場所だから幸運だと思った。頭の上をつねられたように感じた後、医師が結果は数日後に連絡すると言った。

電話があったのは、水曜日の午前一〇時一五分だった。

子供たちは夏休みのサマーキャンプでチェルシー★に行っていた。ジェフはウェストビレッジの仕事場で広告コピーを書いていた。そして私は自宅で朝の最後のコーヒーを流し込みながら、マクドナルドでお客が派手に癇癪《かんしゃく》をおこしネットに拡散された騒ぎの記事を書いているところだった。携帯電話のバイブレーションが私の思考を遮《さえぎ》った。

医師から電話をもらうのは初めてじゃない。「再検査」や「医療的処置」といった不安にさせるような言葉を含む電話もあった。でも今回はのっけから本題に入った。ちょっとしたおしゃべりも、「お元気ですか」の挨拶もなかった。今回は。

「こんにちは、メリー・エリザベス。ドクター・シルバーです」と電話の声は言った。「生検の結果が戻ってきました。お気の毒ですが、悪性のメラノーマでした」

自分のいる世界の底が抜けるとはこのことだ。しかも一〇秒間で。それは医師が「お気の毒」と口にした時に起こる。

少なくともドクター・シルバーは、本当に気の毒がっているようだった。幼稚園に通う双子の母親で、かわいい靴を履いた美人のこの皮膚科医は、私がまだ理解していない状況に心から同情していた。

「同僚に予約を取っておきました。明日、スローン・ケタリング病院に行ってきてください」と彼女は続けた。一〇時一六分になっていた。

★――ニューヨーク市の南西部ロウアー・マンハッタン地区。

その時はじめて、吐き気が込み上げるような現実の波が私を襲った。スローン・ケタリング。がんの病院だ。私に明日そこへ行けと言っている。ドクター・シルバーは矢継ぎ早に話を続け、私はペンと紙を手探りしつつ、必死に彼女の言葉を理解しようと頭をフル回転させた。「メラノーマの大きさと腫瘍の厚さからみて、積極的な治療をすると思います。むこうの医師はおそらく手術と術後の化学療法や放射線といった補助療法の話もするでしょう。それ以外の免疫療法も必要かもしれません。まずはどこまで広がっているかを特定し、その後に治療計画の話になります」。どこまで広がっているか。

「沢山の治療情報を話したので、いろいろと質問があると思います」と彼女は言った。そう、訊《き》きたいことはいくらでもある。いま書いている記事をどうやって書きあげろというのか。子供たちになんと伝えればいいのか。悪性って一体どういうこと？　五〇の言葉のうち一つでも書きつけようと、懸命に医師の話をメモした。積極的。補助療法。リンパ節。免疫。理解できない。しかたがないので「ありがとう。またすぐにお話しすることになりそうですね」とだけ言った。

　私の机はさっきまでと同じに見える。目の前には、ほぼ書き終えた記事がコンピューター画面に映し出されている。そして私は、がんになった。

『Salon』[★1]の編集者であるトーマスは、一〇分後に私の記事が送稿されるのを待っていた。彼は知らない。医師以外は誰も知らない。私には秘密がある。五日前、私はジャーナリストのクリストファー・ヒチェンと彼のがん診断について特集記事を書いたところだった。五日後には、ケーブルテレビのショータイムがさかんに宣伝している新シリーズが始まる。命を脅かすメラノーマに罹った色白で風変りな母親を主人公にした『The Big C』[★2]と呼ばれる番組で、それについても書くつもりでいた。

なんたるタイミング。「ちょっと遅れます」と私はトーマスにメッセージを送った。

「どれくらい？」と即レス。画面の向こうでイラついているのがわかる。

彼のメッセージは見たが、すぐには返事をしなかった。言葉にしたくなかったから。言ってしまえば確固たる現実になり、すべては変わってしまう。でもすでに現実なのだ。もう起こってしまったことなのだ。

「あのね、私、がんになったの」と返信した。

「何だって。それはとても残念だ」とトーマスは書いてきた。彼はほかにどうしたらよいかわからないので「必要なだけ時間をとって」と続けた。私もどうしたらよいかわからなかったので、仕事に戻って書き終えた記事を送った。

ショックからくる原動力ってすごい。火事場の建物から逃げだす力であり、病院から愛する家族が運び込まれたという電話がきた時に、落ち着いてＥＲ（救命救急室）まで辿りつく力でもある。締め切りがくると、記事を書きあげることができる力と同じだ。

次に何人かの編集者にメールを書いた。「悪性のがんだとわかりました。今日はこれから休みます。明日はスローン・ケタリング病院に行きますが、金曜日には仕事に戻ります」。送信キーを押した。そしてその時になって初めて、私は手に顔を埋めて泣いた。

話ができる程度に落ち着いてから、仕事場のジェフに電話をした。ジェフと私の関係はちょっと複雑だ。お互いに二十代の時に出会って結婚した。その後は二〇年にわたり三都市で七つのアパートを

★1――多様な話題を扱う米国のオンライン雑誌（ニュースサイト）Salon.com。
★2――隠語でがんの意。

転々とし、二人の子供をもうけ、数えきれないほどいろいろな仕事をした。そして世の多くのカップルと同様に、私たちは別れた。もう二年以上も前のことだ。ほんの数分前まで、人生で最大の苦難を問われれば、私はこの結婚の危機だと答えただろう。

二人の関係が最悪だった時でも――実際に長い結婚を終わらせるのは簡単じゃなかった――私たちは厳格に二つの約束を守った。つねに娘のルーシーとビーを最優先にすることと、できる限りお互いを尊重することだ。学校の学芸会、教員との面談、誕生日会はすべて二人で足を運んだ。子供たちがどちらの親からも離れずにすむように、同じ建物の別の階に部屋を借りた。子供たちがいなければ、私たちはお互いの人生から消え去っていたはずだ。実際にはこれほど一緒にいたので、再び関係が深まらないわけがなかった。

結婚がゆっくりと壊れていったように、新たな関係に火がつくのもゆっくりだった。古いわだかまりが解けて、違った気持ちに置き換わっていった。それが人生だ。物事は変わるし、変化し続ける。別れた当初の痛みが消えた後、私たちは深く満ち足りた友情を育むことができた。そして数カ月前のある日、ジェフの冗談に私が笑うと、彼は「気づいてないかもしれないから言うけど、君を口説いているんだよ」とセクシーな自信をちらつかせて言った。口説いてもらえるのが嬉しかった。私から口説き返すのも楽しかった。そして私たちはデートをはじめ、回を重ねていった。春夏を通してお互いへの想いが途方もなく深まっていき、とても楽しかった。結婚が終わった後、私はいつもまた恋ができる日を待ち望んでいた。そしてその年、願い通りに再び恋に落ちた。相手が子供たちの父親だったというだけだ。

友人たちに「よりを戻したのか」と問われるたびに、ふたりとも戸惑ってしまう。もとに戻ったというよりも、私たちはまったく別の関係の始まりと考えてきた。若い時に経験するキラキラしたロマンスではない。前回のように保証にこだわってもいない。人生は想像通りにはならないと、今の私たちは理解している。人生も半ばに達したいま、「一日一日をあるがままに受け入れていこう」と言った彼の最近の言葉は、大昔に私たちが自信を持って無邪気に交わした厳格な誓いの言葉よりも、よほど堅実でリアルに感じられた。そして私はこの哀れな男に、彼が二回も選んだ女は大変な医学的欠陥品だったと言わなきゃならない。さて、あなたは今日という日をどう受け入れるのかしら。これはかなり手ごわいけど。

「あれ、君か。どうしたの？」昼前に入った私からの電話に驚きつつ、ジェフは明るく訊ねた。

「ドクター・シルバーと電話で話したところなのだけど、メラノーマで悪いみたいだから、明日、スローン・ケタリングに行かなきゃならないの」私は一気に告げた。

ジェフはすぐには返答しなかった。私の口から次々と飛び出す言葉に追いつく時間が必要だった。遠く離れた星から光が届くまで時間がかかるように。ようやく「わかった」とゆっくりと言った。

「そういう話だとは思わなかった。君が悪性のがんになったなんて」

「私もよ」

「当然、明日は僕もついていくよ」とジェフはあわてて付け加えた。「よく話を聞いて、やるべきことを把握して行動に移そう。ジム叔父さんだってメラノーマだったか、皮膚がんだったかその類だったけど、そんなにひどくなかったよ」

「そうよね」と私。「そう。もしすごく悪かったとしても、私はかつらとマリファナならすぐ手に入るだろうから、ちょっと有利ね」

私はその時、ひとりぼっちで恐怖におびえずにすむよう、アパートに誰かがいてくれればいいのにと思った。でも一人でよかった。誰にも邪魔されずに、自分だけでおびえることができるから。仕事場やマーブルヒル行きＢｘ20バスの停留所で、人生を変えてしまうこんな知らせを聞いたら、どうしただろう。

「何か必要なことはある?」とジェフ。

「大丈夫だっていう言葉が聞きたい」と私は答えた。

この時の沈黙は、ほんの一瞬だった。何年間もお互いを知り尽くした間柄だからわかる、口調が変わる前のほんの一瞬。「もちろん、大丈夫さ」と彼は言った。その言葉が本当であることを、心の底から信じたいと思った。

夏のあいだ、頭皮のかさぶたは小さくならなかった。私がネットで検索し続けた言葉は結果的に無意味で、実際に私の体に起きていることとはかけ離れていた。「傷口の感染」「虫刺され」「毛髪染料のアレルギー反応」は、どれも役に立たなかった。では、新しい検索語を試してみよう。「悪性メラノーマ　頭皮」だ。

あらら。ドクター・グーグルを絶対に友達とは呼べない。メラノーマは若年層に最も多く診断されるがんの一つで、過去三〇年間で罹患率は急上昇し続けている。ただし、かならずしも生死にかかわるわけではない。米国臨床腫瘍学会（ＡＳＣＯ）によれば、メラノーマは「皮膚がんによる死亡の大部分」を占めるものの、全体的な五年生存率は九一パーセントだ。残念ながら、私のがんタイプにはあてはまらない。検索でみつけた『ニューヨークタイムズ』の記事によれば「浸潤性メラノーマが最初に頭皮や頸部《けいぶ》にできた場合は、五年から一〇年で死亡するリスクが、手足や胴体、顔、耳にできた時より二倍高い」そうだ。ノースカロライナ大学の二〇〇八年四月の報告書には「頭皮・頸部のメラノーマは、低い生存率と関連する」とある。

おかげで検索は、考えうる中で最悪の方向へ進んでしまった。私の受けた診断と「生存率」という言葉の組み合わせだ。早期発見のメラノーマなら通常、治療に非常によく反応する。しかし二〇一〇年の今でも、診断されたタイミングが進行期だと「一〇年生存率」という言葉の横に「一〇パーセント未満」という言葉がポンと出てくる。これはたちの良いがんなんかじゃない。

娘たちはまだ一〇歳と六歳だ。これから私が何千回も考えることが、頭に浮かんだ。もし私がいま死んだら、この子たちは一生涯、お母さんが死んだときはいくつだったの？　どれくらいお母さんのことを覚えている？　と訊かれるだろう。そして誰もが母のいない二人姉妹に同情する。目を落とすと私の手は震えていた。机から椅子を押しやり寝室に向かった。ベッドの端に腰かけて、マンハッタンのアップタウンにある細い通りの向こうに連なるアパートをぼんやりと見つめた。この美しい日。この完璧な朝。そしてこの最悪な出来事。

ベッドの上でどのくらいの間、凍りついたようにじっとしていただろう。とにかくこのアパートから出なきゃと思った。ターゲットで買ったジャッキー・Oっぽい大きな安物のサングラスをかけ、命がかかっているかのように日焼け止めをたっぷりと塗り、やみくもに外に出た。地下鉄のA線に向かって歩くと、八月の熱い日差しを頭に感じ、私は反射的に髪に手をやった。触っただけで熱を感じるのだから、その下にある皮膚のがん細胞を活発にしているに違いない。無防備なまま攻撃にさらされているような気がした。

私だって、今まで吸血鬼並みにチョークのような白い肌に気を配らなかったわけではない。どこから見てもメラノーマを発症しそうなタイプだった。超色白でそばかすがあるか？　はい。一八歳以前に一回以上、ひどい日焼けをしたことはあるか？　はい。ついでに言えば、子供のころシックス・フラッグス遊園地のウォータースライダーで怪我をして、頭のてっぺんに小さく禿げた傷跡までつくった。太陽が悪さをするには十分な大きさだ。とはいえ、これまでずっと日陰で過ごし、ＳＰＦ35の日焼け止めとジャーゲンズ・ナチュラルグロウのセルフタンニングローションで防御してきた。でもこの人生で、ただの一度も頭皮の保護を考えたことはなかった。髪はそのためにあるのだと思っていたから。ああ、ニコール・キッドマンは正しかった。赤毛の私たちは常に帽子をかぶるべきだったのね。

　マンハッタンの私の地元からコロンバス・サークルへは地下鉄で一直線だった。そこからリンカーン・センターまで歩く。つい先週、娘たちとこの先の中華料理店オリーズに行き、そのあとフードトラックのミスター・ソフティで買ったアイスクリームを食べた。最高だった。土曜日にはガバナーズアイランドの空中ブランコ教室で、二五フィート（約七・六メートル）の高さに舞い上がっていた。昨日の私のフェイスブックには「人生で最高の夏」とあった。それが突然、奈落の底に突き落とされた。最悪の夏になった。ひょっとしたらこれが最後の夏になるかもしれない。

　そして思い直した。まだよね、と。噴水に近づきながら、バッグを探って小銭を取り出した。願いを込めるあいだ手に握りしめていた銅貨が、午後の日差しを浴びて輝いた。水面に向けて投げると、小さな水しぶきをあげて沈んだ。私はサングラスをかけ、噴水を後にして地下鉄に向かった。頬を涙で濡らしながら。

　そのあと慌ただしく夕食の準備をしていると、ジェフが娘たちをつれて、仕事とサマーキャンプとでそれぞれに疲れた様子で帰ってきた。「マーーミーーー！」と娘たちが金切り声をあげる。まる一年も会っていなかったかのように、私は腕を広げて娘たちを抱え込み、皮膚と髪から漂う日差しの匂いを深く吸い込んだ。

「大丈夫かい？」とジェフが訊いた。彼を見上げた私の目の淵は赤く、それだけで十分な返事だった。キッチンでスパゲッティの湯切りをしながら、囁《ささや》き声で病院の診察予約や地下鉄の乗り換え、押しつぶされそうな恐怖について少しだけ話した。

パスタの皿を前に、私は娘たちに話そうとした。でも子供というのは、大人ががんについて話すのを聞くために夕食の席についているわけじゃない。ライの遊園地で一日を過ごした娘たちは、吐きそうなほどスリルに満ちた乗り物や甘いファネルケーキの話で興奮していた。ルーシーとビーは誰がバスの中にお弁当を置き忘れたか、観覧車でもっとも大きな声で叫んだのは誰かを、ガーリックブレッドと牛乳のお代わりを要求しつつ競うようにしゃべりまくった。私が口を挟む機会などなく、あってもどう話すか決めていなかった。浜辺や上陸地点でいかに戦うべきかという、チャーチル首相のような感動的な演説も思いつかない。かわりに遊び疲れて幸せそうな子供たちの顔をもう一度だけ見つめた。この子たちの人生が想像の及ばない形で変わってしまう前に、私たちががんを抱えた家族になる前に、これを心に刻んでおかなくちゃと思った。すべてが変わる前の気持ちを。それから私は口を開いた。「ママも今日の出来事について話があるのよ」

「お医者さんから電話がきたの。先週診てもらった出っぱりがあるでしょ。それ、がんだってわかったの。だからママは明日、新しいお医者さんに診てもらいに行くの。それで手術して、具合が悪くみえるような治療もしなきゃならないかも。おじいちゃんみたいに」そして私は息を吐いた。

子供たちは、がんが何かを知らない。去年おじいちゃんが手術をして、病院にお見舞いに行ったことはわかる。病院のギフトショップがとても素敵だったのも覚えている。おじいちゃんが、ケモと呼ばれる治療をして、何カ月かはよかったけど、またケモをやらなきゃいけないこと、鎖骨あたりの皮膚の下にボタンのようなものが埋まっていることは知っている。子供たちは、がんという言葉から生涯続く恐怖を連想することはない。

優しく明るく太陽のようなビーは、どんな反応をすべきかと姉の方を見た。そして私の言葉ではなく、ルーシーの表情から深刻なことだと読み取った。目を大きく見開いて「そんな！　まずいお薬を飲まなきゃいけないの？」と言った。

私は微笑んで「そうかもね」と言った。

「がんだから、病気にみえなくとも」と言ったところで、別の考えが浮かんだようだ。「だから、よくなるの？　それとも死んじゃうの？」と興味ありげに訊いた。六歳というのは、微妙な言い回しが得意な年齢ではない。

聡明で口数が少なく、ちょっと皮肉屋さんのルーシーがそこで口を開き、「ママは良くなるの」と宣言した。「そうでしょ？」

私はテーブルの向こうにいる娘の茶色い目をまっすぐに見つめた。頭の良い面白い子だけど、普段は内気で真面目だ。この子は六歳のころから黒い服を着だし、幼稚園で初のゴス・ファッション園児となった。幸い日差しが嫌いで雨や曇り、寒さが好きだから、将来メラノーマになる心配はなさそうだ。いつか風変りな人と結ばれて幸せになるだろう。私はできるだけ正直に答えた。「良くなるように頑張るわ。全力でね」

その夜、私は夢をみた。夢の中では一瞬の出来事だった。実際より広くて、もっときれいなキッチンにいると、著作家のガートルード・スタインのような女性が入って来た。ナイフを持っていて「あなたを殺す。私をとめることはできない」と言った。私は怖くて叫ぼうとしたが声にならなかった。その女性は面白そうに「見てごらん。叫ぶことさえ出来ないじゃないの」と笑った。口を開いても、やはり声は出てこない。叫ばなきゃ、助けを呼ばなきゃと思った。やるのよ。叫ぶの。私は膝から崩れ落ち、子供たちの驚いた表情が不安から恐怖へと変わっていくのが見えた。床に倒れた時に、静寂とある種の無力感とともに、自分が死んだとさとった。そして目を覚ました時、私は家じゅうが飛び起きるような叫び声をあげていた。

コラム　**初心者のためのがん入門**

人間のからだは素晴らしくよく出来たマシーンで、強靭かつ回復可能に設計されている。傷を癒やし、病気を回避する。体内をパトロールするT細胞は、異常や異物を見つけて破壊・排除してくれる。ほとんどは私たちが無意識のうちにこうした自己制御システムが働いている。それでも時には、システム不良が起きることもある。

メモリアル・スローン・ケタリング病院のメラノーマおよび免疫療法サービス部門の責任者で、最終的に私の命を救ってくれたドクター・ジェド・ウォルチョックはこう説明する。「免疫システムの監視にはいくつかの段階があります。最初は排除相。腫瘍が形成されると、免疫システムがそれを見つけて排除する。それで終わり。その次は平衡相といって、腫瘍が形成されて免疫システムがそれを見つけるのですが、完全には排除しきれない。けれど、がんの方もそれ以上は何もしない。広がらない状態です。そして最後が逃避相です。私たちは、残念ながら日々この逃避相を相手にしているのです。免疫システムから逃避する術を学んだ腫瘍です」

ずる賢い邪悪ながん細胞は、免疫システムの応答を阻害する信号を持っている。それによってがん細胞は生き延び、広がっていく。がん細胞を破壊するはずのT細胞は、どうやったらがん細胞を抹殺できるのか、わからなくなってしまう。

免疫システムによる制御が無効になってしまったら、その代わりにがんと闘う役割を担うのがこれまでの古典的かつ侵襲的な治療プロトコル（手術、放射線療法、化学療法）だ。一度がんを経験した人のほとんどは、がんは生涯自分の体から消えることなく、次の画像検査でがんの再発・転移が見つかるかもしれないと意識し続ける人生を覚悟する。再び免疫応答の信号が阻害され、次なるがんが発症する可能性は常にあるのだ。

何世代にもわたり、手術、放射線療法、化学療法——つまり切る、焼く、毒を与えるという古典的な三大療法を超える治療法の開発が進むことはほとんどなかった。多くの患者にとって、これらの治療はとても有効だ。しかしがんは細胞レベルで浸潤するので、完全にがんを排除するのは難しい。そしてがんを叩く代償として、しばしば体の正常な部分も傷つけてしまう。手術では患者のがん病巣の周辺組織も切除する。化学療法では早いサイクルで分裂するがん細胞とともに、正常な組織内で分裂している細胞も殺してしまう。

がんとその治療がもたらした犠牲は大きい。オーストラリアのウイルス学者であるマクファーレン・バーネットは一九五七年に「がんにおいては希望の余地はほとんどない」と結論づけたが、同時に「抗がん作用のある薬には発がん性もある……多少なりとも希望があるとすれば、これまで真剣に提唱されたことのない人体本来の資源に依拠するもの、つまり免疫を使うような治療だろう」と続けている。

一九七一年のがん対策法にニクソン大統領が署名した時が、がんの性質に着目し、新たな治療法を探る新時代のはじまりだった。ＭＤアンダーソンがんセンターの免疫学教授で免疫療法の部門長であるドクター・ジェイムズ・アリソンは昔を振り返り、「がん治療分野の最高権威でも、「我々もよくわからないが、化学療法と放射線、手術でがんを攻撃する」と言っていた。その後の研究で出てきたのが、正常な細胞増殖の制御とがん化の仕組みに関する詳細かつ大量の情報だった。それは見事な成果だった。そうしたすべての研究が必要不可欠なものだった」。

四〇年近く過ぎた二〇〇九年、オバマ政権は類似の取り組みを開始した。「がん発症原因となる遺伝子と標的治療の可能性に関する研究」への一〇億ドルの投資を含め、幅広い医学研究への予算配分を約束した。それでもいまだに患者に提供される治療といえば、しばしばお決まりのプロトコルである手術、放射線療法、化学療法の三大療法に限られている。一九七〇年代のいわゆる「がんとの戦争」以来、がん罹患率や死亡率は全般的に下がってはいるものの進歩は遅く、成功が続いてきたわけではない。

研究者を悩ます問題の一つは、がんの様態が腹立たしいほどに多様なことだ。ヒトに影響するがんは一〇〇種類以上で、血液、骨、臓器のがんがある。多様でありながら「ずる賢い」ことや「予測できない」ことは共通する特徴のようだ。ある種のがんに対する画期的な発見が、自動的に他のタイプのがんの「治癒」につながるとは限らない。あなたの神経芽細胞腫は、ほかの人の乳がんとは全く違う。同じ「乳がん」という言葉も、ＢＲＣＡ２遺伝子変異を持つ患者とそうでない患者にとっては、異なる意味合いを持つ。個人個人をとりまく生活環境や遺伝子変異の違いのために、私のメラノーマも、あなたのメラノーマとは違うのだ。

　こうした理由で、これからも単独のがんの治癒方法は見つからない可能性が高い。事実上がんが治った身である私でも、あえてこう言うのだ。がんは一つの病気ではないし、絶対に一度の奇跡的な治療で対処できるものではない。様々な治療プロトコルを駆使して取り組まなければならない。だから善意ある人々が、あるいは腹立たしくもがんを知っているはずの団体が「この病気」を「治癒させる方法」を見つけると口にしていたら、それはナンセンスと言えるだろう。医学研究の進展の道は、すべてに効く解決策をもたらすのではない。しかし科学がより高度に大きく前進していく過程で、私のような患者がますます増えていくはずだ。つまり私のように幸運にも特定の治療、あるいは治療の組み合わせにより、自分のがんを排除できたかのような患者が増えるのである。それでも、おそらくその同じ治療法が効かない患者も存在し続けるだろう。私たちの体は組み立て工場からでてくる画一的なものではない。一人ひとりみな違う。そして私たちのがんも、それぞれみな違うのだ。

第3章 キャンサー・タウンへようこそ

2010年8月12日

想像してみてほしい。夜中に起こされ頭に枕カバーをかぶせられたと思ったら、車のトランクに投げ込まれたあげく外国に放り出される。「これからは、ここで暮らすのだ」という別れのメッセージとともに。言葉もわからなければ、土地勘もない。その後の悲惨な人生でやるべき新たな仕事は、なんとかすること。がんだと知らされた直後はまさにそんな感じだ。

例えばミッドタウン・イースト。私はマンハッタンでもこの辺りに足を踏み入れたことはなかった。ここに来る理由がひとつもなかったから。仕事の用事もなければ友だちもいないし、まともなバーもありゃしない。子供たちをサマーキャンプに送り出したあとの平日の午前中に、ジェフと私は五三丁目と三番街に向かって歩いた。地味なオフィスビルとコーヒー売りのカート、薬局のデュアン・リードにジャンバ・ジュースしかないこの界隈《かいわい》は、残念ながら私にとってもはや未知の場所ではなくなっていた。スローン・ケタリング病院はすでに携帯電話の連絡先リストに加わった。そのうち医療用語や薬の名前を覚え、スープや雑誌が買える場所も見つけるだろう。私はこの街に属することになる。もうすぐこの界隈に詳しくなると思ったとたんに気が滅入った。今の私はここの住人なのだ。

緊張して予定より早く着いてしまった。それなのにもう正午近いのだから二律背反といったところ。「一杯飲むだけの時間は十分にあるわね」とジェフに言った。この辺はまだよく知らないし、店を探す気にもなれなかったので、ブルーミングデールのデパ地下カフェに入った。私はストリ[★1]とトニック、バター多めでポップオーバー[★2]を注文し、「何かご意見でも？」という視線をウェイターに送った。

　可哀そうなジェフ。ほんの数週間前までは健康な父親と、健康な私というパートナーがいて、健康的な仲直りセックスを楽しんでいたのに。この数年はつらいこともあったけど、つい数週間前まではすべてがうまくいっていた。それなのに今は、新たな腫瘍専門医の言うことを理解するのにどの程度しらふでいるべきか、そして医師の言葉を受け止めるにはどの程度酔っているべきかを考えあぐねている女と差し向かいで座っている。

「あのさ、がんは昔とは違うよ。髪だって抜けないかもしれないよ。父さんは大丈夫だったし」とジェフが言った。

　ジェフの両親は数マイルほど離れたウェストチェスター近郊に住んでいる。この二〇年、彼らは私にとっても親代わりだった。私自身の父親は私が生まれる三カ月前にいなくなり、これまでに数えるほどしか会ったことがない。どこに住んでいるかも知らない。母と私は折り合いが悪く、距離を置いている。母のことを愛しているし、母も私を愛してくれているが、母の精神疾患が間に立ちはだかっている。ほとんど話すことはなく、電車ですぐに行けるニュージャージーに住んでいる母とは、この五年は会ってもいない。私ががんになったこともまだ伝えていないし、どう伝えるか、あるいは伝えるかどうかもわからない。人生において親と良い関係を築けるとは限らない。関係そのものが築けないことだってあるのだ。

　対照的にジェフの両親は、はじめて夕食に招いてくれた時から私を家族の一員として迎えてくれた。ジェフと私が別れていた時でさえ家族の集まりには呼んでくれ、娘のように接してくれた。ゆうべジェフの両親に電話した時、私が愛し信頼する彼らにも、私のがん危機管理チームに加わってもらった。彼らには経験もある。

一三カ月前、定期健診でお義父さんは大腸がんの診断を受けた。手術と比較的楽なケモ（化学療法）を受けながら、日本やスコットランドを旅行できるほど元気に過ごしていた。ジェフの両親はあらゆるところを旅してきた。旅をするために生きているような人たちだ。部屋の壁は旅行の写真や、お義父さんの描いた絵で埋まっている。義父が三月にケモを終えた時、主治医はがんがなくなった（キャンサーフリー）と宣言した。義両親はすぐに南西部の国立公園の渓谷を見て回るべく、秋の旅行を予約した。

しかし先月、年に一度のフォローアップCT検査で、がんらしきものが胃に転移しているのが見つかり、生検でがんと確認された。九月から第二ラウンドのケモを始めることになり、旅行はおあずけとなった。お義母さんは「いまいましいがんの奴は、いつもこう」と電話でジェフに状況を伝えた。「医者が根絶やしにしたと思っても、戻ってくるのよ」。今回のケモは、より「強力なもの」だと医師が告げたそうだ。それでも義両親は、冬にキーウェストへ旅行する計画を立てるという行動にでた。

この一年、お義父さんはかなり生活のペースが落ちた。七八歳で、がん治療の終了後たった一年での再発にはがっかりしていたが、決して悲観的ではなかった。「まだやっていないことが沢山あるし、やらない理由もない」といつも言う。引退した聖職者で、義母とは神学校で出会っただけあって、人生におけるスピリチュアルな難題への対処法を身につけていた。ジェフと私は義父にならって、希望

★1――ロシアのストリチナヤ・ウォッカ。
★2――中が空洞のシュー皮のようなパン。

をもって楽観的でいるよう心がけた。お義父さんに関して。そして今度は私自身に関しても。私だってまだ四四歳で、やることは沢山残っているのだから。

私はポップオーバーをつまみ、すでにアドレナリンが駆け巡る体にウォッカが流れ込むのを感じながら、お義父さんのことを考えた。「このがん騒ぎが終わったら、私はスローン・ケタリングの真向かいにバーを開いて、億万長者になるわ」とジェフに言った。

「きみなら一攫千金《いっかくせんきん》を狙えると思っていたよ。バーの名前は何だい？　ステージ4デリとか？」

「そんなんじゃなくて。ターミナル（終末期）はどうかしらね」と私は言った。

炭水化物とアルコールで勢いをつけたあと、ジェフと私はまだ訪れたことのない数少ないニューヨーク市のランドマークであるメモリアル・スローン・ケタリングがんセンター（ＭＳＫＣＣ）に向かった。ここは有名だ。世界で最も古く大きい私立のがんセンター。がん研究界のマディソン・スクエア・ガーデンであり、化学療法のラジオシティ・ミュージックホールといったところ。がん医療機関の全米ランキングでは、ヒューストンのＭＤアンダーソンとトップを争っている。私が加入している医療保険と皮膚科医からの紹介、そしてニューヨーク市に住んでいたおかげで、世界でも指折りのこのがんセンターにかかることができる。悪性のメラノーマにはなったが、がん医療ケアという点では大当たりだ。

よい評判を耳にはしていたが、ＭＳＫＣＣは私の予想とは違っていた。これまでの人生での限られた経験では、医療機関とは病人が行くとゴミのように扱われる場所だ。受付事務員からは無視され、質問すればイライラされ、冷たいストレッチャーの上に何時間も放置される。大忙しで機嫌の悪い医師が、薄汚れたＥＲでクレイジーな人たちを避けようとする。ラチェッド師長★みたいなのがクリップボードを片手に、書類の記入が間違っているわよと威嚇《いかく》する。過去の苦い経験から、そんなところを考えていた。

ところがこのがんセンターは、私が今まで見たなかで最高のマリオット・マーキス・ホテルみたいだった。落ち着いた照明のロビーにはアクアウォールがあり、はじめてで緊張している訪問者を親切に誘導してくれる案内係がいた。

三階に着くと、朗《ほが》らかな事務スタッフがまるでジェフと私を一日中待っていたかのように出迎えて、待合室に案内してくれた。無料のコーヒーと紅茶、クラッカーと飴が用意されていた。蘭の花、大きな窓、明るい花の絵。以前に経験したこれと似たような場所は、誕生日に友人がくれたギフト券で利用したスパだった。「やだ。なんか大変なことになりそう」と私はジェフに言った。

現実には、この居心地よくあたたかな雰囲気のすべてが、逆にその場に漂う恐怖を際立たせていた。私の向かいにいるレッド・ツェッペリンのシャツを着た二十代前半の女性は、桃の産毛のような頭髪だ。ソファーでは高齢のカップルが前かがみで重なり合うように座っていた。あちらでは中年男性が携帯電話に向け、高圧的な早口のロシア語で話していた。誰も泣いていないし、うろたえてもいない。ただこの場所と状況がもたらす切迫感をまとっているだけ。外では午後の日影がイーストサイドに広がっていた。待合室の椅子から、通りの真向かいにあるオフィスビルで事務室をせわしなく動き回る実社会の人々の姿が見えた。あの人たちはこちら側を見たことがあるのかしら。私たちの顔を見て、なぜここへ来るはめになったのかと思うのだろうか。

黒のタイトなワンピース姿で大きな目をした女性が待合室に入って来た。「ミス・ウィリアムズ？

★――映画『カッコーの巣の上で』に登場する絶対的権力を持つ看護師長。

メリー・ウィリアムズ?」と甲高い声で呼んだ。

「メリー・エリザベスです」と私は言った。書類に名前を略して書いてほしくない。患者なんかになりたくない。これはばかげた手違いで、もう帰っていいですよと誰かに言ってほしかった。

そのかわりに快活でお助け役的な事務の女性が、ついてくるようにと合図した。私はまるで戦犯の裁判に連行されるかのようにジェフに手を振った。通された診察室でサッカー生地のガウンを手渡された。インド綿のサッカー生地。イーストサイドにあるスローンなんて名の施設は、米国で最もプレッピーな病院だわよね。秋の労働者の日のあとは、タータンチェックのネル生地になるのかしらと思った。

数分後には私の新しい腫瘍専門医であるドクター・パートリッジが入ってきた。髪型はシックなボブで、プラチナグレー。優雅な環境にふさわしい上品な物腰だった。しかし彼女の目は生きいきとして明るく、独特のちゃめっ気が感じられた。

「では診察しましょう」と言って、私の頭の毛をかきわけて患部を観察した。「確かにね」という彼女の一言で、私はここに属する人間じゃないかもしれないという一縷《いちる》の望みは消え去った。「今度はリンパ節をさわりますよ」と言い、とつぜん首のまわりを手で強く押した。

けさコーヒーを飲みながら、私は医師に言うことを練習した。でも診察室で、おまけにこの丈の短いガウン姿ではそう簡単に言葉がでてこない。わきの下をつつかれて身をよじりつつ、私は「最初にいくつか話しておきたいことがあります」と言った。「私には家族と仕事とがんを患っている親がいるので、自分の病気でストレスに打ちのめされる余裕はないんです。なので、どういう治療をするのか、私がすべきことは何かだけを教えてください。それ以外のことはけっこうです。いいですか?」

医師は熟練した、てきぱきとした態度で「もちろんですよ」と言った。そして「お子さんのことを聞かせて」と続けた。私が夢中で娘の自慢話をしているあいだに、彼女は指で鼠《そ》径部《けいぶ》の触診をした。

それからドクター・パートリッジはやさしく、しかし淡々と私の状態を説明した。「リンパ節は大丈夫そう。だから最初の私の見立てとしては治療可能です。ただしかなり大きなメラノーマなので、これを排除するには侵襲の高い治療が必要になります」と言って息を継いだ。その間に私は頭のなかで「治療可能」と「侵襲の高い」という言葉を脳裏に刻み込んだ。

「手術をします。安全をみてその周囲の組織も切除しなければなりません」と医師は続けた。それからペンを手にとり紙に大きなプラムほどの円を描いた。「腫瘍の大きさと厚さからみて、このぐらい切除します。体の別の部分からとった皮膚を移植します。首か太ももからとりますが、右か左かの希望はありますか」。どちら側からとるかは選べても、どこからとるかは選べないらしい。それから平然と「皮膚の移植箇所は禿《は》げる部分となります。そこには髪は生えてきません。リンパ節の生検も必要なので、首のリンパ節もいくつか取ります。手術後にすべての情報が集まったら、手術以降のあなたの治療計画を立てます」と続けた。

私は一つの言葉にしがみついた。「治療可能なのですよね」

「治療可能だと思う、と言ったのです」と医師は返答した。わかった。何の約束もできない。奇跡も起こらない。彼女は予定表を出して「できるだけ早い方がいいです。来週の金曜日はどうですか？」と訊いた。まるで私に悪性腫瘍の切除より大事な予定があり、ノーとでも言うかのように。

できることなら断りたかった。が、私は「二〇日ですね？　わかりました」と返事をした。娘たちのサマーキャンプの最終日だ。いつもならその夜は中華料理を食べに行き、ハドソン川岸で野外映画をみて祝う。「どのようになりますか?」と訊いた。「外来手術ですか、局所麻酔の手術ですか?」

ドクター・パートリッジは怪訝《けげん》な目で私を見た。「いえ違います。少なくとも一晩は入院です。手術の状況とあなたの回復にもよりますが、もう少し時間がかかるかもしれません」

「そうですか」と答えた。中華料理も、夜の映画もなし。「日曜のチケットがあるのですがリバティーの試合に行けますか? 月曜日には仕事に戻れるでしょうか。火曜日には上の娘をミュージカルの『ウィキッド』に連れて行く予定なのですが」

「バスケットの試合には行けません」と医師は根気よく私に説明した。「二~三週間は仕事にも戻れません。当分の間は足を上にあげてお姫様のような生活です。家事もしなければ料理もせず、身の回りの世話をしてもらう側です」

休息とリラックスを約束されることが、こんなにも不安を伴うものだとは思わなかった。生活を彩るすべてのことができなくなる。もう普通の人じゃないから。病人なのだ。頭の上の小さなでっぱりは、人生の小さなでっぱりじゃなかった。このでっぱりのために、すべての予定が変わっていく。最悪のかたちで長期のステイケーションをするはめになった。「状況をよくのみ込めていなかったようです。今までのところは、幸運だと思っていますが」と私は言った。

「そうですよ。あなたは幸運だったのです」。彼女は私の肩に手をまわし待合室まで一緒に来てくれた。「だった」は過去形だ。

その夜、ジェフと私は子供たちをソファーに座らせ、家に向かう地下鉄の中であわてて考えた計画を話した。「ママは来週がんをとってもらうために、一日か二日入院するの。あなたたちはサマーキャンプに行って、そのあとはおじいちゃんとおばあちゃんのところに一晩お泊りね。あなたたちが戻って来たときも、ママは回復するまでお休みしなくちゃいけないし、頭には禿げもできるけど、ママはママのままよ」

つねに現実的な長女がいくつか質問をした。まずは「だれがお洗濯してくれるの？」だった。

「僕がぜんぶ面倒をみるよ」とジェフが言うと、ルーシーは愕然《がくぜん》としていた。

「退院は『ウィキッド』に間に合うんでしょ？」と、さらに切羽つまった様子で訊ねた。

「お医者さんには、まだ外出できるほど回復しないって言われたの。パパが連れて行ってくれるわ」と私は説明した。「そしておばあちゃんが家に来て、ビーの面倒を見るのを手伝ってくれるの」

そこまでくると、二人の娘はひどい理不尽に対して泣きだした。「ママと私で行くって言ったのに！」と、ルーシーがすすり泣く。

「私はパパとピザを注文するつもりなのに！」とビーもまくしたてた。

母親ががんになった、というのはとても抽象的なことだ。子供たちには、がんはおじいちゃんが手術と治療をしなければならなかった病気という程度の理解しかない。しかしママが洗濯をせず、子供をミュージカルに連れていかないとなれば、これは彼女たちにとって大問題だ。

「いや。パパに私のものを洗ってほしくないし、パパとじゃ『ウィキッド』を観にいきたくない」とルーシーは怒りの涙を流した。

「私も残念よ。良くなったら、ママとあなたでまた行ける？」と私は言った。

「オーケー」と、ルーシーはいやいや答えた。がん治療でもっとも高くつきそうなのは、これからこうして子供たちをなだめる費用かもしれない。

娘たちを安心させて寝かしつけたあと、私も自分のベッドにもぐりこみノートパソコンを開いた。一時間足らずでこの二日間の出来事――ショックな知らせと回復への希望――を記事にした。書いたものを読み直し、それから衝動的に『Salon』編集者のトーマスにメールした。「掲載したければ、してもいいわよ。書かずにいられなかったの」と記して。

それから大学のルームメイトだったデビーとジル、ジルの奥さんのミッシェルにもメールした。文面にはこう書いた。「頭皮に悪性のメラノーマがあるので、来週手術を受けます。リンパ節の生検をした後は、たぶんケモをはじめることになると思う。あなたたちとは今後もできる限り遊び続けるつもりよ。三人は私の人生で最も大切な人リストのほぼトップにいるから、状況を知らせておくわね。これを教えたからには一杯おごってもらうわよ。愛しているわ」

翌日は仕事のあと、一週間早くサマーキャンプの最後を飾る夕食を楽しむため、ダウンタウンに向かう地下鉄に乗った。ジェフと娘たちと私で最後の中華料理を選びながら、サミーズ・レストランの窓から、レンガの建物にさす日差しが薄れていくさまや、素敵な人たちが通り過ぎるのを眺めた。私は夏の終わりのニューヨークが一番好き。蒸し暑くて、普段は無数にいる広告業界人や精神科医さえもいなくなる時期が。でも今は秋のニューヨークが見たいと心から思う。まだ二日しかたっていないけど、もう八月一〇日の自分が存在しなくなったことを嘆いている。あたりまえにずっと先の計画をたて、未来も自分は存在していると確信し、夏の明るい日差しの下で帽子もかぶらず、恐れることなく、ブロードウェイを闊歩することのできた自分。その女性は、電話一本で消えてしまった。お別れをいう機会もないままに。

子供たちが眠った頃には疲れ切っていたが、『Salon』のサイトを確認せずにはいられなかった。フロントページには、疑うような訝しげな表情の私の顔があった。その上に「私のがん診断」とある。この取り返しがつかない行動の影響を考えると、頭が痛くなった。しかしもう掲載されてしまったのだからと、観念して次の行動に移った。記事の下にあるシェアのボタンをクリックして、ツィッターとフェイスブック経由で拡散した。指をちょっと動かすことで、多くの友人たち、同僚たち、かなりの数の知らない人達、そしてたぶんどこかで、私の両親にも私が悪性のがんであることを伝えた。みなさん、バンドエイドはこうして一気にはがすものよ。

第4章 頭のてっぺんから出た思いつき

2010年8月15日

無傷の頭でいられる最後の日曜日は、ガバナーズ・アイランドでの一日を家族と満喫した。市内にある私のお気に入りスポットの一つで、沢山の木々と美しい景観、ちょっと変わった公共のアートが楽しめる。マンハッタンのすぐ先にある場所だ。お昼にはナチョスをビールで流し込んだが、後悔なんてゼロ。そのあとみんなで自転車を借りて島の周辺をサイクリングした。ほどなくしてビーが歩行者を大声で蹴散らしはじめた。「道をあけてよ！　私のママはがんなんだから！」

私はビーの方を振り返った。風がビーの髪を吹き抜け、ビーは大笑いしていた。「道をあけて！」と繰り返した。そこにルーシーが加わった。「私たちのママはがんなのよ、みんな！」もし人込みをかき分ける必要があるなら、この作戦はよく効いたことを報告しておきます。

その後、家に向かう地下鉄の中で、ビーは私の横で丸くなり肩にもたれかかって寝てしまった。ビーのやさしい、人を信頼する性質はとても純粋で日々驚かされる。このわが家のお騒がせベイビーは、みんなから可愛がられ、ほめそやされるのが当然だと思っている。でもその愛を返すところが、この子のすごいところだ。愛情表現が豊かで、ハグをしまくり、部屋中に私たちへの愛を示すメモをちりばめる。お日様のようにやさしい私の娘。短い人生の中で、まだ痛みも不安もほとんど経験していない。私はあなたを苦しめたくない。

私はもともと誰かに負担をかけるのが嫌いなのだ。私の墓石に刻まれる言葉は「おかまいなく。なんでもいいのよ」といったところか。けれど今や状況は深刻だ。手術の日が間近に迫るにつれ、私と友人たちの関係にもあらたな変化が現れた。がん診断を伝えたとたんに地殻変動がおき、動きが止まった時には人間関係が変わっていた。何があっても近い存在でいてくれると思っていたのに、あからさまに私を、最悪の場合は娘たちをも避けはじめる人がいた。私の助けにならないような、自分たちのひどい経験や不安を語る人たちもいた。一方で、それ以外の深い思いやりを持った多くの人たちは、いろいろと気遣ってくれた。ジルとミッシェルは、マイアミから会いに来ると言ってくれた。キャロリンは手作りのジャムとピクルスを送ってくれた。マーチンは、私の回復期にもし必要があれば「死んだ両親の薬が沢山残っているよ」と申し出てくれた。ベンは明るく自分の医療用大麻のカードを使わせてくれると言い「かつらをつけてのセックスはいいよ。まだ知らないと思うけど」と付け加えた。ステファニーは菜食主義なのに、ミートローフを三つ持ってきてくれた。がん体験のベテランであるアンは「最悪の事例をグーグル検索しないこと。ポジティブな人に囲まれていなさい。私たちの多くは生き延びるってことを忘れないでね」と助言してくれた。

　もっとも感銘したのは同僚のキングからの反応だ。キングは知っているのだ。彼は一月に突然、命を脅かす可能性もあるギランバレー症候群というまれな病気にみまわれた。数週間入院し、手足の機能が回復するかどうか危ぶまれる状態が続いた。しかし驚異的なスピードでその恐ろしい状況から抜け出すことができた。だから私と競いあうかのように書いてきた。「今年は俺の年だよ、ばか」その次の行には「俺が見つけた「なぜ？」の答えは「どうしても」だ。そして「なぜ私が？」の答えは「なぜあなたじゃないの？」だ。だからほかの人がいろいろやってくれることに、うんと甘えろよ。

なぜかって？　がんになったのは、ほかの人たちじゃないからだ」。

それからデビー。

デビーは私の人生においてティナ・フェイ[★1]みたいな存在だ。美人で、黒っぽい髪で、眼鏡をかけている。大学時代の恋人と結ばれ、小学校の教師をし、ティムとアダムという二人の息子がいて、生まれ育ったフィラデルフィア郊外にずっと住んでいる。彼女は本当に口が悪くて、私が知っている人の中でも最高にパンクロックの精神を持った人。ペンシルバニアの消印が付いた大きな箱が届いた時、差出人はすぐにわかった。箱の中には何十個もの手作りチョコチップ・クッキーと「抗酸化物質が満載！」と書かれたカードが入っていた。また私が一番好きな緑色のTシャツも入っていた。デビー自らのデザインで「ファック・キャンサー（がんのくそったれ）」と書いてあった。


手術の前日の朝、短パンとスポーツブラとスニーカーを身に着けて、いつものように公園を走った。当分は走れないと思い、今回はまるで斧《おの》を手にした殺人鬼が追いかけてくるかの勢いで走った。激しくなる息遣いの音をかき消すように、ビースティ・ボーイズを浴びるように聴きながら八キロを疾走した。この夏の最も甘美で汗だくの走りにしようと、エンドルフィン[★2]の分泌に励んだ。

夜は地元のバーのトリビア・クイズの夕べで、友人たちから素敵な見送りを受けた。「酒飲みの母」というわかりやすい名の我がチームは、地元の歴史とSF映画の分野で高得点をあげた。カテゴリーがハリー・ポッターになると、テーブルを囲んだママたちが盛り上がった。

もう一つのチームと同点になった時、サドンデス・ルールとして一気飲み競争になった。「母グループは誰が代表になりますか？」と司会が私たちのテーブルに向かって叫んだ。みんなが私を指さした。これが手術前の最後の飲み物だ。せっかくなら意義あるものにしよう。

相手は若くて体格のよい男性だった。でも今夜の私はこれに賭けている。三つ数えて、一気に半リットルをのどに流し込み、栄光と記念のTシャツを我がチームにもたらした。闘わなくちゃ。パーティーをする権利のためにも。

2010年8月20日

日が昇るずっと前に私はゆっくりとシャワーを浴び、髪を洗いながら変わっていない頭皮に指をはわせた。時おりあの出っぱりにふれた。ハロー、がん。もうすぐここにいられなくなるわよ。

バッグにお気に入りのパジャマ、レヴ・グロスマンのベストセラー『マジシャンズ』、『InStyle』誌の最新号と、「愛してる、ママ」と六歳の手で書かれた手作りのカードを入れた。私は黒いニット地のワンピースを身に着けた。これは去年の九月、バルセロナにいる友人のラリー夫妻を訪ねた時の服だ。先週、ラリーにがんになったことを伝えたら「君は僕とスペインで一晩中踊りあかすんだ。今日から一〇年後に」という返事がきた。この服を見るたびにサグラダ・ファミリア教会や浜辺での三時間にわたるランチ、ゴシック地区のゲイのタパス・バーを思い出す。今度はこれが、がんの手術におもむく私の服だ。

バッグを手にとると、ジェフがどうにか目をあけて手を振った。私たちはできる限り日常を保つよ

★1――米国のコメディアン、女優、脚本家。
★2――多幸感をもたらす脳内の神経伝達物質。

うに努めていた。今朝はジェフが娘たちを最後のサマーキャンプに連れて行き、午後になったら迎えに行く。娘たちの最後のキャンプの日を、私のがんのために邪魔したくなかった。「じゃ、あとでね。お金はタンスの上よ」と告げて、二段ベッドに収まった娘たちを見た。ルーシーは寝ぼけた顔でベッドに座っていた。「マミー」と言って、自慢げに微笑んだ。私を見送るためにこんなに朝早く頑張って起きたのだろう。「サマーキャンプの最後の日。楽しんできてね」と告げ、眠たそうな娘にキスをした。

その数分後、私を乗せたタクシーはＦＤＲドライブを走っていた。マンハッタンでは朝の通勤が始まりつつあった。タクシーの中で私はまだ湿っている髪を指で梳《す》いた。明日からは同じ感覚は味わえない。頭のてっぺんには、二度と髪の生えてこない何もない部分ができる。外では職場へ向かう人たちが、街角の販売カートからコーヒーやベーグルを買っていた。私が向かっている様々なステージのがん患者であふれる建物の外には、生きいきとした生活のリズムが息づいている。そのことに安堵を覚えた。

病院では、外の風景の一つ一つを心に刻み込もうと窓の外を眺めて午前中を過ごした。非論理的だけど、もしもこれが私にとって地球上で最後の日だとしたら、すべてを覚えておきたいから。『マジシャンズ』の同じページを繰り返し読んだが、一言も頭に入ってこなかった。隣に座っている、前立腺の手術で来た小太りの中年男性に聞き耳をたてた。奥さんらしき女性に「医療はどんどん変わっています」と医師が明るく告げた。「かつてがんはもっと怖いものでしたが、今ではコントロールが可能な長期的な症状だという見方をしています」。がんはニュースキャスターのロビン・ロバーツ式に打ち克ったり、ミュージシャンのウォーレン・ゼボン式にゆっくりと死に向かうだけだったりするものではないことを、私は理解しはじめていた。共に生きる術を学ぶものなのかもしれない。

　ほんの数週間前まで私もいた世界では、がんがまったくない状態が健康で満足な人生を送るための唯一の尺度かのようだった。しかしこのキャンサー・タウンでは、がんが完全に消滅したかどうかで成功を測ることは少ない。生きていること自体が成功だ。体内の細胞すべての状態を一〇〇パーセント把握することはできないのだから、正式に「治癒した」なんて誰も断言できない。画像検査でも証明できない。治療の効果が腫瘍を縮小しただけだったら？　がんの成長を止めただけだったら？「増殖を止めるためのレース」なんてスローガンのTシャツはない。がんを完全に排除できたらすごい。今日、私が希望しているのもそれだ。でも全部かゼロかという呪術的思考による「治癒」には、体の中にがんを宿したまま元気に生きたり、長生きしたりというそれだけで美しい可能性が含まれないことを、誰も認識していない。「治癒」せずとも生き延びることはできる。そういうことはしょっちゅうだ。私にとってはそれだって十分だ。

　お昼近くに、手術の助手を務めるドクター・エドワーズがきて自己紹介をした。ひげを生やした大柄な人で、大学教授とベース・ギタリストの中間といった感じだ。「線を引かせてもらいますよ」と優しく言い、私の左太ももと首の左側にペンを走らせた。

　切開と縫合について、言っていることは私にはほとんど理解できなかったが、心地よい声の持ち主だった。「オペ室での看護師はアランです。彼のことを気に入るよ」と彼は言った。

「早く会いたいわ」と私は答えた。

「だったら、ちょうどショータイムだ」と医師は穏やかな声で続けた。私の背中を軽くたたき「やっつけてしまおう」と言った。

三〇分後、病院職員がきて「準備はできた？」と訊いた。元旦に私は今年の抱負を考えた。仲間のラリーが何かと六語で表現することに凝っていたおかげで、私の二〇一〇年の目標も六語になった。「まだ行ったことのない場所に行く（Go somewhere I've never been before）」だ。そうね、行ってみよう。

映画のようにストレッチャーで運ばれるといったドラマはなかった。サッカー地のガウンを着てシャワーキャップをかぶり、ヘンテコな使い捨ての靴カバーをはき、点滴スタンドを押しながら、職員についていくつかのドアと手術室を通り過ぎつつ長い廊下を歩いた。奥へ進むにつれ、空気が急速に冷たくなった。震えが止まらないのはそのせいだろうか。

そして手術室に入った。手術台がある。私がのる手術台。ドクター・パートリッジとドクター・エドワーズ、そして数人の看護師。全員がマスクを着用していた。私はすぐに『アイズワイドシャット』にあった乱交パーティー場面のトム・クルーズよろしく、自分だけほとんど何も身に着けずに露出していると感じた。マスクをした男性が近づいてきて、私を促した。彼は「アランです」と言った。「あなたの噂は聞いているわよ」と私は返した。まるで冷房が効きすぎのバカバカしい仮装パーティーで、ちょっとした会話を楽しむかのように。

手術台にあがって仰向けになり、トレイの上で光を反射している手術器具に目をやった。アランが点滴スタンドをいじった。「麻酔の前に鎮静剤カクテルを流します。通常の手順です」と、ドクター・エドワーズが説明した。そして「私自身もすでにカクテルを二、三杯ひっかけてきましたから」と付け加えた。

ドクター・パートリッジが私の顔の上に身を乗り出して、さりげなく「エドワーズ先生の手元がしっかりするようにね」と囁《ささや》いた。世界でもトップクラスのがん病院なのに、私の手術チームは冗談好きの集まりだ。私は目を閉じる間もなく意識を失った。

手術室で目が覚めた。急に目覚ましが鳴って、夢を中断されまいと抵抗している感じ。廊下をストレッチャーで運ばれているのがわかる。眠くて麻酔から覚め切っていない自覚があった。べつの部屋の薄暗い片隅に連れてこられたのはわかっていた。とにかく眠らせて。眠たいの。ベッドの足元でこんなに騒がしい話し声がしたら、眠れる人なんていないでしょ？

「気分はどうですか？」と、イーディ・ファルコが演じるナース・ジャッキー★似の看護師が訊ねた。麻酔で朦朧《もうろう》とした頭では、ナース・ジャッキーその人だとしか思えなかった。まだわからない。ホラー映画『ソウ』の登場人物みたいに、自分がどれだけ恐ろしい装置につながれているのかという恐怖の意識が増してきた。たとえば私のふくらはぎは、風船のようなものに包まれている。シュッ、シュッという空気の音で膨らんだ後、プシューっとしぼむ。脚の血行を促し、血栓ができて私が死なないようにするためらしい。人差し指には心拍数を測るクリップがつけられ、腕には点滴がつながっている。血行を促して床ずれを防ぐため、ベッドが数分おきにうねる。左の腿《もも》の包帯からは血が滲《にじ》みでている。頭はとても重く感じる。その時やっと頭が包帯で巻かれていることに気がついた。分厚い繭《まゆ》のようにしっかりと。そうか。本当に手術したんだ。痛いわよね。

「どんな感じですか？」ナース・ジャッキーが再び訊ねた。私は問い返すように瞬《またた》きをした。どう感じるかって？　頭のてっぺんを切り取られた感じよ。

★——テレビのコメディに登場する薬物中毒の看護師。

「お腹がすきました」と私は答えた。

看護師はうなずくと「メニューも持っていますよ」と言い、文字が羅列された「メニュー」なるものと「ペン」をくれたが、私はまだ麻酔のせいで何をすればよいか思い出せずにいた。ぞんざいに「ターキーバーガー」という単語の横に印をつけ、「ワインリストもちょうだい」と、よく回らない口で言った。

ドクター・パートリッジが横に立っていた。いつからそこにいたのだろう？「手術はぶじ終わりました。ジェフに、ボイスメールだからよくわからないけど、たぶんジェフにメッセージを残しました。もうすぐ来てくれます。あるいはあなたがくれた電話番号の誰かが」。次の瞬間、医師は消えていた。私はよほどハイな状態なのだろう。

渾身の力を振り絞ってテレビを近くにひき寄せてつけた。一番好きな『ハリー・ポッターと炎のゴブレット』をやっていた。数分後にジェフが到着した。私のベッドは病棟の入り口の方だし、頭にターバンみたいな包帯を巻いているので、見逃すことはないはずだ。「子ども達はキャンプの最後の日を楽しんだよ。大好きと伝えてって」と彼は言った。子供たちに電話ができればと思ったが、まだあまりにもしどろもどろだった。

「ねえ、あなたがよりを戻したがっていたこと、覚えている？」と私はつぶやいた。「残念ね。あなたはほぼ自由だったのに。私がこうなるなんて、思ってもみなかったでしょ。これで私を見捨てたら、みんなにニュート・ギングリッジみたいな最低な男と思われるわよ」

「よく言うなあ」とジェフ。

「座って。ハリー・ポッターよ。金曜日のデート相手になって」と私は言った。ジェフは横の椅子に腰掛け、私が病室に移動し、彼が帰らなければならない時まで私の手を握っていてくれた。ジェフがものすごく照明がまぶしい廊下に立ち、運ばれていく私に手を振ってくれた時も、私はまだ朦朧としていた。それでも彼の表情を読み取ることはできた。ひどく悲しそうだった。

その夜は眠れなかった。尿意を感じるたびに点滴スタンドを押しながらトイレに行き、親切な見知らぬ人が病室で血のついた寝具を取りかえ、痛み止めをくれた。数時間がすぎて、五九丁目の橋の向こうで空が夜明け前のラベンダー色に変わる頃、深い眠りに落ちた。

ドクター・バルサザーとドクター・スチュワートという二人の新顔に朝早く起こされた。私のバイタルを確認しながら、一人はレジデントでもう一人はフェローだと告げた。どちらにせよ、その二つがどう違うのか私は知らない。

「ドクター・パートリッジの診察予約を入れておきました。それまでは鎮痛剤のパーコセットを処方しておきます」とドクター・スチュワートが言った。「もう処方箋は出ていますから家に持って帰ってください。帰りに軟便剤も購入して下さい」カルテから顔をあげて私を見ると「パーコセットでひどい便秘になることもあるのでね」と言った。尊厳もへったくれも、あったもんじゃない。

朦朧として数時間を過ごしたあと、退院許可がおりた。ジェフと私は友人のシャノンの車の後部座席に乗り込み家に戻った。ジェフがアパートの黒いドアを開けてくれた。三年がかりで探したアパートで、私たちの子供が眠る場所だ。ずいぶんと長い間このアパートを離れていたような気がした。娘たちをホワイトプレーンズのジェフの両親に預かってもらっていたので、不気味なほど静かだった。ダイニングテーブルには、『Salon』の同僚から送られた花束があった。カードには「がんにとっとと失せろと言えるように。あなたの家族より」と書かれていた。

自分では十分なエネルギーが残っていると思ったが、ジェフは私を支えて、回復期用に特別に準備した寝室へと連れて行ってくれた。ベッドの片側はすぐに眠れるよう整えてあり、ビーのピンクの背当てが置いてあった。折り畳み机の上には、飲み物や本、薬などが準備されていた。ベッドに潜りこみながら、「すごく快適そう。ありがとう」と彼に言った。すぐに深い、長い眠りにつき、その後は覚えていない。

午後になり、ジェフのお母さんが娘たちと一緒に戻って来た時も私は昼寝をしていた。だが興奮した足音が振動とともに寝室のドアから聞こえてきて、うっすらと目をあけた。私はゆっくりと上体をおこした。頭はまだ包帯にくるまれており、てっぺんは小粋なメッシュ帽子がかぶさっている。まるでリトル・イーディとキーブラー・クッキーのマスコットの小人を足して二で割ったみたいだった。

「ママにはすごく優しくしなきゃだめだよ」とジェフが言い、みだれ髪で包帯を巻かれた母親の姿を目にした娘たちは、途中からスピードを落とした。喜びで興奮した顔が真面目な表情へと変わった。幸い手術したのはすべて体の左側だった。「痛い方の側に触らなければ大丈夫よ」と言いながら娘たちを手招きし、片側からハグをした。そしてベッドから出た私は「一緒に来て」と言って、娘たちの寝室に向かった。

私は物で溢れかかった小物入れから、使いかけのサインペンを何本かと、包装用のリボンやレースの切れ端を取り出して、ダイニングテーブルの上の新しいメッシュ帽子の横に広げた。

「子供たちに飾りつけてもらうようにって、看護師から言われたのよ」と私。

「楽しそう」とビーが目を輝かせた。「これって、ママががんになってから一番楽しいことね。こんなことができるなら、ママは大丈夫ね」それから真面目《まじめ》くさった声で「これは、おおごとなんでしょう？」と言った。そうね、それについては私もまだ考えを整理しているところだ。

私たちはアイデアを出し合って、私のメッシュ帽を輝くばかりに飾りつけた。細いリボンをメッシュに通し、花や蝶の絵を描いた。ビーは明るい緑色のリボンを花綱のように帽子につけ、ルーシーは私のイニシャルを書き込んだ。テープを縫うようにメッシュに通し、かわいいリボン結びをつくった。今着ているリリーピュリッツァーの明るいピンクのビーチウェアと組み合わせれば、風変りな病人コーデの完成だ。私はメッシュ帽をかぶった。

「どうかしら？」

「ママは病気みたいに見えない」とビーが満足げに言った。「ただクレイジーに見えるだけよ」


その夜、ジェフはもう何度見たかわからない『マダム・サンドラーはビリー・マジソン』をまた見ていたが、私はパーコセットで吐き気がするほどヘロヘロになり早めに休んだ。深い眠りから目覚め、よろけながらトイレに行った時は、まだ一一時にもなっていなかった。寝ぼけまなこで手を洗い、肩から髪をはらった。その際に手が首に触れた。私の膝はがくがく震えていた。

その時は考えてもいなかった。ちょうど生検したリンパ節のところに触れ、腫れているのに気づいた。生検のせいか、それともより深刻な理由のせいだろうか。これは腫瘍？　腫瘍ってこんな感じなのかしら。今はそんなことはどうでもいい。気を失いつつあるのだから。過呼吸を起こした私はトイレの端に身を乗り出して「ジェフ。なんかおかしいの」と助けを求めた。

目の前はモヤがかかっていたが、ひんやりしたジェフの手に導かれてベッドに戻った。まるで高いところから落ちたような感覚だった。ジェフのこもった声が遠くから聞こえる。「僕にあわせて呼吸するんだよ。一、二、三、吸って。四、五、六、吐いて。それでいい」

これが不安発作というものか。頭の中の暗闇が体を人質に取ってしまうと、こんな風に感じるのね。

私が必死に呼吸のしかたを思い出そうとしていると、「ちゃんと呼吸できているよ」とジェフが優しく囁いた。彼が部屋から出る足音が聞こえたが、すぐに戻ってきた。額に濡れタオルをかけてくれた。がんで死ななくても、その前にヒステリーで死ぬかもしれないと思った。

第5章 私はサバイバーじゃない

2010年9月

がん手術後の検査結果を待つ時間は、いつも果てしなく長く感じる。でも今日のスローン・ケタリング病院の待ち時間は、冗談ではなく本当に長かった。

今日は手術後の最初の診察予約で、私はデビーがくれた明るい緑の「ファック・キャンサー」Tシャツに、ギャザーたっぷりのロングスカートをはいてきた。これなら移植用の皮膚をとった腿《もも》にある、トランプカードほどの傷を覆う包帯と擦《す》れることがなさそうだから。頭は今も包帯とメッシュの小人帽にくるまれていた。頭の上に新生児を乗せてバランスをとるかのように、ひどく不安定に感じた。ぎこちなく椅子に座ると、手術後初の外出で体のあちらこちらから痛みが打ち寄せてくるのを感じた。パーコセットは口ほどにもないわね。

ジェフがちょっとしたお喋りをしている間、私はテーブルの上のかつらのパンフレットに気づかないふりをして、『ピープル』誌のページをめくった。緊張感と頭痛と痛みはひどくなる一方で、獣《けもの》のように汗が吹き出した。これで「医療用レベルの強度」という制汗剤の存在理由がわかった。検査結果を待っている時に必要になるからだ。

ついに私の名が呼ばれた。「メリー・ウィリアムズ？」

私は「メリー・エリザベスです」とぼそっと言った。立ち上がってジェフに手を振り、重い足取りでガウンに着替えに行った。

けさ病院にくる前、ビーは私に腕をまわして「心配しないで、ママ。最悪な事態はもう終わったよ」と言った。私はいま、ドクター・パートリッジが診察室に入って来た時に、ビーの言ったことが本当かどうか、彼女の表情を読み取ろうとしている。しかし先生は思いっきりポーカーフェイスだ。私は最初の診察時に言ったことを繰り返した。「ステージがどうとか言わないでください。ここからどう治療を進めていくかだけを教えてください」

「だったら、がんがリンパ節にはなかったということも知りたくないかしら？」と、先生はいたずらっぽく言った。

「それは教えてくれていいです」と私。

「切除断端（マージン）にもがんはありませんでした。体内の他の場所には広がっていないようです。手術の結果、そしてメラノーマの初回治療として化学療法は有効でないことから、あなたには推奨しません。違う判断をする人はほとんどいないと思います」と彼女は続けた。

いまのところメラノーマ治療でＦＤＡの承認を受けた単剤の抗がん剤は、ダカルバジンだけだ。進行したメラノーマに対して、奏効率は良くて二〇パーセントで低ければ五パーセント。奏効しても効果が続く期間は短く、普通は六カ月かそれ以下だ。それでも二〇一〇年時点では、これがほとんどの進行したメラノーマの標準治療だった。この薬はさらに二次がんの発症にも関連していた。脳腫瘍の治療に使われるテモダールという経口抗がん剤も、転移性メラノーマ患者に使われてきたが、全体的な治療成績はやはり芳《かんば》しくなかった。看護師の一人はのちに「私がメラノーマ病棟にきた時は、患者はテモダールをミントキャンディーのチックタックみたいに口に放り込んでいたけれど、生存期間を延ばすのにはあまり役立たなかった」と回想する。

「インターフェロン治療という選択肢はあります」とドクター・パートリッジは言った。「もし追加の治療を希望するならですが、インターフェロンは私たちが推奨する治療ではないので、ここではやっていません。効果がデータで証明されておらず、かなり強い副作用があります。インフルエンザに罹ったような症状に一年くらい悩まされ、効果もないかもしれません。もし希望されるなら、別の医療機関への転院をお手伝いします」

インターフェロンは免疫応答を引き起こすタンパク質で、治療に使われることもある。メラノーマ治療では、非常に限られた症例で効果を示していた。パートリッジ先生は言及しなかったが、インターフェロンは多くの患者でうつを発症させたり、悪化させたりし、時にはかなり深刻な状況になることもある。

「わかりました。少し考えて、お返事します」と私は答えた。

「そうして下さい。それから免疫学チームとの予約を取っておきます。そちらの方で、あなたに推奨しうる補助療法があるかもしれません。一〇月にはＭＲＩとＣＴスキャンを撮るので来院してください。手術後の現時点では、あなたの体内に腫瘍の残存はない（キャンサーフリー）と判断されます」と先生は言った。それから「今はちょうどメラノーマの研究が急速に進んでいる時ですよ」と付け加えた。

どうやら私はキャンサーフリーで、メラノーマになるなら一番良い時期に当たったというわけだ。でも私のがんはやわな相手などではなかった。カルテによれば、私の腫瘍は潰瘍《かいよう》のある頭皮メラノーマでＴ４ｂと分類され、クラーク分類5だった。つまり腫瘍は4ミリより厚く、メラノーマの表面には潰瘍があり、皮下組織まで浸潤していた。潰瘍のあるメラノーマ患者の長期的予後は、一般的に潰瘍のないメラノーマより悪い。私のがんは、ビーのいう〝おおごと〟だった。幸いセンチネルリンパ節からはがんが検出されず、医師がこの大きな潰瘍化したがんをすべて切除してくれたおかげで、私は自分の人生をまた歩き出せるというわけだ。

「あの、いつの時点で私はがんサバイバーだと言えるのでしょうか？」と訊ねた。

先生は優しい眼差しで本当のことを答えた。「がん以外の理由で死亡した時です。では、ちょっと診てみましょう」と慎重に包帯を切り始めた。縫合された皮膚を保護していたガーゼやテープをハサミで切る音が、耳のすぐそばで聞こえた。看護師が私の頭を軽くおさえると、驚くほど冷たい液体が耳の方に流れてくるのを感じた。最初は看護師が何か気持ち悪いものを破裂させたのかと思ったが、傷を洗浄するための生理食塩水だった。傷口からはがしたガーゼを、銀のトレイに放り込む。ガーゼは赤黒く染まり、蜘蛛《くも》の足の毛のような黒い糸が輪のように血痕を囲んでいた。

「オーーーケイ」と、先生は歌うように言った。まるで子供に猫が死んでしまったことを伝える時のように。「膿《うみ》があるので、感染が起きていますね」。この感染が治らないとどうなるかは明らかだ。もういちど皮膚移植の手術。また自分の体が切り取られる。「経口の抗生剤とシルバジン・クリーム★を処方します。一日に二回、傷口を洗浄して下さい。生理食塩水を使うのが一番です」と先生が言った。手術前は気持ちの悪い傷口の管理や、それをどうするかなど考えていなかった。いまでは、これは単に新たな街で私がやるべき仕事の一部にすぎないとわかる。先生の丁寧な洗浄作業を見ながら、ジェフもこの作業をやることになると気がついた。

看護師のニーナは私がパートリッジ先生と話しているあいだ、様子をうかがいながら根気よく待っていた。先生が合図したとたんにやって来て、「へりにそって洗浄して下さい」と言った。唇をすぼめながら患部を観察し、恐ろしげな毛抜き風の道具でほじりはじめた。私の頭から黒い長い糸状のものを取り出し「これは縫合糸かしらね？」と私の目の前にかざした。ああ、縫合糸であることを祈るわ。突っついたり、ほじくったりは続く。傷口に詰めてあった塗り薬やその他の何だかわからないものを取り除いている間、私はじっと身動きせずに座っていた。「ね、けっこうあるでしょ？」と、小さなトレイいっぱいの乾いた皮膚や血液など作業の結果を誇らしげに私に見せた。「こういうのはみんな取り除かなきゃならないのよ」。麻薬系の痛み止めと目の前の手術後の残骸のおかげで、私は吐き気に襲われた。

　そのときニーナにある考えがひらめいた。部屋を飛び出すと、割りばしくらいの長さでマスカラみたいなブラシがついたプラスチックの棒をもってきた。「これを使ってみましょう」と言い、傷口からさらに残骸をやさしく掃きだした。彼女は自分の思いつきに満足した様子で、私も頭から残骸が減って嬉しかった。「このブラシの本当の使用用途は知らない方がいいわね」と言いながら、バイオハザードと書かれたビニール袋にブラシ付きのプラスチック棒をひとつかみ入れ、手渡してくれた。えぇっと……長くて、細くて……あ、あれか。

　切除マージンにも、リンパ節にもがんはなかった。主治医からは私はキャンサーフリーだと言われた。これ以上やるべき治療はない。そして午前中は、ぱっくり開いた頭の傷口を子宮頸がん検診用のブラシで掃除してもらったのだ。

　ニーナが再び塗り薬とガーゼで傷口を処理する一方で、パートリッジ先生は「排便の方はどうです

★——日本ではゲーベンクリームと呼ばれる傷用の殺菌クリーム。

か？　パーコセットで便秘になっていませんか」と訊ねた。

「ものすごく」と正直に答えた。この先生は私の頭を切り開いたのだから、もう隠すことは何もない。

「軟便剤じゃ太刀打ちできません」と私は言った。

「では、もう少し強いのにしましょう」と下剤を処方し、私はそれをもって自由の身となった。まだやらなきゃいけないことはある。今後の診察で、何か悪いことが発覚するかもしれない恐怖もある。頭は痛いし、傷口はぜんぜん治っていない。でも今日という日がある。子供たちに、ママにはもうがんはないと言える自分がいる。今日は素晴らしい日だ。


　その日の午後、夕食の買い物の準備をしていたジェフが「ついでに買ってきてほしいものはある？」と訊いた。医師と話したちょっと恥ずかしいことをきりだすチャンスだと思った。

「じつはあるの。あのね、ほら、トイレに駆け込めるようになるやつ」と、わざと声を低くした。

「了解」と、ジェフは大げさにウインクして答え、便秘を救うスーパーヒーローのように飛び出していった。三〇分後に戻って来た時には、笑顔で、そして自慢げに一ケース分の浣腸を抱えていた。

「あなたったら、なんてこと。これじゃ二度といつものライト・エイド薬局に顔を出せないじゃない」と私は引きつった顔で、業務用の浣腸キットを見つめた。「薬局の人、私たちがおかしな性交クラブを運営していると誤解するわよ」

「君が必要だって言っただろ。一個売りはなかったんだよ」ジェフは肩をすくめた。

「私に必要なのは、ピンク色の箱で「おだやかな効き目」とか「寝ている間に作用」とか書いてあるやつよ。一生分の直腸用チューブじゃなくて」。ジェフは意気消沈していた。彼に重要な任務をお願いしておいて、私は感謝さえ示していない。「ごめんね。沢山の浣腸をありがとう」と私は言った。

「どういたしまして、ぼくの特別な人」とジェフが答えた。彼はいつだって紳士だ。

その夜、私はトイレの蓋をとじてその上に腰かけ、ジェフが手を洗って手術用の手袋をつけた。はじめての傷口の洗浄だ。「で、どうやるの？」彼が訊いた。

「パートリッジ先生は生理食塩水を使った方がいいって。薬局に行った時に頼めばよかった」と私は言った。そのとき、私に残された頭の上でひらめきの電球が点灯した。「プッシュボトルに入っていると便利よね」と言いながらクローゼットに行き、浣腸のボトルを取り出した。「はいこれ」と彼に手渡した。「あなたって、やっぱり天才かもね」

再び座りなおし、ジェフはゆっくりとガーゼをはがした。フランケンシュタインの花嫁みたいだ。雷とブザー音、そしてジェフが「彼女は生きている！　生きている！」と叫ぶといったように。でも包帯やガーゼをすべて除いたあと、彼は小さな声で「これは強烈だ」と言ったきり、黙ってしまった。私も何も言わずに立ち上がった。洗面台のよこのカゴから手鏡を取り出し、薬棚の鏡の前に立ち、じっとしていた。なんて意気地なしなの？　自分の体なのに見るのが怖い。ただ見るだけ。見るだけなんだから。そして顎《あご》を胸に向けてさげ、はじめて手術痕を見るために手鏡を頭の後ろにかざした。以前は髪が生えていたからっぽの場所を。私の被災地を。

すると朝食がこみ上げて、吐き気を催した。たしかにこれは映画『ハンニバル』に出てくるレイ・リオッタの脳みそ料理を彷彿させる。『キル・ビル』のルーシー・リューのアクションも。私の頭のてっぺんは一体どうなっちゃったの？　なくなっているじゃない。手鏡を持ち直してもう一度見た。

私が目にしているものは脳ではないと、頭ではわかっている。でももう少し皮膚があると思っていた。腿からはだいぶ大きく皮膚をとったようなのに。でも頭の上には弱々しく、ほとんど見えないような網目状のものが、頭蓋骨上の筋肉と血とねばねばしたものを覆っている。ああ、失神しそう。普通だったら髪と頭皮で守られている中身がすべて見えていた。ジェフの言う通り。これって、強烈だ。

手術をしてから、元に戻らない手術痕について嘆くのを避けてきた。自分ならすぐに明るくポジティブな「がんサバイバー」に転身できると思っていた。でもここにきて、すべての暗闇が洪水のように一気に襲ってきた。がんに対する恐怖や、手術後の痛みとも違う。もちろんそうしたことも、精神的な苦痛の嵐を起こすのだけど。でもそれとは別の喪失感のようなもの。言うまでもなくメラノーマがなくなったことはうれしい。けれど体の一部も過去のものになってしまったことで、なぜか気持ちがかき乱される。私は浴槽の縁に腰かけむせび泣いた。

ジェフを見上げると、打ちひしがれ、それでいてひどく優しい顔をしていた。私たち二人の間に新たな親密さと、新たな距離が生まれた。がんになったのは私で、その後始末をするのがジェフ。子供たちを新学期準備の買い物に連れて行き、毎日、夕食の支度やあとかたづけをし、浣腸ボトルを買いに行くのもジェフ。私はキャンサー・タウンに連れ去られたけど、彼は私と一緒に来ることを選んでくれた。彼は「始めていいかい？」と言い、血と膿《うみ》にまみれた傷の手当責任者としての新たな仕事を続けた。私がうなずくと、新生児の頭のてっぺん（大泉門）よりデリケートで、大きく口をあけた傷口に、ヘラで白い塗り薬をたっぷりと埋め込むように塗った。

「ごめんね。こんなの最低ね。こんなことするために、私とまた付き合ったんじゃないのにね」と私は言った。

「確かに」とジェフ。「また君の焼くローストチキンが食べたかっただけさ。でも今回は、僕をそう簡単に追い出せないよ」彼は私の肩に手をおいて「君ががんの診断を受けた時、これはヤバイと思った。でも君はキャンサーフリーだと医者は言っているし、ケモもやらなくていい。思ったよりいい結果じゃないか。薬を塗るぐらい何でもないよ。じゃ、これでどんな感じか教えて」。以前は頭皮があった部分に、ひんやりした薬が塗られるのを感じた。それからとても優しい人の感触も。「いい気持ちよ」と答えた。本当に。

翌朝は土曜日だったが、幼い子供が二人もいる家では寝坊なんて不可能に近い。今日もそうだった。日が昇ったばかりの時間に、大砲に発射されたかのように娘たちが寝室に飛び込んできて、笑い転げながらベッドに飛び乗り、右側から奇襲攻撃をかけた。私はいやいや目を開けた。娘たちはキスの雨をふらせつつ「目を覚まして！　がんはないの！　ママはキャンサーフリーだよ！」と声を揃えた。それなら起きる気になるというものだ。

私はほとんど外に出ていなかったが、今日は手術後はじめて郊外に住むジェフの両親を訪ねた。お義父さんが再診断を受けてから二回目の訪問だ。義父はちょっと疲れた様子だったが、花や山や木など彼の描いた絵が飾られた居間でハグすると、喜んで迎え入れてくれた。「大丈夫かい？　私みたいにケモをやるのかね」と訊ねた。

「ケモはなしよ。今のところは他の治療はなし。免疫療法の医師に会うことになっているけど、何なのかも知らないし」と私は答えた。

「そりゃぁ良かったね」と言う義父には、治療の再開を心配している様子がうかがえた。前回よりも不安そうだ。彼は絵を描く時間や美術館通い、ボランティア活動、友人と会う時間などを、治療のために犠牲にしないと決めている。とはいえきつい治療計画だ。

私は子供たちに早く起こされたのと痛み止めのせいで、午後は昼寝が必要になった。目覚めた時、お義父さんは裏庭のポーチで娘たちと一緒にいた。三人はテーブルの上の花瓶にさしたガーベラの水彩画を熱心に描いていた。絵を描くのにぴったりの午後だ。

朦朧《もうろう》としながら義父に具合を訊ねると、「検査数値はいいと医者は言っているよ。ケモもそれほど大変じゃない。退屈だけど本を持っていったり、日記を書いたりしているよ」と答えた。まだまだ日記を書く日が続きそうだと思った。


その後の私は、ぼんやりと霧に包まれた感じで回復期を過ごした。友人たちが親切に差し入れてくれる食事を、娘たちが不本意そうにつつきまわす。「なんでママが、がんにならなきゃいけないの？」ビーはお隣さんがくれたチキンポットパイを睨《にら》みながら、ふくれっ面をした。その一方で私は多くの人の思いやりに恐縮し、軽い居心地の悪さを感じていた。人々がとても優しくしてくれることに戸惑いを感じた。面倒を見てもらうことに慣れていなかった。これまで私は自分の身は自分で守れる強い人間だと思ってきた。こんな風に自分でコントロールするのを放棄することが、どれだけ大変か思いもしなかった。考えてみれば、私はいつも従う側になるのが苦手だった。がんになって、どうやら私も受け身になることを学ばされたようだ。

ジェフと私は入念に日々のメンテナンスをするようになった。いまやバスルームには折り畳みの机が設置され、洗浄用の浣腸ボトルにガーゼ、塗り薬、医療用手袋と薬など、必需品はすべて揃っていた。そんな光景は嫌だった。薬びんに囲まれ背もたれで体を支えていた終末期の祖母のように、病気で年老いた気分にさせられる。一日二回ジェフか、多忙な病院勤務の合間に手間じゃないかのように立ち寄ってくれる看護師の友人ジョリーが、浣腸ボトルを出して私の頭皮を洗浄し、シルバジン・クリームを重ね塗りしてから、保護のための厚いガーゼとスカーフを巻いてくれる。その後は大腿の皮膚をとった部分に、私が自分で同様の作業を行う。細心の注意を払っているにもかかわらず、時には朝起きると血まみれになっていることもある。今もかなり痛むけれど、毎日すこしずつ良くなってきたし、処方された三〇錠のパーコセットも残り少なくなってきた。「先々のために、ちょっと残しておくつもり？」と、ある日の午後、友人で大麻愛好者のタッドが訊いた。私たちはリスを眺めながら公園のベンチに座っていた。私は体の三カ所にメスを入れる大手術をしたばかりなのよ、タッド。いまほど麻薬が役に立つ日なんて先々こないと思うわ。

ところで私の髪の毛は汚れているわけじゃないけど、バサバサなことは確かだった。衛生を保つにも細心の注意を払う必要がある。ジェフの手を借りて手術痕に気を付けつつ、二、三日おきにシャンプーをした。私が浴槽に座り、彼が前かがみになって泡立てるのを手伝い、プラスチックのカップで水をかけてすすいでくれる。映画『愛と悲しみの果て』のロバート・レッドフォードとメリル・ストリープを想像してほしい。ただしこちらは気味が悪い血の海だし、アフリカではなくてせまっ苦しいマンハッタンのバスルーム。ドライヤーなんてもってのほかだ。

私はいまだに自分の頭を見たり、触ったり、その存在を認めたりするのも嫌だった。ただし匂いははっきりと感じた。感染を起こした嫌な臭いはまったくない。むしろ清潔で自然の香りがした。汗の甘いような、シャワーの後のセックスのような香りだ。朝早く、仕事の前に立ち寄ってくれたジョリーが、「今日もまだ少し膿があるわね」と気遣うようなため息をついた。「でもきれいな肉芽よ。この端っこの黒くなっているのは何かしら。かさぶたか、壊死《えし》かわからないけど心配ないわよ」と教えてくれる。私の頭には美しい肉芽とセクシーな匂いがして、部分的に感染で壊死している可能性を秘めた大きな傷がある。すべては順調だった。

2010年10月

今朝は回復後のＭＲＩとＣＴスキャン、そして免疫研究者の一人であるドクター・エスポジートと短い面談をすべく病院に戻って来た。プロトコルや治療について無知ながん初心者の私は、これが最近メラノーマになった患者の一般的な経験ではないと気づかなかった。免疫療法チームの医師と面談するのがまれなことはおろか、病院に免疫療法部門があること自体が珍しいと知らなかった。さらにこのチームはとてつもなく優秀な集団で、実地診療で使用されるようになる前の革新的な治療を、何年も研究してきたということも。

その時はスローン・ケタリング病院の免疫学研究のトップが、免疫療法界のロックスター的な存在であるジェイムズ・アリソンだとは知らなかった。彼はチェックポイントという名のバンドでハーモニカを吹き歌っているのだから、たしかにロックスターだ。彼のチームは細胞傷害性Tリンパ球抗原４、一般的にＣＴＬＡ－４と呼ばれるタンパク質の複雑な仕組みを解明しつつあった。それがいまメラノーマ治療において、過去何十年かで最も画期的な発見の道を開きつつあったことも、私は知らなかった。単にパートリッジ先生に言われたからドクター・エスポジートに会いに来ただけで、終わったらピンクベリーにフローズンヨーグルトを食べに行くつもりだった。

ドクター・エスポジートは「あなたの切除マージンにはがんはありません」とパートリッジ先生と同じことを繰り返した。「ステージ3どころかあなたのようにステージ2Cのメラノーマでは、術後補助療法における標準治療は確立されていません」と言った。彼から私のステージを聞かされたのは不本意だったが、全体としては良いニュースのようだった。追加の治療を受けずにすむなら、自信を持ってキャンサーフリーと言えそうだ。「現時点では、あなたは対象外なので臨床試験の紹介も不要ですね」と彼は続けた。「ここでは現在、イピリムマブという薬を使った臨床試験を実施中ですが、もっとステージが進んだ患者が対象です。もし先々、あなたの状況が変わった時のために、データベースには登録しておきましょう」。私はお礼を言い、免疫療法も不要であることに元気づけられ、ロビーに下りる頃には「イピリムマブ」という言葉も忘れ去った。一方でドクター・エスポジートはこの面談について「患者の腫瘍は再発リスクが高い特徴を示していた。腫瘍の厚さ八ミリ、潰瘍あり、深部切除断端（深部マージン）では腫瘍が近接、頭皮という発症部位など。このメラノーマは局所再発あるいは遠隔転移する可能性がある」と記録した。その時点では、私はそんなことはまったく知らなかった。自分の病気の詳細を知らずにすんで、良かったと思う。

コラム　免疫療法入門

免疫療法は化学療法や放射線療法とは違う。効果があるときは（残念ながら有効でないことも多い）、免疫療法は患者自身の体の防衛反応を使ってがんを攻撃する。そして驚くべきことに、治療が終了したあとも体を防御し続けるのだ。

この数年は、より多くの免疫療法の臨床試験が始まりニュースとなり、次の大ブレイクと取りざたされた。現実には、がん治療に使える免疫システムのミステリーを解くための研究は、研究室の中で、ほぼ誰からも感謝されることなく研究者が黙々と取り組んできたものだ。そして少し前までは、多くの人が免疫療法の研究を将来性のない非主流の科学とみなしていた。こうした話がしばしばそうであるように、免疫療法の研究も個人的な体験から始まる。

一八九〇年、のちにこのメモリアル・スローン・ケタリングがんセンターとなるニューヨークのメモリアル病院に、エリザベス・ダショールという十代の骨肉腫の患者がいた。ウィリアム・B・コーリーという整形外科医が担当だった。診断後、わずか数カ月で彼女が死んだことにコーリーは深く心を痛め、なぜある患者はダショールのように死亡し、別の患者たちは生き延びるのかを解明しようとした。彼は研究により手術後に細菌感染を起こしたがん患者の方が、そうでない患者より良好な経過をたどる傾向に気がついた。そして細菌の中の何かが腫瘍になんらかの傷害を起こしていると推測した。一八九一年にコーリーは、がん患者に生菌（のちの治療では加熱死菌を使用）を注射する実験を開始した。「コーリーの毒」として知られるこの治療は、一部の患者で長期的な腫瘍の縮小効果をもたらした。

彼はその後四〇年にわたり、千人近いがん患者にこの治療を使い続けた。しかし放射線療法や化学療法が出現したこと、そしてコーリーの毒の奏効率にばらつきが見られることから、やがてこの治療法は米国食品医薬品局（ＦＤＡ）から「新薬」に区分され事実上の使用禁止となった。

しかしコーリーと同僚らの研究は有望だったので、研究は続いた。一九五三年にはネルソン・ロックフェラーからの二〇〇〇ドルの助成金で、コーリーの娘であるヘレン・コーリー・ノーツと友人のオリバー・Ｒ・グレースががん研究所を創設した。これが世界で初めて、そして現在でも唯一のがん免疫療法専門の非営利団体である。
「ヘレンは医療界があまりに早く免疫療法を見限ったと感じていたのです」と同研究所のＣＥＯで科学部門長であるジル・オドネル・トーメイは言う。「というのもヘレンが父親の治療した何百人ものがん患者を追跡したところ、多くの患者が治療効果を得ていたからです。おそらく一〇パーセント以下だったとは思いますが、これらの患者はがんで死亡せず、他の原因で死亡していました。何年もたった後でのことです。それはコーリーの毒による恩恵だったとヘレンは確信したのです。同研究所の科学諮問委員を四〇年務めたロイド・オールドは「ヘレン、科学がお父さんに追いつかなきゃいけない」とよく言っていました」。メモリアル・スローン・ケタリングがんセンターのウィリアム・Ｅ・スニーがん免疫学研究室長でもあったオールドが二〇一一年に亡くなった時、『ニューヨークタイムズ』の死亡記事は同氏を「免疫学として知られるがん治療における新たな分野の創始者であり擁護者」と呼んだ。

もちろん自分や自分の大切な人が何十年も前にがんを発症したなら、科学が追い付くのを待っている余裕などなかっただろう。かつて聡明な友人が私にこう言った。患者を治療することと、病気を治癒させることは違うと。これまで医師は患者の治療に取り組み、研究者は病気を治癒させることに取り組んできた。

しかしこの旅路は困難なものだった。化学療法や放射線、手術といった治療が簡単だと思う人はいないが、そうした治療のがん細胞への作用はわかりやすい。筋金入りのバーニング・マン[★1]経験者で、カリフォルニアのバイオテック企業の研究グループのトップも務める頭脳優秀な友人のスティーブはこう説明する。「腫瘍細胞は回避的だ。治療の中には（化学療法で使われるような）殺細胞性の薬剤がある。これらはがん細胞を殺すが、体内の細胞分裂速度が速い他の正常細胞も殺してしまう。それが腫瘍を治療する古典的な手法だ」。これに対して免疫療法の優美なところはその選択性にある。免疫療法が効く時は、体ががんを認識して殺傷する。がん以外の部分を損傷することはほとんどないか、まったくない。[★2]

　しかしヒトの免疫システムを利用するための試行錯誤は長い間続き、今も続いている。現代の免疫療法の主な先駆となった治療は、転移性がん患者向けのインターロイキン-2だ。使用頻度は高くなく効果も散発的だが、テレビドラマの『グレイズ・アナトミー』に登場するイジーがステージ4のメラノーマになった時に使われたことで、その名が知られるようになった。「従来のがん治療薬の一つだ」とスティーブは言う。「腎がんとメラノーマに使われていて、多くの場合は効果がなかったけれど、ほんの一握りの患者はこれで完全に治癒したんだ」。それからさらに時が過ぎ「免疫システムについて、そしてがん細胞がそれをどう妨害するかもわかってきた」と彼は続けた。免疫システムはよく出来ていて、学習や記憶ができる。それをうまく利用できないことが問題だったが、もう少しというところまできている。免疫療法は従来の「焦土作戦」的ながん治療とは違う。人体の持つ素晴らしい防御能力を起動させるのだ。

　そしていま何十年もの研究を経て、免疫学がついに表舞台に立ちつつある。これまで無敵と思われたがんに対する新たな薬剤が患者に希望を与えている。子宮頸がんを起こすヒトパピローマ・ウイルス（HPV）を予防するガーダシルや、前立腺がん治療用のプロベンジなどの画期的なワクチンができた。さらに患者の体からT細胞を取り出し、がんと闘えるように改変し、再び体内に戻すという養子免疫T細胞療法と呼ばれる治療も非常に有望だ。

　そして最後に私が最終的に受けた治療がある。モノクローナル抗体療法だ。がんは巧妙に免疫システムのチェックポイントすなわちブレーキを調節する。それにより体が本来備えている強力かつ徹底的な攻撃を封じ込めるのだ。これを回避する手段の一つが、チェックポイント阻害剤と呼ばれるもので、免疫のブレーキを解除する療法だ。まず人工の抗体を患者の体に注入する。その抗体がキラーT細胞と結合すると免疫のブレーキが解除され、キラーT細胞はまるでパックマンがクッキーをむさぼるかのようにがん細胞を攻撃する。つまり免疫システムを遮断する（ブレーキをかける）ためにがん細胞が送る危険な信号を回避し、体が本来すべきこと、すなわちがん細胞だけを殺すことを可能にする精巧な方法なのだ。

「がんは適応性が高い」とジェイムズ・アリソンは言う。「驚くほど変化に対応できる。がん細胞の最後の一つまで排除しない限り、再発の可能性がある。でも俯瞰《ふかん》してみれば、ヒトの免疫システムにだって適応性がある。適応できるように設計されているのです」

★1——ネバダ州の砂漠で例年八月末に一週間にわたり文明から離れた共同生活実験を行う大規模イベント。
★2——実際は免疫療法でも免疫関連の有害事象は頻繁に起こる。本書第16章、第17章も参照のこと。

第Ⅱ部

がんは引き続きゲス野郎

第6章 三人に一人

2010年11月

友人のキャロリンに最後に会ったのはかなり昔で、ルーシーがまだベビーカーに乗る幼児だった頃だ。でも今日は古い映画館の近くにある洒落たビストロで昼食をともにして、たくさんのことを祝っている。この秋に数週間違いでやってくる二人の誕生日を含めて。がんのおかげで私はさらに社交的になった。「ここ、素敵よね。ジョージアナと連れ立ってよく来たのよ」と彼女は言った。

ジョージアナはキャロリンの仕事仲間で、冒険とアウトドアが大好きな人。その彼女が致死性の軟部腫瘍の診断を受けたのは、三十代の時だった。トマトスープとパンを食べながら、キャロリンはその友人の突然の診断と、徐々におとずれた苦痛を伴う悪化、そしてドライなユーモアのセンスについて愛おしそうに語った。「彼女ったら最後の頃は、私が自分に時間を費やしすぎていると思っていたの。「あのさ、私はそんなに長くないんだから、新しい友達を作りはじめた方がいいよ」ってね」

「末期という診断で厄介なことの一つは、自分が死ぬのをみんな待っているだけと感じることよね」と私は言った。「私だって、誰かに「まだ生きていたの」なんてふうに見てほしくないもの」

「あら、ハーイ！　あなたって二週間前に死ぬはずじゃなかったっけ？」なんてねと、キャロリンは笑った。そして「なんか炭酸系のものが欲しいわね」と言って、プロセッコをグラスでオーダーした。

「あなたの健康に乾杯」と私は言った。

「あなたの健康にもね」と彼女が答え、私たちはグラスを合わせた。

午後は二人で質屋やリサイクルショップを見て回った。二人でニクソン大統領時代の髪型やタバコを吸う写真がつまった革製のアルバムをめくっていると、彼女が「アルバムを見ると悲しくなるわね」と呟《つぶや》いた。私はぼんやりと眺めながら「みんなもう死んでいるわ。そして写真のこの人達は、どこかの芸術家もどきのアート・プロジェクトの素材になる」と言った。

ここにあるチケットの半券、芝居のビラや紙マッチ、卒業式の写真や結婚式の招待状は、かつて存在していた人たちの大切なものだった。今では単なる好奇心の対象として、店のテーブルの上に並んでいる。私の思い出の品がジャッカロープ★の壁飾りの下や、ジャム瓶セットの横に陳列されることはないだろうが、やがては私の人生を彩ってきた手紙や写真の数々も消えてしまう。いまなら理解できる。私もいまは存在しているが、いつかはただの記憶になる。幅広い襟でポールモールの煙草をくわえた見知らぬ男の写真のように。そんな日がまだ来なくてよかった。

数日後に私の誕生日がやってきた。地球上でさらに一年過ごせたことは、二一歳からの人生で、飲酒が許されたことの次に嬉しいことだった。二一になった時は虫の入った何やらの酒を飲んで祝った。今後何が起こるにしても、たぶん私の人生はここまでより、ここから先の方が短いだろう。頭は恒久的なダメージを受けて変形してしまったし、いまも塗り薬まみれの回復途上だ。天気の良い日に、お気楽に近所を散歩する楽しみもなくなった。友人関係も変化し、うち何人かはすでに消えてしまった。一方で私のことなど覚えていないだろうと思っていた人たちから、愛に満ちた言葉をかけてもらった。普通は葬儀の日まで聞けないような言葉をすでに聞くことができた。まだ仕事もできるし、走ること

★——架空のツノウサギ。

も、家族をハグすることもできる。私はまだ、ここに存在している。結局のところ、やはり最高の夏だったのだと思う。命が救われた夏だったのだから。

　誕生日の数日後、診断を受けた日からきっかり三カ月目の午後一〇時に、私はめずらしくインターネットにつなぎ、翌朝一番で送稿しなければならない原稿を書いていた。昼間はインターネットを使う時間があまりに長いので、夜は絶対に使わないようにしていた。けれど今夜はこうこうと光るスクリーンの前に座り、自分のとったメモが筋の通る文章になるように並べている時に、メッセージの着信を知らせる音がした。デビーからで、私とジルとミッシェルと、それ以外の親しい四人の友人たち宛てだった。件名には「私の女性の部分」とあった。

　メッセージは「グループメールで失礼」で始まった。「今日、新しい婦人科医との面談があって、医師から卵巣がんだと言われたの。明日は他に異常がないかCTスキャンをとって、水曜日には子宮全摘手術。三泊から五泊の入院で、回復に四週間だって言われた。その後、化学療法を受けるのだけど、どのくらいかは医師が手術後に判断。それから私は元気になって人生が続くというわけ。少なくとも医師は清澄流動食にウォッカも入るって言ったわよ。あの先生、気に入ったわ」

　私はそのメールを続けざまに三回読み直した。読むたびに書いてある内容が違っていることを祈って。

　ありえないと思った。がんのやつ、やめてよ。私にして。私はどうせバカだから。でもデビーには手を出さないで。デビーは私にボーイフレンドがいなかった若い時に、毎年、バレンタイン・カードを送ってくれた人よ。しかもジャン・ブレディ★の架空のボーイフレンドであるジョージ・グラスを真似たサイン入りで。そして私ががん診断を受けた時には、ファック・キャンサーTシャツを作ってくれた。絶対にダメ。

電話を手に取り「お気に入り」の番号を押した。デビーの夫のマイクがでた。「やあ」と言ったその声から動揺が伝わって来た。

「メールをもらったの。どんな調子？」どうしようもなく、ばかな挨拶をした。

「なんとか受け止めているよ。自分達でどうにかできる問題じゃないし。デビーを呼んでくるよ」

マイクはデビーに電話をかわった。彼女が最初に言った言葉は「あのTシャツ、返してもらわないとね」だった。

ようこそ、がんのクラブへ、デビー。女性の三人に一人が生涯のうちに何らかのがんを発症する。それなのにあのTシャツを彼女が着ることになるとは考えてもみなかった。

彼女は詳しい状況について教えてくれた。簡単な嚢胞《のうほう》の手術だと思っていたものが、いかにがん診断、そして緊急手術と化学療法に直行してしまったかを。ショックを受けると同時に、怒りまくっていた。私と同じように、突然このキャンサー・タウンに入り込んで混乱していた。「とにかく、みんな愕然《がくぜん》としたわ。私は「キャンサー・レディ」になんてなりたくない。みんなが同情を寄せる禿《は》げ頭の女になんて。こんなはずじゃなかった。単に老いるだけのはずだったのよ」

大丈夫よと、約束してあげられたらよかったのにと私は思った。自信をもって大丈夫だと励ます人はいるけど、そんなのは戯言《ざれごと》だ。私たちがブルックリンに住んでいた時、アナという友人がいた。アナは素敵で頭もよくて、夫と二人の子供がいた。三十代前半で乳がんになった。がんになる以前から

★――七〇年代の人気TV番組『愉快なブレディ一家』の主人公。

運動もして健康だったけど、乳がんになってからはさらに徹底した。砂糖も、白い小麦粉もお酒も肉も排除した。瞑想し、サプリメントを摂取し、ジュースを絞った。澄んだ空気とゆっくりしたペースの生活を求めて、一家はニューヨーク州の北部へ引っ越した。四年後、それでもアナは死んだ。患者がいかにがんばっても、どれだけ生きなきゃいけない理由があっても、がんはそんなことにはおかまいなしというのが不都合な真実だ。がんはそういう卑劣な奴なのだ。

だから私はデビーに役にも立たない気休めは言わなかった。そのかわりに「医者の代わりはできないけど、私が教えてあげられることがある。あなたが知っている人の三分の一くらいは、あなたのためにいろいろやってくれる。本質的に優しくて、困った人には誰にでも手を差し伸べる人たちよ。そして別の三分の一は状況をまともに受け入れられず、対処もできない。そういう人たち。そして残りは、あなたのことが大好きだから、できることは何でもやろうとする。私たちはあなたのことを愛しているグループね。あなたの家族のことも大好きよ」。

「私は大丈夫よ。あなたと私、結婚も一緒の時期だったし、子供も一緒に産んだし、たぶん死ぬときも一緒よ。九〇歳になったらね」と、彼女は安心させるかのように言った。それがいい。

翌日、私はオンラインの手作りショップEtsyで、デビーが面白がりそうな言葉を探した。うねった三角形と太字で「前貼り」と書かれたオーガニックコットンのTシャツがすぐに見つかった。これなら気に入るはずだ。

その一週間後、季節外れに暖かい夜のことだった。友達のステイシーと一緒にアムステルダム・エール・ハウスのバーで、テレビに映るＥＳＰＮ★を見るともなく眺めていた。私はゆったりとした花柄の新しい定番服をまとい、頭のガーゼを隠すようにスカーフをきっちり結んでいた。じろじろと見つめるステイシーに、「あなたが何を考えているかわかるわよ。金曜の夜に彼女はなんで外にいるのか、そしてお揃いの服をきた八人の子供たちはどこにいるかでしょ？」と言った。

　ステイシーは地元のスタジオでヨガを教えている。私と同じように演劇好きで、母親でもある。そしていまでは、もう一つ共通するものがある。がんだ。彼女は昨年「たちの良い」甲状腺がんの診断を受けた。喉《のど》のくぼみの近くに、鎖のないペンダントのような小さな手術の痕がある。

「元気そうじゃない」と彼女は私にいった。最近はよくそう言われる。四〇歳になってから「元気そうね」の後には、声にならない「年のわりに」という言葉が続いていると思うようになった。今じゃ「がんのわりに」というほのめかしを感じる。これまでの人生で自分の体にかなりゆるいメンテナンスしかしてこなかったわりには、私は元気に見える。食事には気を使ってきたし、よく眠り、できる範囲で体も動かしてきた。悪性腫瘍のあった、まだじくじくして痛む傷痕をエミリオ・プッチのスカーフが覆っていることと、数週間前にとったＣＴスキャンで、おそらくは関係ない小さな二つの結節が肺に見つかったことを除けば、体調はこれまでの人生で一番いい。

「あなたも元気そう。最初に会った時に比べて、傷もほとんど消えたじゃない」と私は言った。

「そうなの。でも完全に消えてほしいとは思わない。鏡を見るたびに、覚えておきたいの。傷は私がサバイブした証拠だから」と彼女は答えた。私はまだそれに賛同できるような心境にないが、いつかは自分の傷を個性の一部だと思えるようになりたい。禿げたところ？　砂漠の嵐作戦でできたと言うわ。大腿《だいたい》にある赤い長方形の傷？　ロシアの秘密スパイの入れ墨。首にある小さな傷？　メキシコ国

★——スポーツ専門チャンネル。

境のフアレスでのケンカでできたナイフ傷といったところかしらね。

周囲で傷を負ったのは私一人じゃないと、最近わかってきた。外から見えやすい傷もあれば、そうでない傷もある。子供たちは私の病気に対する不安を反抗的な態度におきかえ、まだ弱っている母親にぶつけるようになった。靴下を脱ぎ散らかし、飲み終わったヨーグルト飲料のパウチを家じゅうに散乱させる。巧妙にそれとなく脅さないと、お風呂にも入らないし、靴も履かないだろう。娘たちが幼いことも要因の一つだ。一〇歳、六歳といえば、カプリサンのパウチ入りジュースを飲んでも、酔ってホテルの部屋をめちゃくちゃにするロックスターみたいにふるまう年齢だ。そして子供の自己中心主義は、ときに人間の不屈の精神を呼び起こす。娘は私のまだ治らない傷口や死への恐怖などおかまいなしで、耳を切ったパンで作ったピーナッツ・バターのサンドイッチと牛乳を用意してもらって当然と思う。娘の世話をすることで、私は頭の中に居座る恐怖心を払拭《ふっしょく》できた気がする。

もう一つには、やはりがんに関係する問題行動がある。今年はルーシーにとって小学校最後の年だが、ニューヨーク市の公立学校はおそろしく競争が激しい。秋にはすでに試験や市内の中学校の見学やらで大忙しだった。「がんのママ」じゃなかったとしても、子供はストレスでいっぱいだっただろう。そんな騒ぎに加え、私の病気や回復期のために起こる様々な不都合が、ルーシーとビーにふりかかった。私はできるだけ動こうとしたが、子供のお泊りパーティーを主催したり、学校の焼き菓子バザーのチャンピオンになったりするのは無理だった。それからルーシーは、病気から回復途上で働く母親の娘だけができる、反抗期の巧妙な口論をしかけてくるようになった。

けさは私が寝室で少しでも似たような靴下を組み合わせようと洗濯物の仕分けをしていると、ルーシーが怒った顔でその山をにらみつけ、「ママはいつも私たちを置いて、どこかへ行くのね」となじった。

「どういう意味？」と私は訊《き》いた。「サンフランシスコで朗読をやって以来、どこにも旅行していないし、あれだってもう二年くらい前の話よ」

「コスタリカに行くんでしょ？」とルーシーが答えた。ああ、それが原因か。

メラノーマになる前でも、私は日差しや砂浜、ジャングルにはあまり興味がなかった。でもがんの診断を受ける前で、頭の上の小さなでっぱりに最初に気づいた時よりもさらに前の四月に、ジルとミッシェルがコスタリカの小さな海辺の街で女性だけの感謝祭を過ごさないかと、お誘いのメールを送ってきたのだ。メッセージを読み終わる前に、何としても行こうと決心していた。

もっともアメリカ的で家族中心の祝日に、中米に遊びに行くという考えには、多少の不満の声があがるだろうと覚悟していた。でも、どうでもいい。コスタリカで沢山のレズビアンとマルガリータを飲んだくれるお誘いなんて、そうそうあるものじゃない。ジェフは背中を押してくれていた。エキゾチックな旅行の機会はあまりないから、どちらかにそんな機会が訪れたら、もう片方は協力すべきだと。だけど長女が私に罪悪感を抱かせる最悪の瞬間に、この旅行がぶつかるとは思わなかった。

「ママはいつもいなくなっちゃう」とルーシーは繰り返した。「手術で長い間いなかったのに」。私がいなかったのは一晩だけだ。

湯気を立てんばかりに恨みがましい表情の娘を見て、いつもの「それは違うわ」「違わないじゃない」の言い合いをはじめそうになるのをグッとこらえた。そのかわりに「歯をみがいて、髪をとかした？」と娘のもつれた髪を見ながら訊いた。学校に遅刻しないように家を出るには、ちょうどあと一分しかない。もっとも、無関心を装う私の態度からはわからないだろう。

「してないわ」と、ルーシーは突飛な質問を受けたかのように答えた。「だって、そうしろって言わなかったじゃない」

「毎日やっているでしょ。学校に行く準備は知っているでしょ」

「私のママなんだから、どうしたらいいかママが教えてくれるはずでしょ」と言い返してきた。

「あなたは五年生なのだから、どうしたらいいか知っているはずよ。さあ、歯をみがいて、髪をとかしてきて」私はイラついて大きな声をだした。怒ったままのルーシーは大股で出て行った。私がこれまで見たなかで最も怒りにまかせた身支度だった。

ルーシーとビーと私は気まずい沈黙の中で学校まで歩き、私の気持ちは沈み込んだ。コスタリカや歯みがきのことじゃない。私は手術を受け、回復するまでの何週間かは痛み止めで眠ってばかりだった。娘たちには、自分が元気になると約束することさえできなかった。いないも同然だった。私がまたいなくなるのではないかと、ルーシーを怯《おび》えさせたのだ。彼女は私を困らせようとしているわけじゃない。小学校を終えて、六月には友達とも離ればなれになる。ママにそばで、あれこれと世話をやいてもらいたいだけ。ルーシーが子供で、私が彼女の母親で、今はルーシーにとってそれが大切なことだから。ああ、そうなのよね。私が病気になったとき、どれだけ怖い思いをしたのか想像もできない。責任感が強く、大人びて真面目な一〇歳の娘が、その恐ろしさをすべて感じていたのだ。

「あのね、今までわからなかったけど、やっとわかったわ」と私は言った。「あなたが、ママの助けが必要だと言うのは当たり前よね。私はあなたの面倒を見るためにここにいるから。いつだって私があなたのママで、ちゃんと面倒をみるから。喧嘩《けんか》はしたくないわ」

「わたしも」とルーシーが言った。

「私が病気だった時、怖かったの？」と訊ねた。

「あたりまえよ、ママ。死んじゃうんじゃないかと思ったんだから」とルーシーは答えた。

私は二人の娘にキスをして別れた。これからも毎日のように娘たちを怯えさせる材料を与えてしまうだろうけど、少なくともそばにいる。いいわよ、私を怒らせても。私が振り回す母親ですごく意地悪だと非難してもいい。あなたたちがクレイジーで意地悪なママを持つ幼い娘であることが、私にとってどれだけ大切かわかるかしら。その方が、あなたたちを死んだ母親を持つ幼い娘にしてしまうより、ずっといいの。

第7章 クリスマスはもう終わり

2010年感謝祭

コスタリカのマルパイスは大通りでさえ舗装されていなかった。唯一の道であるこのでこぼこ道のところどころにホテルやサーフショップ、インペリアル・ビールや果物のスムージーを飲むようなカジュアルなレストランがある。野良犬は車をよけることもなく、のんびりと私たちの行く手を阻んだ。到着してからというもの、私の頭に残る髪は重苦しい湿気で縮れてしまった。それは建物の中に入っても同じだった。実際、屋内はかび臭い匂いが充満し、さらにじっとりした感じだった。それでもこの土地特有の湿気を別にすれば、素敵な宿泊施設だった。天井は高く、大きなキッチンがあり、心を静めるようなプールとパティオ、そして広い部屋にはそれぞれハンモックのあるデッキがついていた。ジル、ミッシェルと私は荷物を下ろした。空腹感を覚えた私たちは、残りの友人たちが戻ってくる間に通りに出て、近くの入りやすそうな店に入った。

地面がむき出しの床で、雨をしのげる程度の屋根があるオープンエアの店で昼食を食べた。私は鶏肉、ライス、豆の「カサード（定食）」にした。安くて簡単な食事だったが、あまりのおいしさに涙がでそうだった。「ここでは何でも新鮮ね」とジルが言った。「前にきた時も、帰る頃まではデトックスした感じだったもの」。はやくも私が今週ここでどう過ごすかが見えてきた。痛み止めも、血管に流すCTスキャン用の変な造影剤もない。ニューヨークに充満する不快さ、喧噪、イライラもなし。

よりクリーンに、クリアに感じて、心を軽くする機会があるだけだ。

「デビーとはもう話した？」とジルに訊《たず》ねた。デビーの手術は二日前に終わったばかりで、私の手術よりずっと大がかりだった。がんのステージは２Ｃで、一月から化学療法が始まる。

「話したわよ。ダウンしていたけど大丈夫そう。感謝祭を楽しめるように早く回復したいって」

私もまだメラノーマ後の自分について知ろうとしているところ。旅行に頭の塗り薬と紫色の変なヘッド・スカーフを持参する自分、そして三角倒立は試みないヨガ修行者の自分を。ただし新しい私は、朝日を見ながら太平洋岸の海辺を歩くとか、愛する友人たちと一緒に過ごすかといった大切なことを、二度と先送りにしないと決めている。暑い日中に、友人たちはサーフィンや日光浴を楽しんでいたが、私はビーチ前のあずまやでヨガのレッスンを受けつつ、安全な日影から波の飛沫を感じたり、木々の間を飛び回る猿を眺めたりした。ヨガの先生は催眠効果がありそうなリズミカルな声を持つ、信じられないほど美しいフランス女性だった。私はすぐにヨガに夢中になった。

一〇〇パーセント適当にやるよう努めたが、ここのヨガでの新たな経験に感動した。違う場所にいるという意識がもたらしたものだ。自分の頭の中での絶え間ないお喋りが、少し静かになった。間違ったことをしているかもしれないという不安が消え、しなやかな柔軟性にとってかわった。静かに息を吸って吐くことで、いつもの力の入った浅い呼吸がずっとなめらかになった。前屈をして、ガチガチに固まることの多い手足を伸ばした。深く前傾して足に腕をまわすと、手と足が接して気持ちよかった。

ヨガの後に部屋に向かってのんびりと歩いていると「レッスンはどう？」とジルが訊ねた。

「いいわ。ハードじゃなくて、ストレッチが中心。ごく普通よ」と私は答えた。

「ああ、観光客向けのヨガね」とジル。
「まさにそう」私はインペリアル・ビールをあけながら言った。癒しのハタヨガとビールのコースではすぐに悟りを得られそうにないけど、これが私のバケーションを兼ねたスピリチュアルへの道。飲みたければ、お酒だっていくらでもいただくわ。

そこからは完璧な日々だった。ヨガ。テキーラと夏が交差するような味のスイカのマルガリータ。バーで読書に耽《ふけ》り、その後はディープ・ティシューマッサージ。更衣所に向かい、服を脱いで色鮮やかなパレオをまとう。海から吹く風は優しく潮の香りがする。目を開ければ日の光が入ってくるが、私は目を閉じて、体がほぐれるまでマッサージ師に身をゆだねる。ラベンダーの香りがするオイルでふくらはぎをマッサージしてくれる。そして背中から背骨にそって手を滑らせる。私はけだるく仰向けになり、彼女は心臓の上にそっと手をおく。いまでは私の体が恐ろしいものを宿すことも知っているけど、それでもまだ自分の体を誇りに感じる。子供を宿すこともできる。後屈もできる。恋人と絡み合うこともできる。頭皮だって再生中だ。体の一部を失っても再生するヒトデやミミズだって、この再生力に感服するだろう。

私は毎日、日焼け止めを何度も塗りなおすのを怠らなかった。毎日、より丁寧に体のすみずみまで塗った。自分自身の細胞による攻撃に怒りを感じていたが、癒されていく体をうれしく思った。これからは自分の体と仲良くしていきたい。青白い肌も、ほくろも、笑いじわも、足のタコも、貝類へのアレルギーも、ドギマギすると顔が赤くなることも、そしてこれは予期しなかったけど、私の体が私を殺そうとしたことも含めて。体は私の敵じゃない。体はあなどれない。遠い地での感謝祭で私が感謝したいことは沢山あるが、今年は自分の体に感謝することからはじめようと思う。

2010年12月25日

ジェフの両親がクリスマス・プレゼントの交換と、ローストチキンとジンジャーブレッドのささやかな夕食を共にするために我が家を訪れた。静かでのんびりとした一日だった。今年は出席者の三分の一が最近がんの治療をしているのだから、特にそうだ。義父は微笑みながらクリスマス・ツリーのそばに座っていた。今回はケモ（化学療法）で幾分痩《や》せたが、すっきりした感じだ。いまは治療に追われる日々だった。月曜日にケモを受けに行き、火曜日にもう一度行く。これを一週ごとに繰り返す。休薬の週は動き回ったり、教会の合唱リハーサルに行ったりしているが、治療を受けた週はダウンしている。娘たちは、おじいちゃんが以前ほど一緒に遊べないことはわかっていて、気をつけている。義両親は来月フロリダに行く予定で、治療を一休みするのを楽しみにしている。

「ツリーがきれいだな」とお義父さんが言った。私たちは、今朝、大騒ぎでプレゼントからはぎ取った包装紙の山の上に座っていた。「いまはすべてがより美しく感じるよ。すぐに感動する。何日か前に行ったアルビン・エイリー舞踊団の公演ではずっと涙がとまらなかったよ」と義父は照れながら白状し、苦笑いを浮かべた。

私はうなずき「治療はどう?」と訊《き》いた。「とても元気そう」と言ったあとに「がんのわりには」という無言の一言を頭に浮かべずにはいられなかった。

「気分はいいよ。治療が効いているといいんだが。医者が「私の」がんというのが気に入らないだけだ。そんな風に表現してほしくない。がんは私じゃないのだから。私からがんは除外してほしいよ」

お義父さんは基本的に闘争心が強く、意見の相違を認めることはあまりない。だから義父ががんを敵視しても不思議はなかった。永遠に続く議論になりそうなリスクはわかっていながら、私は違う意見を言ってみた。「でも私のがんは、私のがん。私の体だし、細胞でしょ。私は折り合っていかなきゃという気持ち。がんにイライラしたくないの。変かしら？」

「みんなそれぞれの道を見つけるのだよ」お義父さんは優しく答えた。

その後、義両親はコートを着て、受け取ったプレゼントを集めた。お義父さんは寂しそうに居間を見渡した。「クリスマスは本当に終わりだな」とため息をついた。悲しみが私たちみんなを包み込んだ。ジェフと私は目配せをした。お互いに何を考えているかはわかっていた。義父はすでに今年のクリスマスが終わるのを惜しんでいる。来年のクリスマスを迎えられるかどうかわからないと思っているから。病気はこれまで想像もしなかった方法で、死に向かいあうことを強いてくる。それは「ああ、魂はあるのだろうか」という抽象的な問いではなく、「前回の誕生日が私の最後の誕生日だったのかも？」や、「もうこれ以上はクリスマスを迎えられないとしたら？」といった風に。お義父さんはもう一度、私たちのほうを見てから、お義母さんと一緒にプレゼントを手にエレベーターに乗り込んだ。

お義父さんが私たちのアパートに足を踏み入れるのは、これが最後だろう。

第8章 バッド・ヘアー・デー（何もかもうまくいかない日）

2011年1月

年初めに機械の中で息を止めることが、私にとっての新たな恒例行事になったようだ。前回のＣＴスキャンから三カ月過ぎたので、二〇一一年は再びＣＴスキャンで幕を開けた。パートリッジ先生は肺に二カ所の小さな点が残っていると言っていたが、検査報告書によれば「変化なし」、「新たな結節なし」とのことなので良いニュースだ。怒濤《どとう》の一年を終えた後の、幸先の良い新たなスタートのように感じた。

娘たちの合同誕生日を二種類のイベントと、二種類のケーキで祝った。お泊りパーティーで私がキレそうになったのも一度だけですんだ。その次の週末はジェフの両親を訪ね、はるかに落ち着いた形で祝った。地元のお気に入りのレストランで、特別ランチをごちそうになった。化学療法を再開して以来、最近は義父の姿を見ていなかったレストランのスタッフが、まるで要人が来たかのように対応してくれた。義父も以前のようにこのレストランに来られたことを喜んでいた。

「元気でやっているよ。バーバラと一緒にもうすぐフロリダに行く予定だ。寒さを抜け出すのが楽しみだ」とお義父さんはウェイターに話した。食事の後、義父は回り道をして私たちを本屋に連れて行き、娘たちに好きな本を選ぶように言った。ルーシーは小説の山を前にどれを選ぶか悩んでいたが、ビーには別の考えがあった。小さなユニコーンのぬいぐるみを抱え「本じゃなきゃダメ？」と懇願するように訊《たず》ねた。「いいよ。本じゃなくても」義父は笑いながら言った。それはとても良い週末だった。

二週間後、ジェフは両親とともに土曜の午後のパーティーに出るため、再びホワイトプレーンズに行った。娘たちと私は宿題を終わらせてサンデースクールに行くために居残った。この時は、残念な週末だった。

数日前の朝、義父は足が痛いといって目覚めた。夜間に末梢神経障害を発症したようだ。これはある種のケモによくある副作用で、手足に生じる神経の痛みだ。数歩歩くだけで激痛が走ることもあり、あなどれない。義父の足は浮腫《むく》んでいたので、一月だったが腫れあがった足にあわせて切ったスリッパをはいて、パーティーに行かなければならなかった。自分の椅子から、向かいにある居間のソファーまで歩くのに、ジェフと義母の手を借りても数分がかりだった。義両親はがっかりしながらフロリダ旅行を取りやめ、医師は化学療法を中断した。

2011年2月

別の週末の集まりでジェフが再びウェストチェスターに行った時は——彼の両親は聖職者だから友人が多い——義父はかなりよくなっていた。ケモを再開し、理学療法士はもうすぐ外を歩けるようになると言っていた。日曜日、ジェフは義父といっしょに教会に行った。義父は杖をついていたが一人で歩き、「イースターまでには聖歌隊で歌っているよ」と牧師に告げた。その後のコーヒータイムには、がん患者の女性を含む古くからの友人たちとおしゃべりし、二人とも天使を信じ、自分の人生でその存在を感じると話していた。

「父さんは立ち直りが早いんだよ」日曜の夕食時に帰宅したジェフは言った。

一方、デビーも手術から三カ月たって順調に回復していた。先週は彼女からバレンタインのカードが届いた。お互いが独身だった頃のように、架空のボーイフレンドのジョージ・グラスからではなかった。そのかわりカードには歴史に残る親友たちの手作りコラージュがほどこされていた。テルマとルイーズ、バートとミルハウス、ラビーンとシャーリー、スポンジボブとパトリック、シャルロットとウィルバー、『ザ・ファクト・オブ・ライフ』に登場する女性たちなど。カードの中には「愛してるぜ」と書いてあった。

お昼休みにデビーの様子をうかがうために電話し、軽い調子で「がんの方はどう？」と訊ねてみた。

「いいわよ。子宮摘出手術のあと、医師から数週間はセックスや運動は控えろと言われたけど、ぜんぜん問題ないと答えたわ」デビーは笑いながら言った。彼女は数週間前にケモをはじめた。「私はハリー・ポッターの悪者みたいよ。ティムは私のことをヴォルデマム★（禿《は》げママ）って呼ぶのよ」と言った。「最初は何も起きないので、抜けないのかもと思ったの。そしたらある日シャワーの中で突然きたのよ。今じゃ髪がごっそりと抜けるわ。子供を脅《おど》かすには最高ね。これまで体毛を抜いたり、剃ったりしてきたけど、今じゃみてよ？　想像以上にツルツルよ」

「髪を失うって考えずに、全身にブラジル式脱毛をしたと考えなよ」と私は言った。それから昔の大

★——ハリー・ポッターの敵でスキンヘッドのヴォルデモートにひっかけた言葉遊び。

学時代のゲームをはじめた。「六カ月間全身の毛がなくなるのと、頭の五センチ四方で永久に髪がなくなるのとどっちがいい？」

「それはひっかけ問題ね。だって答えは「自分じゃ選べません」だもん」と彼女は言った。ピンポーン。賞品をどうぞ。

いつもひそかに型破りな行動にでるデビーだが、最近はそれがさらにパワーアップしている。フェイスブックのプロフィール写真を、ロリポップをなめる刑事コジャックのようなイメージに替えたのだ。ツルツルの頭にキラキラした小さなカウボーイ・ハットをのせた自分の写真を埋め込んで。

デビーは最近、病院のがんケアの一部として腫瘍専門医から紹介された心理セラピストと面談していた。デビーと知り合って二〇年以上たつが、彼女が自分の気持ちについて口にするのを聞いたことがない。私はそんなところが好きだった。感情的な騒ぎとは無縁。それでも私は治療の一環として、デビーが心理セラピーを試してみるのもいいと思った。命を脅《おびや》かすような病気になれば、新たな感情に押しつぶされそうになり、吐き出さずにはいられない。

残念ながらそのセラピストはデビー向きじゃなかったようだ。「彼女はね、「なぜ笑顔で入って来たのか、なぜ笑って冗談を言うのか」って訊《き》き続けるのよ。「あなたが現実に向き合えていないのではないかと心配です」だって」とデビーは言った。「私はこう思ったわよ。このバカ女。あんたは三〇歳で子供もいない。私がどんな感情を持つべきかなんて教えてほしくない。私がどれだけ苦労して持ちこたえているか、あんたはぜんぜんわかっちゃいないってね」

「侮辱する気はないけど」と私は前置きし、「そのセラピストは無能みたいね。本かなんかで読んだがん患者像に当てはまらない人には対応できないタイプかも」と言った。

「最初の面談で質問票を渡されたのだけど、その質問というのがみんな「絶望していますか？　自分を傷つけたい衝動を感じますか？」みたいな内容。私はうつじゃなくて、がんに罹っただけ。病気から回復したいかという質問はないのかしらね」

「そのセラピストは、あなたが悲嘆にくれていないからがっかりしたようね」と私。「何もわかってないのよ。笑顔になれることが、どれほど大切かとか。私なんて頭の傷を、膣に入れるブラシで掃除して、浣腸ボトルで洗っているのよ、デビー。私も涙にくれるべきかしらね」

「まあ、それも悲惨だけどね」と彼女が返した。

「がんを経験したことのない人が、がんに罹った私たちにどうすべきかを語るのはもうたくさん」と私は言った。「たいていは頑張らなきゃとか、闘うとか、勇気あるうんぬんとか。ほっといてって感じよね」

「まさに。あの「闘う」っていうのには耐えられない。私はただ自分の人生を生きたいだけ。病気になったからといって、私が戦士だなんて思わないでほしい。私はDディのために戦闘服を着こんだりしないわ」デビーが続けた。「本当に腹が立つのは「敗れる」って言葉。がんとの闘いに敗れたとか。どうやって勝利するわけ？」

「私のとこにも正解メモは回ってこなかったわね。一年生き延びたら勝利？　五年？　永遠に生きること？　車にひかれた人は、車との闘いに敗れたってこと？　私が『オニオン（パロディ新聞）』で気に入った見出しみたいに「世界の死亡率、一〇〇パーセントで安定」ってね」

　それでも、後でその日のデビーとの会話をふりかえり、闘うという表現をあまり嫌うべきではなかったかもと思い直した。私の髪の現状に、闘う以外にぴったりの言葉があるだろうか？　傷はほぼふさがり、べたつかないのでガーゼも不要で、毛髪がかさぶたにくっつく心配もなくなった。けれど頭のてっぺんにできた丸く、永久に禿げた部分は、当面はＡＤ軟膏（保湿剤）に埋もれることになる。そのために私の頭は、頭頂部の髪を環状に剃った修道士みたいで、赤ちゃんのお尻みたいな匂いがする。なんとか禿げた部分の一部でも隠せるように、自然な分け目にさからう不自然な方向にくしで髪をとかしつけなければならない。まだ毛染めはできない。もう数週間は、薬中毒の雑誌のカバーガールみたいな、色が変わった毛髪の根元にもがまんするしかない。

医師が切除した頭皮のまわりに、日焼けでさらにがんをつくらないよう、できるだけ傷痕が隠れるように努力している。それに周りの人を驚かせたくもない。周りの人というのは、要するに娘たちだ。私の頭のてっぺんが娘たちの目に入り、ぎょっとした顔をされるのが嫌だ。外でほんの少しでも新しくできた頭皮が見えると、ビーは私の腕をひっぱって「ママ、はげてるとこ」とささやく。私は素早くそちら側に髪を寄せる。まるで風に吹かれたドナルド・トランプみたいに。娘にはずかしい思いをさせたくない。

いまやこの病人の頭が、私が失ったものすべてと、今の私のすべてを象徴している。私はカルテにある名前を読み間違えられる存在であり、がんに負けるか、生き残るかの統計だ。ロレアルのヘアカラーは色あせ、黒っぽい色の根元と白髪が絡み合う存在。デビーがヴォルデマムになりたくないのと同じくらい、私だってこんな頭はいやだ。もしかしたら私を救うものがライト・エイド薬局で見つかるかもしれない。

今夜は娘たちと一緒にバスルームにいる。自分たちの髪に長く、濃い紫色の一時的なハイライトをほどこし、明るい色の花がついたバレッタ（髪留め）をつけてみる。娘たちは染料を塗るブラシをうらやましいほど無造作に髪にとおす。私は傷まわりの髪の根元を、注意深く避けた。褒め合うためだけに鏡の前に集まったわけじゃない。単なる遊びでもない。ひと房ごとのハイライトに、がんが奪い去ったものを取り戻したいという願いを込めた。

第9章 スプリング・ブレイクダウン（破綻した春休み）

2011年3月

「今日はロッキーマウンテン国立公園に行かない？　ものすごい絶景よ」とジュリーが訊《き》いてきた。ロッキー山脈は飛行機の窓からしか見たことがない。それも見やすい山側の席に座れた時だけだ。もちろん、この目でじかにロッキーを見てみたい。こうして私を誘ってくれる素晴らしい友達がいることが、本当にうれしい。

今週末は、ルーシーが心待ちにしていたクラスメイトの家でのお泊り誕生パーティーがあり、ジェフとビーはパパと娘だけの特別な予定を立てていた。私の方は、深煎りでこくのある挽きたてのコーヒーと最高に美味しいグラノーラを、これまでに出会った中で最も健康的な女性と一緒に食べていた。ジュリーと私はサンフランシスコに住んでいる時に知り合ったのだけど、彼女はコロラド州のボルダーにピッタリなタイプだ。離婚経験のあるママで、スキー、ランニング、自転車を楽しみ、食事にも気を使い、日焼け止めもちゃんと塗る。輝くようなエネルギーの持ち主だ。しかしそんな彼女にも弱点はある。

一〇年以上前、腹部にメラノーマが見つかり手術をした。「どれだけ深刻だったか、時々思い出してはぞっとするのよ」飼い猫が裏の戸の近くで見えない獲物に向かって鳴くのを聞きながら、彼女は話した。「私は二九歳で本当に若かった。今は少しでも変だと思ったらすぐに医者に行くわ」。彼女は定期的に皮膚がんの検診を受け、健康を心がけている。いまでは唯一の健康問題は、抗うつ剤を飲んでセラピーに通っていることだけだ。健康維持のために努力を続けることは彼女にとって問題ではないが、医療保険が問題だった。

以前の仕事を辞めたあと、自費で会社の医療保険加入を継続しつつ、子供と一緒に加入できる個人向けの医療保険に変更しようとした。医療保険改革により、保険会社は子供も親の保険に加入させることを義務付けられた。それならばと、医療保険の販売自体をやめてしまう保険会社がでてきたと彼女は言う。子供を被保険者に追加するのではなく、その医療保険プランを廃止してしまうのだ。★

「保険ってギャンブルよね。車の保険を買うにしても、加入者が事故を起こさない方に保険会社が賭けているってこと。健康はギャンブルじゃないのに。誰もがいつかは病気になる。みんな医者にかかるのに」とジュリーは言った。

私を含む多くの人と同様に、医療制度についてジュリーにも山ほど当惑したり、憤慨したりする理由があった。「去年は膝を怪我してＭＲＩを撮ったでしょ。八〇〇ドルの請求よ」と言った。「義理の兄がベトナム旅行中に胆石でＭＲＩを撮ったのだけど、いくらだったと思う？　八ドルよ。まったく同じ機械なのに。薬だって法外な値段を請求して、そうせざるを得ないと主張する製薬会社は、連邦議会のロビー活動に何百万ドルも使い、テレビのゴールデンタイムの広告枠の半分を買っている。なんで私たちはそれについて議論しないのかしら」。彼女の言い分はもっともだ。センター・フォー・パブリック・インテグリティ（非営利の調査報道団体）によれば、製薬産業は二〇〇七年だけで一億

★――米国には高齢者等を除き日本のような公的な医療皆保険がなく、雇用先の団体保険や個人で加入する保険がある。二〇一〇年三月の医療保険改革以前は、保険会社側が既往歴のある人や扶養する子の加入を拒否できた。

六八〇〇万ドルをロビー活動に支出している。

「保険のブローカー経由で医療保険に加入しようとしたら、過去五年間に私と子供が利用した医療サービスと処方箋薬を一つ残らず書き出すように言われたわ。保険会社は電話で医療機関にかかった理由をこと細かに質問したあげく、私がサインバルタ（抗うつ剤）を飲んでいるからこの保険には加入できませんだって。ばかばかしい。健康維持に努めているだけなのに。うつを放置して、消化器や心臓の疾患を発症した方がいいってことかしらね」

「保険会社だって、それは考えるはずよね。何で加入させたくないのだと思う？」と私は訊いた。

「金がかかると思っているのよ。薬や精神科通いにかかる費用を積み上げて。私のことを維持費がかかる人間としか見ていないのよ」。私に言わせれば、彼女はもっとも健康に気をつかい、最も保険金を垂れ流しにしないタイプだ。

　朝食の後は、約束通りジュリーの運転で曲がりくねった急勾配の道を進んだ。三月上旬の日差しで雪は溶け始めていたが、木立はまだ寒々としていた。その日は完璧な晴天で、ロッキーの山々はどこまでも続いていた。「息をのむような」なんて表現では追いつかない。特に眺めの良い場所で車を降りた後にジュリーが訊《たず》ねた。

「大丈夫？　このあたりの高度で気分が悪くなる人もいるのよ」

「そんなこと考えもしなかったわ」自分でも驚きながら答えた。これまで山と名のつくところに一度も来たことがなかった。人生も後半になってから、新たな才能を発見するのは楽しい。どんな高度だってへっちゃらという才能でも。

「それ以外のことは、どうなの？」控えめにジュリーが訊いてきた。

「大丈夫よ」と私。診断を受けてから六カ月になろうとしていた。「頭の傷もふさがったし、髪もまた染められる。去年の秋にとったスキャンでは、肺にいくつかの結節があったけど、何でもないかもしれない。私はニュージャージー育ちで、9・11の時はツインタワーの風下に住んでいた。ウェールズの炭鉱労働者みたいに呼吸器疾患が起きないのが不思議なくらいだから」そこまで言って、私は自分の幸運とは対照的な最近の出来事に思いをはせた。「大丈夫じゃないのは、私にとって大事な男性の方なの。ジェフのお父さんが大腸がんになり、ニューロパチー（末梢《まっしょう》神経障害）のせいで、いつまでケモを続けられるかわからないの。年を越せたら奇跡だと思うわ」と話した。

「ジェフはわかっているの？」とジュリー。

「十分な心の準備はできていないと思う。時々、感謝祭には全員集まれないかもと口にするけど。義父は年だし、病気だけど、家族の話だから。義父やデビー、そして私に起きたこととはいえ、ジェフにはまだピンとこないのね。これまでに彼のまわりで亡くなったのは、九二歳だったお祖母さんだけだもの」。その一方で私は、これから辛い変化を迎える覚悟をしている。それがいつかがわからないだけだ。

翌朝は日曜日で、私は家に向かう乗継便に遅れないようミネアポリス・セントポール空港に急いだ。ターミナルに向かうシャトルバスに乗っている間に、ポケットの中でボイスメールの着信を知らせる音がした。発信者番号はジェフだったが、メッセージの声はルーシーだった。

「ママ、できるだけ早く電話してくれる？」本能的に胃が締め付けられた。バッグを逆側の肩にかけ直しながら、必死に「返信」ボタンを押した。呼び出し音が長く続いたあとにジェフがでた。

「すべて大丈夫だよ」と言いつつも、意識的に落ち着いて話そうとしている声だ。大丈夫じゃないことはすぐにわかった。「ルーシーが抗生物質の副作用を起こしたみたいだ」。数日前から耳感染症のため、小児科医が処方した弱いペニシリンを服用していた。「昨日の朝おきたら全身に蕁麻《じんま》疹《しん》がでていて、ゆうべアビーのお泊りパーティーに行く途中に倒れたんだ」

「何ですって？」と、私の声は大きくなった。

「だけどラッキーなことに枕を抱えていて、その上に倒れ込んだだけだよ」彼はなだめるように言った。その滑稽な状況を想像し、ちょっと笑ってしまった。「気持ちが悪いと言って、そのまま倒れ込んだんだ。ＥＲ（救命救急室）に連れて行って、かなり待たされたけど、もう何ともない。ちょっとびっくりしただけだ。夕べかなり遅く戻って来たから、君には電話しなかったけど」

ルーシーは大丈夫、と私は自分に言い聞かせた。あと数時間で私も家につく。ルーシーは大丈夫。

「でも、他にちょっとあってね」とジェフが続けた。「父さんが入院した。金曜日に母さんと夕食に出て、その後は吐き気が止まらなくなった。入院した方がいいと判断したって」

「がんがあるから、大事をとらないとね」と私は言った。頭の中がグルグルと回った。この一二時間の間に二件の病院行き騒ぎが発生したのに、私は何百マイルも離れた場所にいる。これほど無力感を覚えたことはなかった。もっとも私が家にいたとしても、何ができたわけでもない。義父やルーシーの具合が悪くなるのを止めることはできなかった。でも、近くにいることはできた。いざという時に、その場にいるべきだった。

「もうちょっとがんばって。すぐ戻るから」とジェフに伝えた。

滑走路に出て、機内でもらったロータス・ビスケットを口に放り込んだとき、みぞれが降り始めた。

最悪なことが続いた日だったから、ビスケットを食べ終わる前に私のフライトとその後の何便かがキャンセルになったと聞いても驚かなかった。最終的に家にたどり着けたのは、月曜の早朝だった。

やっとの思いで帰宅すると、まずは遅く帰ってくる度に最初にやっていることをした。娘たちの部屋をのぞいて、夢をみている様子を眺める。時に娘たちが赤ちゃんだった頃の姿が重なる。私の腕の中で真っ赤な顔でミルクを飲み、ぷくぷくした手で私の指をつかんでいた。たよりない足つきの娘を抱え上げてベビーベッドに立たせると、笑い声をあげたのを覚えている。またある時には、若い女性に育った娘たちが花婿と花嫁付添人とともに結婚式に臨む姿や、一カ月の中米ハイキングの旅から戻りリュックを廊下に投げ出す泥だらけの姿を重ねて見る。部屋をのぞき込みながら、私はいつの日もそこにいて、娘たちの姿を見ていたいと思うのだ。

その朝、起きてきたルーシーにはまだ蕁麻疹が残っていた。ビーも顔色が悪く、私も調子がいいとは言えない。学校は休ませ、私ももう一日休みをとって小児科に向かった。医師はルーシーに別の抗生物質を処方した後、ビーと私を観察するようにじっと見つめた。看護師を呼んで「この三人の喉の検査をしましょう」と言った。結果は数分後にでた。「やっぱり。溶連菌感染症ね」。三月に入ってまだ七日目だけど、今月はすでに最悪だ。

その夜はかぼちゃのスープを飲みながら、義父の状態について悲観的にならないように、ジェフが言葉を選んでみんなに説明した。義父の吐き気や下痢が化学療法の副作用によるものか、がんによるものかを見極めるために、引き続き入院が必要だと。当面はケモもまた中止だ。「母さんと話したけど、父さんに会いにいった方がよさそうだ」とジェフ。「どうやら入院が長引きそうだからね。何日かいて母さんを手伝おうと思う。実家から通勤するよ」

「もちろん、そうして」と私は言った。

「ルーシーと昨日話し合った結果、ぼくがいない間は、ルーシーが君の頭の手当をするって」

私の頭の手当はけっこうな手間なのに、ジェフは毎日やってくれていた。がんになる前でも、ジェフとのつきあいはすでに二〇年になる。友人として、夫として、娘たちの父親として、そして元夫として。でも彼が「血だらけの傷の手当をして包帯を替える責任者」を引き受けてくれるまで、私もそしてジェフ自身も、これほど思いやりの深い人だとは認識していなかった。しかもとても上手だ。手術から半年たったが、頭の傷はまだ痛む。いまもかさぶたがあって、ツルっとした表面は突っ張ってヒリヒリする。新しい肉が盛り上がってくるたびに頭皮が引っ張られて痛む。そんな私の頭に、ジェフは毎晩あの浣腸用ボトルに入った生理食塩水をかけ、ガーゼでやさしく拭って、塗り薬をつけてくれる。自分でこれをやるのは難しい。彼がいない時は手鏡を見ながらやってみるが、うまく出来ない。コロラドにいた数日間だけでも、傷が盛り上がり、ひび割れし、固くなってしまった。適当にＡＤ軟膏を塗られた傷は悲惨な状況になりそうだ。

「私がやってあげる」とルーシーが言った。「毎晩パパがやるのを見てたから。そんなに難しくないわ」

傷の手当係は一家に一人で十分だ。長女は自分の洋服を洗濯籠に入れることもできていないのに、それでも助けようとしてくれる優しい子だ。まだ一一歳なのだから、母親のがん手術の傷口洗浄なんてやる必要ない。この子はこの一年で、すでに十分すぎるほど成長しなければならなかった。ほんの数カ月前に、娘の面倒をすべてみるのが母である私の役目だと要求し、私たちは大喧嘩をした。あれは堪えた。その子が今度は私の面倒をみると主張している。これはもっと辛い。

「あなたなら出来るのはわかっているけど、そんなことしなくていいのよ」と私はルーシーに言った。がっかりさせてしまったようだ。「あなたが上手にできないってことじゃないの。私がママでしょ。あなたの面倒を見るのが私の役目で、逆じゃないのよ。おぼえている？　数日のことだから大丈夫。すぐにまたみんな一緒になるから」。その言葉は、ジェフが旅行バッグに服を入れ、実家のホワイトプレーンズ行きの電車に乗るべく出て行った時に、私自身に言った言葉だった。そして彼が乗り込んだエレベーターのドアが閉まった時にも、繰り返し自分に言い聞かせた。

次の日の遅くにジェフと話した時は元気そうだった。「来てよかったよ。母さんも喜んでいるし、父さんも気力があることは確かだ。病院側が蘇生処置辞退の依頼書を持ってきたのだけど、父さんは「早すぎるぞ！」と言い返していたよ」

「まだ死んじゃおらん。気分だっていい！」と私が口真似をした。

「父さんは僕に、「自分を生かすために出来ることは何でもやってくれと医者に伝えた。すぐに教会の聖歌隊に戻るつもりだ」と言ったよ」

「戦闘開始ね」

「とにかく春が見たいんだって。父さんは春が好きだから」ジェフが言った。三週間もすれば春が来る。

確かに週末には、義父はずいぶんと元気を取り戻したようだった。電話で話した時の義父の声は枯れてはいたが、はっきりしていた。「どんな調子？」と私は訊ねた。

「まあ、予定していた休暇とは違ったね」とぶっきらぼうに答えた。「でも病院はまた固形の食事を試してみる許可をくれたよ。そっちの方はうまくいっている」

「よく休んで、早く気分がよくなりますように。娘たちから、今度はいつおじいちゃんと一緒に絵が描けるのかと訊かれているのよ」

電話を終えた時はこの数日間よりも、私は希望が持てたし頭もすっきりした。義父は元気になりつつあるし、娘たちと私もそれぞれに抱えた問題から回復しつつある。

数日後、ジェフが電話でさらに良いニュースを教えてくれた。「僕の理解が合っているかどうかわからないけど、医師は父さんをがんのリハビリ施設のような所に移して、違った治療をすると言っているみたいだ。新しい薬なのか、違うタイプのケモなのかわからないけど」

「すごいじゃない」私は安堵の声をあげた。そこでニューロパチー（末梢神経障害）の対処をして、きちんと化学療法をする。それでジェフが家に帰ってくれば状況は良くなる。完璧じゃないけど、今よりずっといい。

しかしその午後、状況は一転した。ビーを学校に迎えに行った時、先生が優しく、理解に満ちた教員らしい言い方で「今日はビーも大変だったと思います」と言った。ビーは今朝、先生に気分が悪いと言ったっきり学校の活動には参加せず、パパがいなくて寂しいとすすり泣いていたという。それから事態はさらに悪化した。

三月の肌寒さを感じつつ学校からアパートの前まで歩いて戻った所で、ジェフから電話があった。

「今日、医師と面談したよ。病院は父さんをホスピスに移すって。医師は今朝、ぼくに言ったよ。これで幕引きだって」

「そんな」とつぶやき、私はそのままフリーズした。「お義父さんは理解しているの？　どんな様子？」

娘たちがおびえるように私を見たので、何でもないかのように手を振った。私の邪魔をしないよう、連れ立って通りを先に歩いていった。

「父さんは傾眠状態だ。医師が父さんに「ここにいる期間は一週間か、一カ月かわからないが、いずれにしても家には帰れないだろう」と伝えたら、「それはショックだ」と言って、また眠ってしまった。目をさましたら、まっさきに「さらに強い信仰心を持たなければ」と僕らに言って、蘇生処置辞退の依頼書に署名したよ」

ジェフと義母には、義父を守る役目もあった。何人かの善意ある義父の友人が、末期がんの克服にむけ義父を鼓舞しようと電話をかけてきたり、お見舞いに来ようとしたりした。「父さんの友達のボブが来て、父さんならがんをやっつけて家に帰れると言ったんだ。あれには参ったよ」。その日の午後、義父は動揺し、蘇生処置辞退の依頼書に署名したことや、まだ医師にできることがあるのではないかと、疑問を持ちはじめてしまった。

「大丈夫？」とジェフに訊いた。

「両親って自分の人生にいつもいるだろう。親がいなくなるというのが想像できないよ」と彼は言った。私自身の人生でいえば、母か父が常にいない状況だった。様々な面でその影響を確実に受けている。例えば今ジェフがどんな気持ちでいるか、私が完全に理解することは不可能だろう。彼の苦しみは、私が決して持つことのできない特権でもある。

「母さんと夕飯を食べてくる。それから病院に戻って父さんにずっと付き添うよ。自信があるわけじゃないけど、なんとか今月を持ちこたえて、僕が父さんを埋葬するよ」

「お義父さんの生死にかかわらず」と、私は返した。

電話の向こうから小さな笑い声が漏れた。「だから僕には君が必要なんだ」

翌朝、学校に行く途中でルーシーが詩をつぶやいた。「私はだれでもない。あなたはだれ？」★

「私もだれでもないわ」と答える。最近ルーシーは詩に凝っている。自分の日記に俳句を書きつけたり、話すときに指で無意識にリズムをとったりする。私には習得できなかった才能がある。でも今朝は、私が子供のころに学校で暗記したディキンソンを思い出し、いろいろな意味で「アマーストの美女」がいかに間違っていたかを考えずにはいられなかった。私は誰でもないわけじゃないし、死は誰にでも容赦なくやってくる。その時を待つことなく、割り込んでくる。自分がほかに問題を抱えていても、親友の一人が問題を抱えていてもお構いなしだ。

だけどルーシーは、ロマンチックな気持ちを詩に込めて「おだやかな夜にやさしく身をゆだねるな。怒れ、怒れ、絶えゆく光に」と続けた。そこでとまって考えて言った。「これ知ってる？」

「知っているわよ」

「どういう意味？」

「これは、死に直面した父親を持つ男性のこと。息子はお父さんに死んでほしくないの。闘ってほしいのよ」

ジェフはこのディラン・トマスのような怒りは持っていない。そのかわり、父親の苦しみが早く終わってほしいと思う気持ちと、あと一日、たとえあと一時間でも長くいてほしいという気持ちの間で揺れている。今はもう待つことしかできない。いま大切なのは安らぎと尊厳という、人生において得難い二つの望みだ。義父はもう固形物は口にできない。でも甘いものもなしで、お義父さんがおだやかな夜に身をゆだねることはない。

翌日、ジェフはママロネック・アベニューのどこかのパーティー用品店から電話してきた。けさ彼と義母が病院に行くと、お義父さんが夜中に点滴などのチューブを引き抜いたと看護師から告げられた。あちらこちらに血がついていた。「自分の使命を見つけたよ。父さんはレモン味の飴が舐めたいって。飴を口にするまでは死なせないよ」ジェフはこの一カ月でもっとも嬉しそうな声で言った。彼は一人っ子で家族の中では小さな王様だ。常に注目の的で、世話を焼かれる側だった。義父と私は今年、その彼に違った役割を与えた。世話をする側になる機会を。レモン味の飴を与える役を。

「みんなに迷惑をかけてすまないと、父さんが言い続けるんだよ」とジェフ。「今日の午後なんて「なぜ神様は連れて行ってくれないのか。もう準備はできているのに」って。時間がかかってすまないとあやまるんだ」。死ぬことで周囲の人を悲しませると思うより辛いことがあるとすれば、生き続けることで周囲に迷惑をかけると思うことだ。

ジェフがお義父さんに付き添っているあいだ、私は混沌とした状況に加えて日常のあれやこれやに振り回されていた。ルーシーには、希望する公立中学校の入学試験と面接が控えていた。教会の日曜学校に、課外活動、請求書の支払いもあれば、仕事の締め切りもある。それでも、自分たちなりに神の恩寵を受け取ろうとした。この寒々とした奇妙な月でも、一緒にいることで愛おしい温もりを感じる瞬間を見つけた。映画に出かけた夜もあるし、戸外に毛布を敷いてケサディーヤの夕食にしたり、図書館で静かな午後を過ごしたり。娘たちの三月をすべて悲しい思い出にするわけにはいかない。いつか彼女たちが振り返った時に、やさしい思い出もよみがえるように。

★——エミリー・ディキンソンの詩。

2011年3月17日

今年は聖パトリックの祝日を前にしても、準備万端とは言い難かった。今朝は駅に向かう途中で、デジタルチューナーを交換するためにタイム・ワーナー・ケーブルの事務所に立ち寄ったが閉まっていた。結果的に私はその壊れた大きな装置を抱えたまま、危篤の義父の元へ行くはめになった。

ジェフの目は充血し、無精ひげで髪もぼさぼさだった。着たきりのシャツ姿で、先週だけで絶対に白髪が増えていたと思う。それでもタリータウンの駅に迎えにきてくれた彼を見たときには、心が締めつけられた。何ともいえない憂愁に満ちた成熟を感じた。私が愛しているのはこのボロボロでだらしない恰好の男だと、これまで以上に強く確信した。

ジェフは私を抱き寄せたが、すぐに恥ずかしそうに体を離した。「病院みたいな匂いがして、気持ち悪いよな」。確かにそうだった。彼からは忘れられないような奇妙な匂いがした。殺菌と野生の両方を併せ持つような匂い。まるで薬剤と病気のような。

「以前の父さんとは違うから、その心づもりでいてほしい」ホスピスに向かう車の中でジェフは言った。

「大丈夫よ」これに関しては、絶対の自信があった。私の状態を見るのに、心の準備をした人をたくさん見てきたから。手術後にはじめて私を見る友人の顔には、覚悟したような、固く、凍りついた表情が浮かんでいた。まるで名前を呼ばれなかったアカデミー賞候補者みたいに。悪いニュースを前にしたポーカーフェイスをあまりにたくさん見てきたので、真似もできる。

もちろん私の場合は、たいていその後に安堵のため息が続いた。今も手当が必要な頭の傷を除けば、私は健康だから。私は怒れるホットピンクの傷をかざして、闘牛のように愛する人たちに向かっていったりしない。傷を隠すように帽子やすてきな髪飾りを使い、髪をうまくとかしつける。変な人を連れているといった気持ちにさせないよう心がけてもいる。傷はあるけど、直視できないという存在ではない。私はがんの終末期じゃない。でもお義父さんはそうだ。

ホスピスまでは車で五分だったか、その間はずっと不安な気持ちでジェフと話し続けていた。義父のそばで過ごしたたった二週間で、彼の生活は一変した。もうスポーツの試合結果も、テレビ番組の『アメリカン・アイドル』の選考結果も、政治の話も休暇の計画についても話すことはできなかった。彼が知っているのは、義父のモルヒネ点滴と短時間の睡眠。そして父親が死に向かいつつあることだけ。

病室に足を踏み入れる頃には私の自信は消え失せ、これが義父と過ごす本当に最後の時間だと思うと震えがきた。無言で窓際に座っていた義母が顔を上げて、私に向かって腕を広げた。私たちは強く抱き合った。「会えて嬉しいわ」と義母が言い、私も同意した。悲しみの中でも良いことはある。痛みの中でもだ。なぜこれまで気づかなかったのかと思う。

ベッドの足元にあるテレビには花や川のせせらぎ、夕日など心を静めるシーンが映し出されていた。映画の『ソイレント・グリーン』っぽい。私はジェフにそっと囁《ささや》いた。「私の時には、C-SPANのBook TV★を流し続けてね。あなたが見舞客に、私は文字通り退屈で死にそうだと言えるように」

一月に昼食をともにし、誕生日のケーキを分け合った小太りでかくしゃくとした義父はもういなか

★——ノンフィクション本と作家に焦点をあてた専門番組。

った。今の義父はとても痩せていた。顎には無精ひげがはえ、皮膚には濃い紫色の病斑がまだらに広がっていた。鼻には酸素チューブが入っていて、お腹のもう一本のチューブからは緑がかった茶色の液体が容器へととめどなく排出されていた。腹水と呼ばれるものだが、「汚泥」みたいな感じだ。これが末期がんの姿。私の目の前で義父の体は朽ちていく。私は心底こわくなった。結局のところ、心の準備なんてぜんぜんできていなかった。

ベッドに近づき、そっと「きたよ」と話しかけた。

お義父さんはかすかに頷いて、弱々しく手を差し出した。私は優しく手をとり、紙のように薄い義父の手を撫でた。「行ってもいいかな。もう行きたいんだ」と小さな声で言った。とても穏やかに見えた。

私は愛情をこめて義父の手を軽く叩き、「もうすぐね」と言った。「みんなお義父さんと一緒にここにいるからね」

「行かなきゃならない」と義父は再び言った。なんて美しい受容だろうと思った。静かな尊厳。そして彼は「おしっこに」と続けた。あら。

「父さんが逃げようとするときは、今みたいな予告はしないよ。この間なんてベッドから抜け出そうとした。そうだろう、父さん？」。義父はニヤリと笑った。

私は看護師のグロリアを呼んだ。がっちりした体格で南部なまりの優しい女性だ。名札から「イエスは救う」と書かれたバッジが下がっていた。ジェフと私が目をそらしている間に、彼女は『安《やす》けさは川のごとく』を歌いながらカテーテルを調整した。映画にあるような感動的なシーンになるかもしれないといった私の妄想はすべて消えた。死ぬということは、映画『愛と追憶の日々』とはかけ離れていた。バサバサで根元には地毛の色がのぞく私の髪の毛を除いては。

残りの午前中は四人一緒に座って過ごした。義父は眠ったり覚醒したり、様々な段階の意識レベルをさまよっているようだった。とても穏やかな時もあれば、ひどく辛そうにしている時もあった。義母とグロリアは常にチューブや点滴の調節をしていた。義父の声は低く小さかったが、しゃべろうとしていた。

義父は身の置き所がない様子だった。グロリアは「不穏」という言葉を使った。「亡くなる直前に不穏な状態になるのが普通です。旅をしているのですよ。こちらの世界と、次の世界との間を」。本当だろうか。死にゆく人が何をしているのか、どこへ行くのか私にはわからない。

グロリアが所定のケアを続ける様子を眺めた。有能でとても手際がいい。でも彼女にとって義父は旅立とうとしている患者の一人にすぎず、その時がくるまでにやるべきことを順番にこなしているだけ。そこにいる男性は自分の夫でもなければ、育ててくれた人でもない。本当の父親から愛されなかった存在に、愛を注いでくれた人でもない。義父は彼女の担当患者の一人であり、死に向かう空港のラウンジにいる旅人の一人だ。世界中を渡り歩き、ピラミッドにのぼり、川下りをした義父はいま、最後の旅に出ようとしている。この旅はつらいのだから、せめて目的地は心地よい場所であってほしいと思う。

義父が穏やかな瞬間には、私のほうを向いてはっきりした視線を送ってくる。初めて私に会ったかのように、私を見つめる。あるいはこれが最後だと知っているかのように。「とてもきれいな瞳だ」と言って、私を引き寄せてキスをする。鼻から出ているプラスチックのチューブが私の頬に触れる。

「お義父さんもよ」と私は言う。

ふつうだったら昼食を食べている時間帯に、研修医が義父の様子を見に来た。それから私たちを脇に呼んで「バイタルが不安定になってきました。あと二四時間か、四八時間くらいでしょう」と言った。

もはや避けられない事態が先延ばしになることはない。義父の死は差し迫っており、私はボルトバス（安価な高速バス）の予約をキャンセルしなきゃならない。

今週末はフィラデルフィアのデビーを訪ねる予定だった。数週間前に彼女が化学療法を始めてすぐに二人で計画した。マイクと息子たちは春合宿でフロリダに行くので、私たちは美術館に行ったり、ウィンドウショッピングをしたり、意図的に下品な表現を楽しむ週末にするつもりだった。バスの切符を買い、サウスフィリー（南フィラデルフィア）にある大学時代の友人キャシーのイタリアン・レストラン「レ・ヴィルトゥ」での夕食も予約もした。

義父の具合が悪くなった時、この旅行は無理だろうと思ったが、大丈夫だと自分に言い聞かせた。ほんの数日前には、私が一晩留守にする間、ジェフが家に戻って娘たちの世話をする段取りもした。あの時はふたりとも現実から目を背けていた。今は現実を受け入れるしかない。

「ごめんね。デビーに会うのを楽しみにしていたのに」とジェフが言った。

「ばかなこと言わないで。ここでお義父さんと一緒に過ごせてうれしいわ」

娘たちの迎えがあるので、私は家に戻らなければならない。最後にもう一度、お義父さんの枕元に行った。眠っていて、呼吸は浅いが安定していた。二〇年前の春の夜に、夕食に呼ばれて緊張しながらジェフの両親に会った時のことを思い出した。「私はジェリーだ。でも父さんと呼んでくれてもいいんだよ」といきなり言った。私はそれまで、誰もお父さんと呼んだことがなかった。

「さよなら、お義父さん。愛しているわ」と私は囁いた。

ホスピスを出て、聖パトリックの祝日にちなみ緑色の服を着て、昼間から酔ってU2の歌を口ずさむ乗客で満員のメトロノース鉄道から、同じような状況の地下鉄に乗り継ぎ、娘の学校に立ち寄り帰宅した。家に倒れ込むまで、壊れたチューナーをずっと抱えていた。

寝室のドアを閉めながら、娘たちに「『プリティ・プリンセス』でも見たら?」と言い、デビーに週末の約束をキャンセルする電話をかけた。「ケモの調子はどう?」と、ためらいがちに訊ねた。がん治療中の人に、回復にむけてプレッシャーをかけるような言い方はしない方がいい。「もうすぐ終わるのでしょ?」や、「もう終わったかと思っていた」なんていうのは、もってのほかだ。

「CA125の数値が下がらないとだめだって言うのよ」とデビーは言った。CA125★はタンパク質の一種で、卵巣がんの存在を示す腫瘍マーカーとして使われている。血液検査で三五以下であれば正常と考えられるが、卵巣がんの場合は正常というのも相対的なものだ。「二、三週間前には一二〇に下がったのよ。だからケモもすぐに終わりだと思ったんだけど、翌週には一五〇に上がったの。医者は数値にとらわれちゃいけないって言うくせに、数値が下がるまでケモは続けなきゃいけないって言うんだから、どっちがとらわれているんだかね」

私はこのタイミングで、「がんと言えばね、ジェフのお父さんが危篤なので出かけられなくなったの」と告げた。

デビーは即座に「私たちのことはお構いなしね」と言った。

「そうなの。お義父さんたら、ひどいわよね。亡くなったらそっちに行くわ」

★――CAはがん抗原(cancer antigen)の略。

「わかったわ。でも次はマイクと息子たちもいるわよ」

「それなら、こっちもジェフと娘たちを連れていくから。子どもたちはゲームでもすればいいわ」

「すぐに会うことになりそうね。その時にね」

「またね」と言ったあと、私は受話器をおいて、『プリティ・プリンセス』のアン・ハサウェイがジェノビアの王女を継承する場面まで、子供のようにすすり泣いた。


金曜日になり、義父は意識がない時間が増えたもののまだ持ちこたえていた。今週末も一人で娘たちの世話をすることになるが、それはたいしたことじゃなかった。娘たちも私も三人でやっていく術を学んだ。ジェフと私が離別していた間にたくさん経験を積んだし、今月はずっとなんとかやってきたのだ。それでも今回は、悲しみと不吉な予感に包まれていた。「おじいちゃんの所に行けないの？」と訊ねる娘たちに、ダメと言うのは辛かった。

「おじいちゃんはとても具合が悪くて、弱っているの。話もできないし、薬でもうろうとしているのよ。カードを書くといいわ」

ルーシーは「私のおじいちゃん」という図を描いて、「おもしろい。心が広い。やさしい」という言葉をちりばめた。一方ビーは、おじいちゃんと自分が一緒にいる楽しそうな絵に「だいすき」と書いた。美しいカードだ。でも義父が起き上がってこのカードを目にすることはないだろう。

学校の美術の先生が土曜日に現代美術館の見学を企画したので、午後は美術の世界へと逃避することにした。ゴッホの『星月夜』の前に立ち止まり驚嘆の声を上げた。子供たちがジャクソン・ポロックの前に座り込むと、ビーは手をあげてみんなに言った。「私のおじいちゃんは、すごいアーティストなのよ。こういうのとは違うけど」。誇らしげなビーの目を見て、今日はまだ祖父のことを現在形で語れるという事実を味わった。

帰宅して、私は夕食だけどかまわずパンケーキとベーコンを用意した。その後はアパートのそばの野球広場に足を運び、天文学者で友人のジェイソンが設置した天体望遠鏡で夜空を見た。今夜はこの一八年間で月が地球に最も接近する。少なくとも今夜の月は大きくて明るくて、タイムズ・スクエアのどんな明かりにも負けない。でも夜空には、それ以外にも素晴らしい光景が広がっていた。

「こっちを見てごらん」ジェイソンは望遠鏡を遠くの星雲の方に向けた。はるか遠くの奇跡のような眺めに私は息をのんだ。この世界の向こう側で星が生まれようとしている。私たちはみなそこから来て、そこへ戻っていくのだ。

数日が過ぎたが、義父は死ななかった。義父はそう簡単には逝かない。結局は死なないのではないかとさえ、私は思い始めた。身近な人が死を迎える過程では、退屈な時間もあるということは誰も教えてくれなかった。

「もう最期だと言われてから、父は一〇日間生きたわ」と友人のシャノンが言った。その午後は寒く私たちは震えていたが、子供たちは寒さをもろともせず校庭で遊びまわっていた。

「あら、まあ。それって、ビーの出産日が予定日より二週間も過ぎた時みたい」

「この世に出てくるのは大変なのよ。そしてこの世から去る時も」

水曜の夜、娘たちと居間でキャンプごっこをした。ホットドッグを用意し、スモア★を電子レンジで

★――焼いたマシュマロとチョコをクラッカーで挟んで作るキャンプで定番のデザート。

つくり、それぞれがお話を披露して、最後は居間の真ん中でクッションに埋もれて眠った。

午前三時に私は胸騒ぎとともに目が覚めて、飛び起きた。アパートで不審な物音がしたか、悪夢から目覚めた時のようだった。眠っている子供たちの頬をつついて様子を確認し、眠りに戻ろうともがいた。

朝になると、雪がうっすらと地面を覆っていた。大自然は、もう春になって三日過ぎたという知らせを聞かなかったようだ。無意識のうちにいつもの作業を進めた。朝食をとり、食器を片付ける。歯を磨き、髪をとかす。ほぼ無言のまま娘たちを学校まで送っていき、近所に住むキーランと春休みの話をしながら、季節外れの寒さの中を重い足取りで家に戻ってきた。帰宅してポケットの中身を出すまで、電話に残されたメッセージに気づかなかった。「僕だよ。電話してくれないか」ジェフはそれ以上、言う必要はなかった。声のトーンそのものがメッセージだった。

私は編集者に一日休むと伝え、ジェフに電話をした。彼と義母はすでに葬儀の準備に動いていた。義父は朝の六時半に静かに息をひきとったとジェフが言った。「ちょうど葬儀場から一旦、家に戻ったところ。ラテを買って、またあっちに向かうよ。こんな風にがんで死ぬのを見た後は、死ぬならまじに心臓発作がいいと思ったよ」

「本当よね。バスにひかれるっていうのもいいかも。ついでにそれが私の退職プランね」


放課後、校門で娘たちに会った。私は固まった笑顔で「カップケーキを食べたい人いる？」と訊ねた。「大きなチョコレート・チップ・クッキーは？」とみえみえの質問をした。子供たちをビーンズ・アンド・バインに連れていった。「何でもいいわよ。どれでも好きなもので」。娘たちは緊張した面持ちで顔を見合わせた。母親がばかばかしい方法で、おじいちゃんが死んだと伝えようとしていることを察していた。だからこの機会にとばかりに、特大のカップケーキを注文した。私はテーブルの対面に座っているルーシーとビーの手に自分の手を重ねた。「おじいちゃんが、今朝、亡くなったのよ」。娘たちは驚かなかった。泣かなかった。彼女たちも私と同じくらい疲れていた。

翌日はジェフがくたくたになって戻ってきた。きちんとしたスーツも必要だった。今回、義両親の家に行く時は、私たちみんな一緒だ。荷造りをして、メトロノースの電車に向かうジェフに続いた。棺に入れるために、娘たちがおじいちゃんに書いたカードを持って。

家に着くと義母が招き入れてくれた。私と娘にとっては、二カ月前に娘たちの誕生日で訪問して以来だ。同じ風景に見えたが、すべてが変わったように感じた。玄関先のクローゼットにコートをかけた。お義父さんの上着に割り込ませるように。義父の上着をみてドキッとした。死は単に失うことじゃない。不在だ。失うのは一回だが、不在は一生続く。再び電話でその声を聞くことはない。食卓にある主人を失った椅子。二度と袖が通されることのない上着。

ジェフと私が荷をほどいたあと、キッチンで立ち尽くして泣いているルーシーと、彼女に抱き着いているビーをみつけた。ルーシーは通夜に行くかどうかで葛藤していた。「どうしていいかわからないの。違う姿のおじいちゃんは見たくないけど、最後にさよならを言いたい。私は強くなりたい」

「あなたは強いわよ」と私は言った。「とっても強い。おじちゃんを見るのが不安なら、見なくていいの。見ることであなたの気持ちが落ち着くなら、そうしなさい。ママやパパ、ほかの人のために、何かしなきゃいけないとは考えないで。あなたがしたいようにしていいのよ」

ビーが哲学的な同意を示した。「おじいちゃんは、実際にはそこにはいないって知っているでしょ、ルーシー。おじいちゃんは逝っちゃった。残っているのは、お洋服だけよ」

ルーシーはうなずいた。「わかってる。私に見ることができるかどうか、わからないだけ」

ビーは、おじいちゃんの抜け殻は見ないと決めたようだ。七歳児が、がんに侵されて死んだ祖父の姿を見ないことに異存はない。今夜は私とビーは家に残り、次々とくるお悔みのローストチキンとフルーツ・バスケットの受け取り役を務めよう。

その後、ジェフはネクタイを整え、ルーシーは二階でクリスマス用の黒いワンピースに着替えた。タフタのひだ飾りと曲がってしまったチャックが付いたやつだ。

「本当に行くの?」チャックが完全に壊れてしまわないように祈りながら、ゆっくりとあげて訊ねた。

「うん。パパと一緒にいたいの」

夜になりジェフとルーシー、義母が帰宅した時にはビーは眠っており、パジャマ姿の私はテレビで映画の『キューティ・バニー』を見ていた。ルーシーは疲れ切って帰ってくると思っていたが、眠そうなもののすっきりした感じだったので驚いた。大人びて、とても美しかった。ソファーで私の肩に頭をのせて「マミー」と言って、深いため息をついた。

「どうだった?」

「現実じゃないみたい。おじいちゃんはいたけど、ものすごく違って見えた。市長に会ったわ。学校では劇の『テンペスト』で、私がプロスペローの役をやっているって、いろいろな人に話したのよ」

ルーシーは今年とても成長した。もはや死や病を知らない、無垢な子供らしさはなくなってしまった。「あなたはいつもいい子でとても優しいのね。普通は子供が優しくふるまうのは、自分がそうしたいから。でもあなたは今日、家族のために行ってくれた。必要とされていたから、そうしてくれたのね」。ルーシーは自分の手を私の手に重ね、眠たそうに「マミー」と言って、もういちどため息をついた。

翌朝は葬儀だった。家族で教会に行き前列に座った。たくさんのドレッシーな喪服を持っているわけでもなく、ルーシーは昨日と同じ黒いワンピースを着た。ビーも落ち着いた色の服を着た。袖なしだったが、下に着る長袖のシャツを持ってきていた。数カ月前に私が買ったローラーダービーのTシャツだった。上品なネイビー・ブルーのワンピースの下に、「メイハム★は永遠だ」という刺繍のついたそのTシャツを着こんだ。

ビーは楽しげに髪の毛を振りながらジェフと私の間に滑り込み、ルーシーは厳粛な面持ちで私の右側に着席した。ルーシーにはすでに大人っぽさが見えた。ビーはおじいちゃんのことが大好きだったが、幸いなことに祖父に対する喪失感は今のところ薄いようだった。私たちは讃美歌を歌い、祈った。ジェフが立ち上がり、緊張した面持ちで追悼の辞を述べた。

「何を話したらいいのかと不安になったけど、終わって三〇分もすれば誰も僕が言ったことなんて覚えていないと気付いたんだ」と彼は言った。だけど、私は記憶に刻むよ。ジェフが義父から父親になるということを教わり、感謝しているということを。義父の寛容さを称えたことを。義父が惜しみなく与えてくれた支援は偶然ではなく、意識的にしてくれていたことだと。「愛は、選ぶものなんだ」とジェフは言った。

結婚が壊れた時に、私たちはそれを学んだ。毎日、意識的に愛から生まれる行動をとるのか、とら

★——ローラーダービーのチーム名。

ないのか。そして私たちが関係を築きなおした時に、新たな方法を見つけた。私は二度目のチャンスを得たその瞬間を覚えている。昨年の春にデートした時だ。ジェフは「自分の人生の中で恋愛関係という部分はもう固まっていて、心配ないと考えていたんだ。でも今思うのは、誰かを愛したら、一日ずつ大切にしなきゃいけないということ。愛は毎日実践しなきゃだめなんだ」。愛は常に更新を必要とする契約だ。更新するという選択を続けなければならない。包帯を交換する方法を学ぶ時に、愛するという選択をしている。死を迎える父親のそばにいる時に、愛することを選んでいるのだ。

それから義父の友人で教会の元オルガニストのウィルがピアノの前に座る際に簡単な挨拶をした。「これはジェリーが好きだった曲の一つです」と告げ、ブラームスの間奏曲イ長調Op.118-2を弾き始めると、部屋中にすすり泣く声が広がった。音楽は荘厳で、集まった人々の心を揺さぶった。涙がとめどなく流れ、目の端には頬をぬぐうルーシーの姿が映った。抱き寄せるとルーシーは私の胸に顔を埋めた。震える娘の髪を私は撫でた。それから常にストイックな娘は、深く息を吸い込み、気丈な顔をして前を向いた。

隣にいるビーに目をやると、ビーも顔を上げて私を見た。瞳は涙にあふれていたが、微笑んでいた。思いやりとともに喜びをあらわす娘の姿がまぶしかった。これこそ私のビーだ。涙を流しながらも笑顔を作れる娘。これも痛みと解放、そして思いがけない美しさを伴った嘆きの表現だ。まるで海底への旅のよう。めったに見ることのない暗い場所。しかしそこには、輝くような美しさも満ちている。それも驚嘆に値する。

第10章　スプリング・ブレイクスルー（画期的進歩の春）

2011年4月

病院のエレベーターを待っている時に、私はいつもゲームをする。「患者、ケアギバー、病院スタッフ」のあてっこゲームだ。

簡単にわかる時もある。かなりの高齢者、子供に手を引いてもらっている人、頭にスカーフや帽子、かつらをかぶっている人、虚弱でごく短時間のエレベーターでも座らなければならない人。こういう人たちはすぐに除外できる。それから白衣を着ている人、病院の身分証を下げている人も。難しいのはそこからだ。ネクタイをしてブレザーを着込んだ白髪交じりの黒人男性は？　スタイリッシュでプラダのハンドバッグを提げている三十代とおぼしき黒髪の女性は？　あるいは床を見つめているやせ型で髪のない中東の男性は？　エレベーターに乗り合わせた人たちだって、警備員に親しげに会釈し、案内板など見ずに迷わず行先階ボタンを押す私を観察している。私だって病人には見えない。頭のパッチの下にある傷口をみなければ。私は視線を交わしたかどうかで、言葉いらずのこの社交クラブの一員かどうかをチェックする。私たちはいつも仲間をさがしているでしょ？　自分と同類なのか、そうでない側の人たちなのかを。

待合室に入りコートを脱ぐと、私はＭＳＫＣＣ（メモリアル・スローン・ケタリングがんセンター）の制服、すなわち黒いジーンズと「ファック・キャンサー」Ｔシャツといういでたちなので、私がどちら側の人間かはすぐにわかる。座って別のお仲間に目をやる。やせ細った女性がトイレに向かってゆっくりと車椅子を押してもらっている。二〇歳かそれ以下に見えるが、八〇歳のようにも見える。それからもう一人。高齢の男性が誰に言うともなく「病気みたいな匂いがする。ほとんどは自分の匂いさ」と呟いている。がり勉眼鏡のリヴァース・クオモっぽい男性が、連れの女性に歯切れ良いテクノっぽいリズムで話をしている。奥さんだろう。もし彼の頭髪が不揃いにあちらこちらで束ねられていなければ、ウィリアムズバーグのアーティストにみえただろう。そのままでも、そう見えるかも。「どの赤ちゃんも可愛いというわけじゃないが、俺たちのは絶対かわいいよ」と彼が言った。そして明日の夕食について、何が食べられて、何がダメかという話をしている。私の前に座っているのは、どぎつい赤毛のページボーイ・ボブのかつらをつけた若い女性だ。

三週間前に義父が亡くなってから、はじめてスローン・ケタリングに来た。外は四月の美しさが溢れるミッドタウン。大きなビルの前のひょろひょろした木々にさえ白い花が咲き乱れている。赤毛のページボーイの女の子がカップケーキを食べるのを見ながら、私もミルクバーのコンポスト・クッキーを食べつつ、がんの雰囲気に包まれた。必要なら何でもやるわよね。

私は術後定期検査のために戻って来た。今ではこれが日常の一部だ。建物がどれだけ綺麗かなんて関係ない。毎回、病院に行きたくないと思う。診察用のガウンを着るのも嫌だ。子供扱いされている気になるし、ガウンを着ると普通の人から患者に変わってしまう。今朝はジェフにいやいやこう言った。「私はもう、この状況が長期的に続くことを受け入れるしかないわよね」

「短期的な危機はぶっちぎったじゃないか」と彼は言った。そう願いたい。本当にぶっちぎる確率が上がっていると思いたい。

今月はじめ、米国国立がん研究所（ＮＣＩ）が、新たにつくった「がん免疫療法臨床試験ネットワーク」に、スローン・ケタリング病院を含む全米の二七施設が参加すると発表した。複数の施設の研究グループが免疫システムに特化したがん治療を「選択し、設計し、初期の臨床試験を行う」のだ。私のような、将来的に薬剤を組み合わせた併用療法の患者が出てくることを予言するかのように、マーチン・Ａ〝マック〟チーバー主任研究員は、その当時こう述べている。「がん免疫療法開発における難しさの一つは、単独の薬剤ではおそらく効果があがらない可能性があり、二剤以上の組み合わせが必要になることです。その理由は、がん細胞を攻撃する力があると考えられるＴ細胞を、選択的に活性化して数を増やし、それが長期的に生存するよう刺激を与える必要があるからです。これらすべての段階を一つの薬剤でこなすのは難しいでしょう。特に治療では、Ｔ細胞が増えすぎるのを防ぐという、体内に自然に備わっているチェック・アンド・バランスを覆すことも必要になります」

一つの薬剤では望みがないというわけでは、まったくない。三月二五日、私は義父が亡くなった翌日の『ニューヨークタイムズ』の記事に目をとめた。「皮膚がんのメラノーマ患者の生存延長を示した最初の薬剤」の米国食品医薬品局（ＦＤＡ）承認に関するものだった。イピリムマブは、ブリストル・マイヤーズ スクイブ社のヤーボイという商品名の薬で、メラノーマの治療薬として十数年ぶりにＦＤＡ承認を得た新薬だった。この薬は既存のがん治療薬とは異なり、患者の免疫システムを活性化してがん細胞を破壊する。昨年秋にドクター・エスポジートが話していた薬だ。

がん細胞は体内の侵略者と闘うＴ細胞の抑制機能を発動させる。しかしＴ細胞の表面にあるＣＴＬＡ－４と呼ばれるタンパク受容体はその抑制機能を操作することが可能だ。イピリムマブがそれをやるのだ。モノクローナル抗体療法（イピリムマブの〝mab〟はmonoclonal antibodyの短縮形）は、実験室で作られた抗体とそのコピーを患者の体内に入れて、Ｔ細胞ががん細胞を攻撃できるように、ＣＴＬＡ－４の抑制機能を封じ込める。

イピリムマブは天文学的な値段であること、そしてそれでも生存率は比較的低いという点で、異例であり物議をかもす薬剤でもある。現行のプロトコルは四回の治療で、費用はなんと一二万ドル前後。のちに新聞のインタビューでドクター・ジェイムズ・アリソン自身が「常識外れ」と述べている。海に沈んだアトランティス大陸の財宝と妖精の血でできているとでもいうのかしら。

こうした高額な費用で、またブリストル・マイヤーズ　スクイブ社のプレスリリースが「メラノーマの生存において、著しい改善を示した最初で唯一の薬剤」と述べているのだから、普通なら絶対に効果があると思うだろう。読み進めると自慢げにこう書いてある。「生存期間の中央値は一〇カ月」。致死的な病が対象だと、ほんの少しの時間でも大きな成果と考えられるのだ。しかし話はこれで終わりじゃない。メディアが騒ぐ中で判断が難しいのは、不思議なことにイピリムマブの効果がはるかに長く続いた人もいることだ。

『ニューヨークタイムズ』の記事には、「臨床試験に参加し、ヤーボイ（イピリムマブ）の投与を受けた患者の二〇パーセント以上が少なくとも二年は生存した」とある。これで信頼が大きく高まるという数字ではない。しかしさらに興味深いことが続く。臨床試験にはエンドポイントがなくてはならない。データが、予想よりもずっと長く生きた人のことを含んでいるとは限らない。免疫療法の魅力は、効く時には本当によく効くようなのだ。一〇〇年以上前にウィリアム・コーリーが観察したように、一部の患者は良くなり、それが継続する。厳密には治癒したとは言えないが、良くなった人も含めて。

イピリムマブの承認は小さいながら、がんに対する見方や治療の方法における大きな地殻変動を示している。長期的な生存期間に焦点をあてる新しい考え方だ。そして一般的な脱毛や吐き気といったトラウマをもたらすつらい治療ではない。従来のプロトコルは、私を担当したがん専門看護師の一人が言うように、患者が怖がって治療そのものを避けてしまうこともある。「髪を失い、やせ細り、吐き気に悩まされる人の姿を目すれば、自分はこういう病人になりたくないと思うのです」。これはがんに関するおかしなことの一つだ。しばしばがんそのものではなく、治療によって具合が悪く感じる。私だって昨年の夏は、メラノーマが静かに私の頭に潜り込んでいたというのに、ごく普通に歩き回っていたのだから。

「メリー・ウィリアムズ？」サッチャー首相時代のジョージ・マイケルそっくりな病院職員が私を呼んだ。名前を訂正する気も失せてしまった。

その後、サッカー地のガウン姿で診察台の縁に座ると、会ったことのない研修医が首の辺りを触りリンパ節の状態を確認した。「じゃあ、こうしてみて」彼はヒエログラフにあるポーズみたいに肘を横に突き出し手を上にあげてみせた。私が息を深く吸い込むと、わきの下のリンパ節を触り始めた。私は本能的に彼の手を振り払い、悲鳴のような笑い声をあげてしまった。

「ああ、くすぐったがりなのですね」と研修医。

「ごめんなさい。大丈夫です」と答え、腕を再び上にあげた。けれど彼が近づくやいなや、脇を閉じたい衝動にかられ、息ができないほど笑いだしてしまった。「こんなことなかったのに」と私は神妙に言った。「すごく悲しいことを考えてみます。最近、家族を亡くしたので、それを思い出せばいいわね」再び腕をあげて唇をかみ、子供たちの学費投資口座の残高がどのくらい減っているかとか、どれだけ早く熱帯雨林が消滅していくのかとかを考えた。医師の手が鼠径部《そけいぶ》に移るにつれ、「あなたの手が温かければよかったかも」と言いながら、笑いをこらえられずにもぞもぞ動いた。気を紛らわすために「メラノーマを専門にするの？」と話しかけた。

「いえ、私は大腸がんの医者をめざしています」と研修医は言った。

「それじゃ、こういう検査をするときに、笑い声をあげる患者は少なそうね」と私。彼はまじめな顔でクリップボードに書き込んで、早々に診察室をあとにした。

ドクター・パートリッジが来て、前回の検査と画像検査の結果を確認し、触診した。「いいですね。順調です。肺にはとても小さいですが、二カ所の結節が残っています。注意して経過観察します。七月にまた確認しましょう。ただの瘢痕《はんこん》組織か、良性腫瘍かもしれません」あるいは。先生は口に出さなかったけど、がんかもしれない。

最初のがんのステージや治療を含む様々な要因によるが、メラノーマの再発率は何度問題を起こしても復活する俳優のロバート・ダウニー・ジュニア並みだ。医師が再発を口にするときは、再発するかどうかではなく、いつ再発するかという話だ。すでにメラノーマを発症した人は、そうでない人と比べ、新たなメラノーマを発症する確率が九倍高い。クリーブランド・クリニックの継続研修センターの推定では、「原発のメラノーマを手術で適切に切除しても、ステージ1と2のメラノーマ患者の約一五パーセントから三六パーセントは、何らかの形で再発や転移を経験する」。言い換えれば、私が再びがんを発症することは大いにありえるということだ。

診察が終わった後は近くのベジタリアン・レストランに行って、熱々の豆のスープとパンを食べ、ナサニエル・フィルブリックの著書『メイフラワー』を読みふけった。がんになってすぐに、スローン・ケタリング病院に行く日を特別な日にしようと決めた。精神的にとても消耗するので、たいてい通院後にできることは泣きながらアイスクリームを食べることぐらいだ。デビーにも、お決まりのパターンがあった。彼女の場合は、治療センター近くのサウスフィリーでイタリアン・サンドを食べることだ。

三月の週末に会う予定が狂って以来、デビーと私は会える日を調整していた。彼女の息子の野球の練習や、家族の死とかち合わない日を。家に帰る前にちらっとメールをチェックしたら、デビーは五月の予定だけじゃなく、とても良いニュースを知らせてきた。「医者は、あとケモを二回やったら終わりだって。そのあとは一年間の薬。髪の毛もすぐに生え始めるって」一年も薬を飲み続けるのは楽じゃないだろうけど、あと一年は生きられそうだということ。つまり二〇一二年があるっていうことだ。「ジェフや子供たちも歓迎するわよ。夫のマイクや息子たちも会いたがっているから」と彼女は書いていた。私が考えていた女同士二人の週末とはちょっと違うけど、マイクとジェフにとっても癒しの時間になるかもしれない。

第11章 慌てふためくことばかり

2011年5月

一夜にして夏になった感じだ。変化して先に進むというのは素晴らしくもあり、嫌なことでもある。お義父さんが死んだ朝は雪が降った。気温の上昇とともに、悲しみも癒えつつある。それでいて奇妙な罪悪感もある。同じ場所にとどまる方が安心できる。逝ってしまった人の近くにいられるような気がする。先に進むことは、忘れ去ることのように感じ、思いもしなかった新たな心の痛みが襲う。でも私は、嬉しさと悲しさを同時に感じることに慣れてきた。ちょうどこの週末にデビーと彼女の家族に会うように。

デビーの化学療法が終わりに近づいたので、お祝いを送った。「バッド・ヘアー・デー（何もかもうまくいかない日）」と書かれたポスターだ。そしてほんの二週間前に、デビーから電話があった。「膣断端に二センチの腫瘍が見つかったんだって」と言った。近いうちに今度はアバスチンという薬で新たなケモをはじめる。デビーは大丈夫だと思うことにした。そうじゃなきゃダメなんだから。

デビーの家の前に車をとめると、窓の向こうに暗い色の髪で眼鏡をかけ、ひょろっとした姿の人影が見えた。一瞬、彼女だと思ったが、もちろん違った。息子のティムだった。玄関から出てきた髪とまつ毛がなくて、歌手のスティーブン・ヴァン・ザントみたいに頭にスカーフをかぶった女性こそがデビーだ。

「よく来てくれたわね」車の横にきて娘たちを降ろしてくれた。前に会ったのは一四カ月前だ。あの時は冬の嵐で傘が壊れ、スーツケースがびしょ濡れになった。本当に吹き飛ばされるような感じで、私たちは震えながら空腹を抱えて友人のキャシーがやっているレストランに行った。でも食事が出てきた時には、彼女は腹痛を訴えてほとんど食べられなかった。ハロウィーンの時には、デビーはメドゥーサの仮装をした。診断を受ける直前のことだ。映画みたいに不吉な前兆を表現していたと思うとすごい。

今は互いにおとなしくなったが、昔は一緒に飲んだくれたり、朝帰りしたり、妊娠したり。でも、がんまで？　これは新しいパターンね。私はぎこちなくデビーをハグしながら「ねえ、腕がつるつるね」と言った。

「足なんてもっとよ」と彼女。

「ビキニラインなんて、ポルノスター並みなんじゃない」と私はからかった。

一方でマイクはジェフの背中を叩き、「やあ、悪かったね。色々あって、連絡しようと思っていたのだけど、無精者なのでね」と言った。

「僕のほうこそ」とジェフが答えた。

ジェフとマイクが話している間、デビーと私は先に熱々のグリルド・チーズ・サンドイッチを子供たちに食べさせた。その後、大人は外のベンチに座りクラッカーと私が持ってきたライス・クリスピーをつまんだ。

「失業したんだ。デビーの新たな腫瘍が見つかったその日にね」とマイクが言った。ジェフと私があっけにとられていると、彼は皮肉な笑いを浮かべて「これは、君たちが来た時のためにとっておいた話だよ」と言った。

「信じられる？　奥さんががんになったアイツをクビにしようだなんて」デビーが口を開いた。

「けど、とても親切な人たちもいる。病気になったり、失業したりすると、沢山ラザニアがもらえるよ」そしてマイクはちょっと考えて言った。「今じゃ、ラザニア嫌いだ」

「私たちはポットパイをもらったわよ」と私は言った。「最初は、がんのお見舞いポットパイでしょ。それからお義父さんのお悔みポットパイ。辛い日をやりすごすのにポットパイが役立ったけど、もう二度とポットパイは見たくないわ」

午後になると、子供たちはマイクとデビーの大きな家の中と広い庭を走り回った。木の上の小屋にのぼり、トランポリンに夢中になった。そのうちに私も一緒になってジャンプしていた。デビーの息子のアダムは軽々と宙返りをしたが、娘と私はトランポリンの上で追いかけっこをしたり、高く飛んだりするのがせいぜいだった。それでも体が軽く、自由になった気分を味わえた。

「このところ、マイクには辛いことが多くて。イラついているのよ」と、後でデビーが話してくれた。

「自分のがんでも、自分に起きていることがコントロールできなくてつらいよね」と、彼女に言った。

「あなたや義父のがんを見ていて、それが愛する人だと、別のつらさがあるってことがよくわかった。だって本当に何もコントロールできないから」

私たちはそれから地元のいちご祭りに出かけた。いちごの袋詰め競争や手作りいちごパイのコンテスト、子供たちが乗れる消防車があった。ルーシーは大瓶に入った飴の数を当てて、その飴がつまった瓶を獲得した。ビジターチームの勝利だ。

お祭りが終わりに近づき、デビーと私はキャシーのレストランへ夕食に出向いた。「がんに罹らないようにね。まだ罹ってないならだけど」とマイクとジェフに口を揃えて言い、私たちは大笑いしながら車をだした。

車の中では、がん体験者クラブ会員であるデビーと私だけで話をした。彼女が最初に診断を受けた時のことや、以前の担当医について一部始終を話してくれたのはその時だった。

「あの女医には本当に腹が立つわ。何カ月もずっと調子が悪かったのよ。覚えてる？」とデビーが言った。私も確かに記憶している。「去年の二月に死にそうに具合が悪くなったの。それが症状のはじまりだった。あの女医は私に顔を向けることもなく、牛乳を控えるように言ったわ。「中年になるとラクトース不耐症を示す女性が多いのです」って」

「実際には、がん不耐症だったってことね」と私。

「そして春には検査に行ったんだけど、その女医は「嚢胞《のうほう》があるので、経過観察しましょう」って。それでタムズ（胸やけ用の制酸薬）を飲むように言われたのよ。夏の終わりに定期健診にいって、まだ具合が悪いままだと告げて、やっと腹腔鏡で嚢胞をとりましょうかと言ったの。忘れられないけど、あの女医は「あなたが、そうしたいなら」とつけ加えたのよ」。もちろん、デビーは手術を希望した。手術していなかったらどうなっていたか、想像もしたくない。

「で、手術中にがんが発見されたの。そのまま閉じてがん専門医にバトンタッチする代わりに、あの女医はその場で切除したのよ。がん専門医じゃないのに。彼女がやるような手術じゃなかったのよ。ドタバタ喜劇の警官隊が執刀したようなものよ。目が覚めたら「ああ、残念なことに卵巣にがんがありました。腹膜にもがんがあって、肝臓にも怪しい病変がありました」って」

「それって、ひどすぎ」と私は言った。

「そしたら看護師は「あなたのために祈ります」だって。祈ってくれなくていいから、治療してよって。それから婦人科がん専門医を紹介してもらって、病院で子宮の完全摘出手術を受けた。医者同士っていつもかばいあうけど、その医者はカルテを読み上げたの」。デビーは話を続けたものかどうか躊躇《ちゅうちょ》した様子だった。「これって本当にやりきれない。考えたくもないけど、片側の卵巣はそのまま切除できたが、もう片方は「破綻《はたん》」したって書いてあった。あの女医が手術した時に何かが起きて、がん細胞が私の血液の中に散らばったってことよ。新しい医師は、私のがんはおそらく卵巣内にとどまっておらず、すでに血液の中に入り込んでいただろうと言うのだけど、がんに侵された卵巣が破けて体内にしたたる場面が頭に浮かぶのよ」

　私にも想像できる。激怒すべきことか、ひたすら嘆くべきことなのかわからない。

「地獄が存在するといいわね。あなたの訴えを無視した医者が行くような場所が」

　翌朝、私はタオルを探してデビーのベッドルームにさまよいこんだ。彼女はバスルームで自分の頭をチェックしていた。「みてよ、これ」前回のケモが終わってから生えてきた数本の白髪を指さした。

「最低。もう白髪じゃない。治療が終わって生えてくる髪も、みんな白髪なのかしら」。彼女はあまり感情を表に出す人じゃないが、ほとんど髪のないデビーの頭を撫でずにはいられなかった。脚のムダ毛の処理を怠った時みたいな感じで、ちょっと固い毛が生え始めていた。災難の後とも言えるし、新たな髪のためのまっさらなキャンバスとも言えた。

「それで思い出したけど、エレンに会う？」とデビーが訊ね、私をベッドルームの本棚の前に連れて行った。上の棚に、彼女の昔のヘアースタイルみたいなダークブラウンのかつらを被ったマネキンの頭があった。

「ほら、エレンよ。この女も嫌いよ」

私は「こんにちはエレン。お噂はかねがね。もっと背が高いかと思ったわ」と言ったあとに、「何でエレンという名にしたの」と訊ねた。

「そういう名なのよ。箱に書いてあったの。がんの女性専門店で買ったのよ」

「この街にがんの女性専門店なんてあるの」

「あるわよ。その前を毎日通っているわよ。ラブリー・ユーって店」

「それって、今まで聞いた中で最悪な名前だわね」


私たちも帰らなければならなかったし、デビーのところも日曜の午後は予定があったので、歯ブラシをしまって最後に何枚か写真をとった。街を出る途中でデビーの息子たちをリトルリーグの野球場に送り、デビーのご両親にも挨拶した。ご両親とも最初からの付き合いだ。私はもう最初に会った頃の彼らと同じ年代なのに、いまだに私たちが子供で、むこうが大人という感じがしてならない。デビーの母親のクララも私に対して、家に泊まりに来た面倒をみるべきティーンエージャーのように話す。男の子たちが野球を始めたので、別れを告げた。私はクララに強く抱きしめられるまで、意識していなかった。それは私とデビーを抱きしめるハグで、腕をゆるめた時にはクララの目は赤く、濡れていた。

ジェフは「今回の訪問は楽しかったけど、かなりずしりときたね」と言った。私は助手席で週末に撮った写真をカメラで見た。一枚の写真が目を引いた。今朝撮ったもので、明るい芝生の上で四人の子供たちが笑っている。一年前までは、母親を失うかもしれないなどと考えたこともなかった子たちだ。この四人の子供の人生は書き換えられてしまった。

「さあ元気をだして、涙をふいて。来週は、死んだ父さんの誕生祝いだよ」とジェフが言った。

2011年6月

「どんな様子ですか？」と、皮膚科のドクター・シルバーが注意深く聞いた。残念な結果に終わった最高の夏のあと、初めて迎える夏だ。「スローン・ケタリング病院の担当医と連絡を取り続けていました。私の手元にある情報が正確か、確認させてください。手術をして、化学療法はなしでしたね？」

「今のところは順調です」私は答えた。

「それは素晴らしいわ。だって、かなり深刻なメラノーマだったから」と、ドクター・シルバーは言った。

　メラノーマに関しては、ケモをやらずに済むということが、ほとんど何も意味しないことは知っている。私がすごいというわけじゃない。ほかに選択肢がないだけ。私は皺《しわ》だらけのピンクのガウンに目を落とした。「スローン・ケタリングのガウンの方がはるかに上等ね」と言った後で「今年は私の大切な人が二人、深刻ながんになりました。先生が私の主治医で本当に良かったと思っています」と付け加えた。

「ありがとう。あなたは幸運なのよ」と彼女は言った。

「みんなそう言います」
私は幸運なのだろうと思う。去年の夏、医者にかかるのを先延ばしにしていたらどうなっていただろう。診てもらっても、ドクター・シルバーが迅速に専門医につないでくれていなかったら？　デビーが最初の医師にされたように、不調の訴えを無視されていたら？　私が医療保険に加入していなかったら？　そう考えると確かに私はすべてにおいて幸運だった。だけどこの幸運が永遠に続くとは思っていない。普段はそんな風に考えないようにしているが、こんな紙でできたちんけなガウンを着せられたんじゃ、そう思わずにはいられない。

幸運だと言いつつも、シルバー先生が私のがんを深刻なものだと認めてくれたのはよかった。このところがんに関する会話で、知り合いに驚くほどがっかりさせられることが多かった。「調子はどう？　もう完全に治ったの？　そうよね、それで……」そして、話題がかわる。私はどう反応すべきかわからない。まだ診断を受けて一年もたっていないのに。たいてい私は「大丈夫だと思いたいわ」とだけ言う。私ががんになったことについて、他の人にも受け入れてもらおうとするのは、私の役目じゃないから。

シルバー先生は私の体に手を這わせて「このほくろは昔からあった？」と私の手のシミを指摘する。当てずっぽうで「ええ、昔から」と答える。私はアイルランド系で、肩だけでもシミやそばかすは無数にある。一つ一つ覚えておくのは不可能だ。今日、気になっているのは一つだけ。「これを見てください」と、鎖骨のところにある小さなかさぶたを指さした。

「良性にみえるけど、生検するわね。額のも調べたいわ」。額のって、何？

翌日、ドクター・シルバーから電話がきた。今回は「お気の毒」と言われなかったので、うろたえる必要はないとすぐにわかった。「皮膚がんでしたが、深刻ではありません」と先生は言った。一〇カ月前は、これが最悪のシナリオだと私は思っていたのだから、お笑い草だ。

「これは表在性の基底細胞がんです。選択肢は二つで、侵襲性が低いのは削って焼く方法。もう一つは手術による切除です」。「削って焼く」なんて、私には侵襲性が低いとは到底思えないのだけど。

「今回のは頭のメラノーマとは関係ありません。ただ他にも局所的な上皮性悪性腫瘍や、メラノーマが出来る可能性があることは知っておいてください。今回のはあまり心配しないで。これで死ぬ人はいませんから」。先生はそう言った後で「こういう言い方をして、気に障ったらごめんなさい」と続けた。

「そんなこと。これまで経験したことに比べれば、これは何てことないですよね」と私は言った。

一週間後、私は孔雀の絵柄がついたワンピースを着こみ、コマドリの卵のような青色のハイヒールを履き、ピンクのシルクフラワーがついた大きな帽子とサングラス姿で治療を受けに行った。朝、家を出る前に、ビーはおもちゃの魔法の杖を取り出した。「ママは大丈夫よ」と、魔法の杖を私の喉の方に振りながら言った。「ママはだいじょーぶ」ハリー・ポッターの守護霊を呼び出す呪文とまではいかないけど、私には効きそうだ。

ドクター・シルバーは「娘さんたちはお元気？」と訊《き》きながら、局所麻酔のための長い注射針を胸の皮膚に刺した。冷たい感触がつま先まで走り、歯を食いしばって天井を見あげた。助手が柄の長い小さなスプーンのような器具を先生に手渡した。彼女がそれで表皮をこすると、皮膚に接している器具から甲高い音が聞こえ、皮膚の層が削られていくのを感じる。それから、ジュッっと焼く処置が始まる。煙がでて、肉が焼ける臭いが鼻をつく。「数秒で消えるから、ちょっと息を止めていて」

「もう一年くらい息を止めている気がします」と私は言った。それからやっと、先生は器具を抜いた。鮮やかな赤色に染まり、私からとったピンクと白の皮膚の塊がついていた。それを試験液に入れ、「見える? これよ」と言った。

「気持ち悪いですね」。私は『ザ・フライ』に出てくるジェフ・ゴールドブラムのように、気味の悪い、滲《にじ》み出るような、抜け殻のような存在だ。

「終わりましたよ」と、先生は母親のように優しく言って、包帯をまいてくれた。「傷を目立たなくする薬を使いますか?」。いつか鎖骨が普通の見た目になるようにというささやかな希望のために、液体の入った小さな薬瓶一つに六五ドル支払った。

外来でのちょっとした治療だったのに、立ち上がった時にかなりふらついてしまった。ブロードウェイにでると、騒音と六月とは思えない暑さが襲ってきた。足元で地殻変動が起きているかと思った。搾りたてのオレンジジュースを求め、近くのデリに立ち寄った。カウンターにいた白髪のイタリア系のおじさんが、私の帽子とサングラスをみて「君は映画のスターみたいだ。え・い・が・スターーだ」と言った。私は長い未舗装の道を歩いているような気がした。

ハイラインの新たに拡張整備された部分がオープンしたのでゆっくりと散策し、ジュースを飲みながら人々を観察した。女性用トイレには、肯定的な励ましのメッセージが聴覚アート展示の一環として延々と流れていた。「あなたはこの世界と完全に調和している」という声がトイレの水を流す直前に聞こえた。包帯をまかれ、ちょっと禿げのある自分を鏡で見た時には、「すべてうまくいく」というメッセージで、思わず笑ってしまった。トイレよ、おまえがそう言うのなら、すべてはうまーくいくわよね。

その後チェルシー地区を見下ろすベンチからジェフに電話をかけ、「たいしたことなかったわ」と言った。「バンドエイドを貼られただけよ」。だけどその夜、帰ってきたジェフは暗い表情のまま私をハグした。「良性で本当によかった。父さんを亡くした年に、君にこれ以上何かあったら、もう耐えられないよ」

ジェフには私が考えていたことは伝えなかった。一年は、まだ半分すぎたばかりだってことを。

第12章　再発

2011年7月

「おじいちゃんの骨を見に行くの？」とビーが興奮して訊《たず》ねた。

「ちょっと違うけど」とジェフが答える。

墓地に向かう途中で立ち寄ったストップ＆ショップで、娘たちはカーネーションかバラの花束かと、選ぶのに大騒ぎだった。「これにしましょう。おじいちゃん、好きだったから」私はガーベラの花束を指さした。

この週末はジェフのお母さんの家で過ごすことになっていた。もう義両親の家ではないことを奇妙に感じる。今や義両親を訪ねることが、墓地に立ち寄ることを意味するのも変だ。だが今朝はその墓地に向かっている。このところ家族で集まることが多い。特にジェフと義母はそうだ。お義母さんは私たちにも墓地に来て欲しがった。

お義父さんが眠る場所に立ち寄るのに適した美しい日だった。墓石はまだなく、小さな標識と曲がりくねった歩道の横に名字が書かれていた。この義父の区画に干からびた花束が入り込んでいるのが、義母の不満の種だった。

「隣の女性は、境界線を無視するのよ」と義母は言った。

私たちは一緒に、厳粛な面持ちで土を見つめた。「私たち、今おじいちゃんの上に乗っているの？」とビーが訊《き》く。

「そういうことになるな」とジェフが答えた。

義母はとても穏やかな表情で標識を見つめた。また愛する人と一緒にいるのだ。「去年の夏、医師から彼の検査画像を見せられたの。がんは全身に広がっていたわ。医師と私だけの会話で「良い話ではありません。余命はわかりませんが、終末期です」と言われた。もう少し安定した状態が長く続くと思っていたのに、こんなに早いとはね。私たちは予定を立て続け、大々的に彼の八〇歳の誕生パーティーをやろうと話していたのよ。最後に近くなっても、彼は「僕の具合が悪いのは、がんのせいなのか、ケモのせいなのかなあ？」と言っていた。私はいつも元気づけようとしたわ」

「それが生きていく唯一の方法でしょ。息をしている限り、生き続ける以外にないじゃない？」と私は言った。

「これだけは言えるわ。今夜はずっと『ゴールデン・ガールズ』を見続けるわ」義母が宣言した。

私はジェフとお義母さんの写真をとった。墓標に囲まれたふたりはお互いの体に腕を回し、夏の日差しの中で微笑んでいた。ジェフと娘たちは、愛おしそうに土の上に花を置いた。「みんな、父さんを愛しているよ」ジェフが悲しみで目を潤ませながら言った。二日後に携帯電話であの涙目の写真を見ていると、ジェフがメッセージを送ってきた。「結局、あの案内された場所は父さんの墓地じゃなかったんだって」。でも、重要なのはお義父さんへの想いよね、と思った。


午後は湖に行った。娘たちは皮膚と唇が紫がかってくるまで、水遊びに夢中だった。日焼け止めクリームは、水に溶けて流れてしまった。「父さんはこういうのを喜んだだろうなあ」とジェフが言った。「お義父さんはよい人生を送ったわ。充実した人生を。ただ、もう少し楽しみたかったでしょうね」

「死に関わることって複雑よね」と私は言った。「この世界に生きて、愛する人たちがいて、でもその人たちが死んでしまう。この世界を愛して、でも自分もいつか死ぬ。なんでかしらね?」

「アイスクリームを買いに行こう」とジェフが言い、グッド・ユーモアとある屋台トラックに向かった。「チョコ・タコっていうのがある。死んだ父さんのことを完全に忘れさせてくれそうだ」。ジェフと私は手をつなぎ、アイスクリームがくれる束の間の忘却のかなたに向けて歩き出した。

そのあと、私は義母と買い物にでかけ、特大サイズの洗剤の容器を大きな車のトランクに入れるという、郊外生活の醍醐味を味わった。家を出る前に、お義母さんはサイドボードの上にあるお義父さんの写真に目をやった。「今夜はアバティーノの店で夕食を食べてくるわ。楽しみよ」と写真に話しかけた。「あなたもいてくれればいいのに。でもここにいたとしても、来られないわよね。憎たらしいがんのせいで」。彼女が憎たらしいなんて言葉を口にするのは初めて耳にした。

車の中で義母と私は、がんに踏みつけられてから変わってしまった人生について話した。「多くの人が親切にしてくれて、助けが必要なときは、遠慮なくお願いしたわ」と彼女は言った。幸運なことに人気者として高校を卒業したお義母さんには、手を差し伸べてくれる人が沢山いたようだ。「ケンタッキーにいる親戚は遊びにくるように言うし、ご近所さんは夕食に誘ってくれる。とても心強いわ」。それでも全員が全員、そういうわけではなかった。親友の一人は、葬儀のあと連絡がとぎれたという。「ロビンからは何の連絡もないの。驚いたわ」

一大事が起きた時は、自分がどんな人間かがわかるだけじゃない。残酷なほどはっきりと、ほかの人のこともわかってしまう。最初にジェフと離別して、地元のいわゆる「完璧なママ」基準から外れた時に、身をもってそれを知った。そして今年、また知ることになった。自分が分からなくなるほど傷ついた時に、誰もが寄り添ってくれるとは限らない。これ以上、傷つきたくないと思っている時に、新たな悲しみと闘うのだ。喪失の中の喪失。オリビアのことはつらかった。

何年も前、私のヘアースタイルが今とはまったく違う時代に、オリビアと知り合った。一緒に旅行し、一緒に映画を見てともに泣いた。深い絆で結ばれていた。オリビアは、片方に危機が訪れた時には、もう片方が手を差し伸べた。恋人との別れも一緒に乗り切ったし、私ががんと分かった時に最初に打ち明けた相手の一人だった。彼女は花と、通り一遍のお見舞いメールを何回か送ってきたが、それっきりだった。誰もがどう反応していいか戸惑うだろうし、怖いと感じるのはわかる。人生で病気やトラウマに引き込まれると、周囲の人にも適応が求められる。以前のあなたの皮をかぶって歩き回る、新しいあなたという中身に慣れなければいけないのだ。誰もが新しいあなたのことを知りたがる、あるいは親近感を覚えるわけではない。がんになった後、未亡人になった後、大惨事の後のあなたが、みんなに好かれるとは限らない。反対に離婚後、失業後の友人たちと波長が合わなくなることもある。その過程で誰かを失ってしまう。それだって、心が痛むことに違いはない。

「必要なことがあれば、私から連絡してくるとロビンは思ったのかも知れないわね」と義母が言った。

「必要かどうかの問題じゃないと思うけど?」と言うと、義母もうなずいた。私は友人のエバンのことを思い出した。彼女は大きな手術を受けた後も自分で身の回りのことをこなしていた。それを見たボーイフレンドが、君は一人で大丈夫なんだと称賛したそうだ。彼女はそのとき別れを確信した。一人で大丈夫だからって、いつもそうでなきゃいけないわけじゃない。この間、私がもっとも感動したのは、何も頼まなくても手を差し伸べてくれた友人たち。私を落胆させた友人たちについては、悪く思わないようにしようと、まだ努力している最中だ。「とても信頼していた人の中には、危機に弱い人もいるってわかったの。でもこれからは、危機にも強い友だちから離れないようにするつもり」と私は言った。

まだ午前八時前だったが、すでに蒸し暑いニューヨークの朝だった。足早にミッドタウンを抜けて、CTスキャンと定期検査を受けるために再びスローン・ケタリング病院に向かった。

八階の受付職員は、私の顔を見ると笑顔を向け「おはようございます。ミズ・ウィリアムズ」と言った。彼女は好きだ。顔見知りでもある。でも今や受付の人と顔なじみだと思うと気がめいった。

机の向こう側にいる男性のところに行くよう言われた。その人は「こんにちは。私の名はサルです」と単調な声で言った。「今日は胸部、腹部、骨盤部のCTスキャンをとります。飲む造影剤は、冷えたのと常温とどちらにしますか」

「氷と、塩と、パトロン（テキーラ）でね」と私は答えた。

彼は一本調子で「常温希望としておきます」と言い、特大サイズの容器に入った造影剤を差し出した。スポーツドリンクのような色と味だ。これのおかげで私の長距離ランニングは台無しになった。今じゃ胃と内臓が絞られるような、ポスト・トラウマのストレスを感じずに、ゲータレード★を飲むことができなくなったのだ。サルが次に何を説明するかは、一語一句予想できた。「この線のところまで飲んで下さい」。私は飛行機内の安全デモンストレーションの時のように彼の言葉を口の中で繰り

★――アメリカのスポーツドリンク。

返した。「三〇分ほどで検査室に案内します。トイレに行くなら右手の水飲み場の横です。検査に影響しないので我慢する必要はありません。わかりましたか」と小さな声で続けた。

「大丈夫よ」と答え、造影剤容器を受け取り一気飲みする準備をした。「私は早飲み大会で勝ったことがあるのよ」

待合室に落ち着いて、雑誌のページをめくった。ザクロジュースの広告に「寿命を延ばそう」という魅惑的な売り文句。ムカつく。かんべんしてよ。

まずい造影剤を飲み、ガウンに着替え、点滴チューブをつけて台の上にのぼった。気分は悪くなるが割と楽に終わる。残念なことに、すっかり慣れてしまった。

それに私の今週の予定に比べれば、これが一番気楽かもしれない。これから数日は、ほとんどの時間を裸で過ごすことになっている。このところ、死ぬ前にやりたいことリストを潰したいと自ら口外したのか、友人の画家と写真家からそれぞれ、アート・プロジェクト用のモデルになるお誘いを受けたのだ。裸で。私の羞恥心はルーシーの出産途中ですべて消失し、恥じらい知らずのまま二人の子供を母乳で育てた。だからその後に体を見せるのは、機会があるかないか。若くも美しくもないが、若さや美しさを保つことに気をかけなくていいという利点もある。

というわけでそれからの三日間、午後は友人であるディランのコーヒーテーブルの上で、象徴的なつばの広い帽子だけで立って、黙示録的なシナリオや、もしニューヨークが一夜にしてコーマック・マッカシーの小説のようになったらどうするかと話して過ごした。裸を見せることよりも、じっと立っていることのほうが予想外に疲れてつらかった。それからまた同じことを、友人のクリスの写真スタジオで繰り返した。八月の曇った夏の朝、電車でナイアックに行き、ハイヒールだけで一日を過ごした。昨年は何度も知らない人の前で服を脱ぐのに耐えてきたが、今回は点滴につながれるためでも、冷たい聴診器を当てられるためでもない。ほとんどはバカバカしくも楽しい創造的な共同作業で、医療的な検査のために服を脱ぐ苦行からの解放だ。健康問題で危機的状況を経験した後で、裸になるのは楽しいと思い出させてくれる友人がいるのはいいことだ。ただ一枚だけ、ポーズをとるのがつらい場面があった。

クリスがフィルターを交換する間、私は口紅を拭《ぬぐ》った。「頭を見せてくれる？」クリスが訊いた。見せたくない。私の体で一番醜い場所。傷ついたもの。つまりは私にとって重要な部分ということだ。

「いいわよ」と私は答えた。

服を着ていないばかりか、前屈してたるんだお腹をさらすという考えられない行動に出ようとしているのだ。でも、そこは私にとって問題じゃない。出産予定日を過ぎるまで、二人の子供を宿して限界まで伸びきったお腹だ。どうでもいい。部屋から逃げ出して、泣きたい気持ちにさせるものは私の頭だ。お辞儀をするように頭を下げて、かさぶたの傷のまわりの髪をかきわけた。シャッターを切る音がした。これほど弱さを感じたことはなかった。「撮れたよ」とクリスが言った。

クリスのことは好きだし信頼しているので、大丈夫だとわかっている。「うわ、気持ち悪い」なんて彼は考えない。それでも最悪の場所を含め、ありのままの自分を見せることは最も難しかった。今や私は常にその傷とともにあり、もう徹底的に隠す努力はしていない。けれど傷のせいで普通でなくなったと感じるし、その傷がなくなることはない。誰かが私の頭を見るのは嫌だろうと思う。私だって嫌だ。でもこれが今の私。これが私の耐えたこと。これが私を殺さなかったもの。そこには暴力的な優美さがある。いつか誇りに思える日が来てほしいと思う。

　ＣＴスキャンとそれに続く裸祭りの日々のあと、電話があった。放射線科医のキャリーからだった。「あなたの検査画像を見ているのだけど、最新の検査結果にちょっと問題があります」と淡々と言った。

「問題」という言葉は「悪性」よりもましだけど、「良好」からは程遠いと思った。

「一〇月に見つかった肺の二カ所の結節が大きくなっています」と彼女は続けた。「下葉の結節が四ミリから六ミリに、それから上のは二ミリから七ミリに増大しています。両方ともまだとても小さいし、これが意味することは色々考えられます。でも大きくなっているので、メラノーマが肺に転移した可能性が心配です」

　胃が急速に足元に向かって落ちていく。なんてこと、なんたることなの。一体どうしてこうなの、私の人生は。私は悪いニュースを神経症のようにネットで検索しまくる人間じゃない。メラノーマに関する怖い話も聞かないようにして、自分のがんが過去形になることを望んできた。同時にメラノーマについては書いたり、講演したりもしてきたので、ある程度は知っている。調べなければならなかったから。例えば、メラノーマが臓器に入った時に何がおこるか。これは転移と呼ばれ、腫瘍が小さくてもあまり良いシナリオはない。『MEDLINE』★にはこうあった。「ほぼすべてのがんが肺に転移する可能性がある……多くの場合、治癒は難しい。がんが肺に転移した後で五年以上生存することはまれである」。アメリカがん協会によれば、ステージ4メラノーマの五年生存率は一五パーセント程度だが、別の場所の皮膚やリンパ節への転移だけなら、ほかの臓器への転移より予後が良い。二〇一一年の『Annals of Oncology（欧州腫瘍臨床学会の学術誌）』では、スローン・ケタリング病院の患者データベースを使った研究から、無情にも「転移性の悪性メラノーマ患者の予後は一般的に悪い。生存期間の中央値は六カ月から一五カ月」と報告している。私はそれが意味することから逃れることはできない。私に起きていることが実際に再発なのであれば、長期的な予後は最悪だ。

それでも放射線科医のキャリーはとても冷静に言った。「現在のところ、結節の大きさは両方ともまだ一センチ以下です。この九カ月での増大は非常にゆっくりだったということ。これは良いことです。大きさと場所を考えると、まだ手術による生検は無理だと思います」。まだ。それはがんで最も不吉な言葉の一つだ。「残りの夏を楽しんで、六カ月後の次のスキャンで考えることもできます」と彼女は続けた。「でもあなたのがんの再発率の高さを考えると、ドクター・パートリッジの診察を希望するかもしれませんね」。私の肺にある小さな点。何でもないかもしれないけど、大きくなっている。残りの夏を楽しむというのは、もはや選択肢にはなかった。

「情報をありがとう。ドクター・パートリッジの診察を手配してもらえますか？」

良い検査結果もあれば、良くない検査結果のもあることはわかっていた。それでも優等生気質の私は、周囲を落胆させたように感じた。

その日の夕食の席で、私はジェフと子供たちに状況を軽く説明した。状態がちょっと変わったので、またパートリッジ先生に診てもらうと。その方が「肺にがんがあるかもしれないの」と言うより簡単だった。

ベッドに入るとき、ジェフが「それが何なのか、可能性はいろいろあるさ」と言った。「良性の腫

★──米国国立医学図書館作成の文献データベース。

瘍か、脂肪の塊か、まだ本当にわからないよ」

「その通り」と、私は心ここにあらずの笑顔を向けた。致命的ながんの再発かもしれないけど、違うかもしれないと知らされた時の正しい反応というものが、私にはわからない。それは誰かに銃で頭を狙われて、その銃に弾が入っているかもしれないし、入っていない可能性もあるのと同じようなもの。気にとめないでいるか、パニックを起こすのか。パニックは後でも起こせると思えば、とりあえず気にしない方がよいような気もする。それでも今私が知っていることを、あの時の私が知っていたら、確実にパニックに陥っていただろう。その後すぐに担当医らは私のカルテに「転移したがん」を確認中の「ステージ4メラノーマ診断と思われる」と書くようになったのだから。

2011年8月2日

　ジェフと娘たちが友だちとコニー・アイランドである一日過ごして気をまぎらわせている間、私は再びサッカー地のガウンを着て、本題に入る前のドクター・パートリッジのおざなりなおしゃべりを聞いていた。がん診断を受けた日からちょうど一年だ。一二カ月前と同じ明るいさわやかな日。私のがん記念日を祝うのにスローン・ケタリング病院より適した場所なんてあるだろうか？

「あなたの検査画像を確認しましたが、良くない兆候です。私は増大するのを待つのは好きじゃないので、生検の手術について胸部外科の意見を訊くことを推奨します。その間に昨年切除したメラノーマの遺伝子変異を調べます」とドクター・パートリッジは言った。

　この病院の待合室には沢山の蘭と無料のクラッカーがあるけど、がんでいっぱいの場所でもある。

ここで働く人たちは、外の待合室にいる髪のない人たちからがんを採取し、培養皿やスライド、記録キャビネットに移す。スローン・ケタリング病院のどこかに私を殺そうとした元の腫瘍が保存されている。炭化したハン・ソロのように。「さらに治療が必要な場合は、もう一度、免疫療法チームと話してください」とパートリッジ先生は続けた。

「肺の結節は小さすぎて生検は無理なのでは」と私は抵抗した。

　先生は考えるように目を細め「一つはかなり奥の、肺のデリケートな部分にあります。もう一つは表面に近い。ドクター・リスクなら命中させられると思うわ。それを彼が見れば、相手が何だかわかります。表面にある病変の生検は簡単な処置なので入院期間も短いですよ」と言った。

「その先生は、ドクター・リスクという名なのですか？　で、命中できそうだと？」私は訊いた。信頼がゆらぎそうな名前だ。ドクター・シュアシング（確実）はいないのかしら？　その先生にお願いしたいけど。それに生検は外来で簡単にできるのかと思っていた。よく考えてみれば、人間の肺から謎の結節を採取するのだから、もう少し複雑よね。

「あなたはこの生検に適した状態ですよ」とパートリッジ先生は言った。「心身ともに体調は良いのでしょう？　若くて、とても良い全身状態ですから」

　私は四五歳で、主治医は私のがんが肺に転移したと疑っている。でもいいわ、話をあわせておこう。

「そうですね」と答えた。先生がリンパ節の触診をしている間、私はまたがんになったのだと沈んだ気持ちになった。そのおかげで、笑いださずにリンパ節の触診を切り抜けることができた。

「たぶん一年前より健康だと思います。いろいろと気を付けているし、問題もないし。先生もよく耳にする表現だと思いますが、キャンサーギフト（がんからの贈り物）というやつですね」

彼女は手をひっこめて頭を横に振った。「ギフト？　違うわね。だとしたら、考えられるなかで最悪の贈り物よ」と言った。

がんに罹った人に対し、人に感動を与えるような役割や英雄を期待する世界で、がんは人生の中で本当に不快なものだと理解してくれる医師がいてくれてうれしい。

「贈り物なら新車のキーを希望していたんですが、私が代わりにもらったのは、これだったんですよね」。そして私はこのがんから、さらなるギフトをもらいつづける強い可能性を直視しなければならない。

パートリッジ先生の診察のあとは、生検手術の話を聞きにドクター・リスクのところへ行った。彼は自信に満ちた態度で、歯切れよく話す親しみやすい人だった。私は手術前に執刀医について事細かな調査を行うタイプの人間ではない。彼と何分か話して、この人だったら命中させられるだろうと思った。

ドクター・リスクのあとは免疫部門に行った。去年の秋に会ったドクター・エスポジートは、数週間前にボストンに異動していた。このため同僚のジェド・ウォルチョックというドクターに引き継がれた。

ドクター・ウォルチョックは私と同年代だったが、有能かつ慈愛にみちた感じで、私はすぐに安心しきった子供のような気持ちになった。やせ型で背も高くなく、白髪交じりの髪で鋼のような青い目をしていた。研究用の白衣姿で、予備の診察室に消えていきそうだった。無意識に肘でドアを開けているので、医師であることはすぐにわかる。それでもスタインベックの『キャナリー・ロウ』にでてくる「クールで心優しい」海洋生物学者のドクや、真実を告げる医者を連想させる。握手をしながら

「あなたがドクター・パートリッジの患者さんですね？」と彼は言った。「ではお話ししましょう。あなたの医療情報には目を通しました。手術のあとで、実際に治療が必要となれば、あなたは全身治療の対象になります」

私は厳しい現状を十分に認識していたが、この医師は古臭いといえるほど親切な物腰で感じがよかった。こんな人がニューヨーク育ちとは信じがたかったが、実際にスタテン島の出身だった。母親はブルックリンの公立学校の教師で、彼もプリンストン大学に行く前はダウンタウンのスタイベサント公立高校に通っていた。私は冗談でスローン・ケタリング病院が第二の家だと言うことがあるが、彼にとっては文字通りそうだ。

まだ大学一年生だった一九八四年、スローン・ケタリング病院でがん免疫学者のアラン・ホートンとロイド・オールドのもとで、ウォルチョックは学生のプロジェクトに取り組んだ。担当したのは、がん細胞の表面にある標的を認識する人工抗体で治療した、メラノーマ患者の血液を観察することだった。免疫グロブリンとも呼ばれる抗体は、侵入者を認識し標的にするタンパク質だ。私たちの免疫システムが自然に生産するが、病気と闘う方法として、体の外で作って体内に戻すこともできる。彼はその作用を患者で観察した。患者の腫瘍は縮小していったが、その効果は長く続かなかった。しかし「私には、これが効く可能性がはっきりと感じられた」と、のちに彼は私に話した。そして免疫療法に夢中になり、今では自分が初めて免疫療法にかかわった研究室を率いている。

彼は音楽も学び、余暇にはブルックリン吹奏楽団という地域のアンサンブルでチューバを吹く。なぜ音楽の道を選ばなかったのかと訊ねたら、真剣な口調で「職業音楽家になるのがどれだけ大変か知っていますか？」と言った。私の友人の音楽家なら、彼のこの反応と、長い間、医学研究で有望視されなかった分野でがん治療薬を作る方が、音楽界での成功より簡単だと言えるほどの医学知識を持つウォルチョックに信頼を寄せるだろう。

「ドクター・パートリッジは、ケモはメラノーマに効かないと言っていたので、免疫療法がどう違うのかわかりません」と私は言った。

「仕組みは明解なのです。免疫システムは、危険な病気からあなたを守るために存在している。がんは危険な病気です。このタイプの治療は、免疫システムのブレーキを外して、がんを攻撃させるのです。筋が通るでしょう?」

「先生はこれが有効だと信じているのですか?」と訊いた。

彼は笑顔になった。「ええ。長い間、免疫療法に対する多くの疑念がありました。そこにイピリムマブが登場したのです。今ではエビデンスがあります。免疫療法は宗教のようなものです。私たちはこれを信じて何年も研究を続けてきたのです」と言った後に「いや信念とデータですね」と付け加えた。

今朝の八時からこの病院にいて、もう頭が回らなくなってきた。でも私には医療チームがいて、そのチームの治療計画には期待が持てそうだとわかった。今のところはそれで十分だ。

延々と続いた面談マラソンのあと、病院からグランド・セントラル駅へと歩き、ウェストチェスターに向かった。その日の残りは、ジェフのお母さんの新しいコンピューターの設定を手伝った。つらい死の恐怖を考えずに、誰かのために何かをしてあげられるのは、気分がいいものだ。何時間も過ぎた後、ニューヨーク市に戻るメトロノース線を待ちながら、チーバーの小説の登場人物のように物憂げにプラットフォームに立ち、携帯電話に目をやった。

デビーから留守電メッセージが入っていた。「ヘイ」と話し始める彼女の背後で、不安をかきたてるようなシューという機械音がしていた。「あなたの重要な日がどうなったか気になって電話してみたよ。言っとくけど、私は腸管の一部が落ちてきちゃったんで、入院したわ。電話ちょうだいね」。夕方のあたたかな光の中で、デビーの声をきいたその時に、電車が入ってきた。ほんの一瞬、私は電車の前に飛び降りて、がんとの闘いを終わらせようかと思った。

グランド・セントラル駅の午後七時一〇分の電車の中で、腸管がとびでたという会話はしたくなかったので、心臓が早打ちしていたが一二五丁目に到着するまで我慢した。地下鉄A線までの長い道のりの間に携帯をとりだして、デビーに電話した。「どうなっちゃったのよ、デボラ・アン、私より大変じゃない」

「大丈夫よ」機械音が続く中で彼女は言った。「そっちはどうしたのよ。あの肺の点はけっこう前からあったじゃない。今さら何だっていうの?」

「大きくなっているのよ。手術して肺転移かどうか調べるの」と私は言った。

彼女は険しい声で「そう」と言っただけだった。

「私のことより、あなたのブツはなんで落ちてきたの?」

「アバスチンがよく効いていたのよ。マーカーの数値もまた下がったし、気分もいいし。でもこれって、わりとよくある副作用らしいのよ」

「本当に? 臓器がでてきちゃうのが? それって最悪の副作用じゃない」私に煙草を一本売ろうとする上半身裸の男をかわしつつ答えた。

「中身をとどめておくものがないのよ。けさシャワーを浴びていて、何かが体から出てくる感じがしたの。艶々《つやつや》したピンクで、慌ててもとに戻して医者に電話したの」

そうか。うわぁ。

「主治医のところに電話して看護師と話したら、膀胱が下がってきた時に起こることかもって。よくあるみたいよ。とにかく医者に行って、何かが出てきたって言ったら、それ以降は立ち上がらせてくれないの。救急車で病院まで運ばれてきたのよ」

「明日、手術をしてくれるって」と彼女は続けた。「下の方の腸を切り取って、再建外科医が私のお腹の皮膚で膣を再建するのよ。今は手術に適さない状態だから危険はあるんだけど。飲んでいる薬が血栓と傷の治りに影響するんだって。「緊急措置」らしいけど、しかたないじゃない。シャワーでそんなものが落ちてくるなんて、思わないわよね」。毎日のシャワーで私が落としたものといえば石鹸と、時々、ヘッド&ショルダー（フケ用シャンプー）のボトルくらいだ。どちらも体からでてくるわけじゃない。考えてみれば、天啓のようだけど。

私はデビーが落ち着いているのに驚いた。それに比べて私は、気を失わないようにすっきりする飲み物を求めて、タコベルのドアの前に立っている。「じゃあ、お大事にね。私はいま恐怖の表情を浮かべ、こわごわとハーレムを通り抜けているところだから」

「わかった。すごい膣を再建してもらうわ。責任重大だわ」

「気を付けた方がいいわよ。『宇宙空母ギャラクティカ』で見たけど、ああいうのって主人を攻撃しかねないからね」と私は言った。「明日はあなたのことを考えるわ。新しい膣を楽しみに」

私はカードテーブルや帽子、お香などを売る露店を通り抜け、小さな教会のテーブルを見つけた。開かれた分厚いノートが置いてあり、上部に「祈りのリスト」と記されていた。その下には、名前と祈りの意向を記入する欄があった。多くの人。多くの祈り。最後の名前の下に、私は「デビー」と書いた。そしてその横にもう一つの言葉「グレイス（神の恩寵）」を書き込んだ。

私はクリスチャンだし、毎日お祈りをする。誰かが私のために祈ってくれると言えば、ありがたいと思う。それなのに、私やほかの誰かの健康状態が神の意思次第だと言われると、壁をパンチしたくなる。

昔から、神は価値があると思った人を褒め、気に入らない人を罰するという考えには賛同できない。正しい祈りを捧げた人のがんを治して、その一方で多くの良い子供や母親を死なせる神なんてありえないと思う。神様がある日曜日に、特定のフットボールチームの味方をするという考えと同じぐらい信じられない。お気に入りだけを保護する神は私にはいらない。私にとって祈るとは、何かをお願いすることではない。たとえそれが、がんの再発ではありませんようにとか、明日デビーが手術台の上で死なないようにとかの、もっともな願いであっても。私にとって祈りは、つながるためのもの。祈りや意向の持つ力のようなもの、そして人間と神の両方の愛の意思を体の中から感じるのだ。祈りは私に癒しと力を与えてくれる。でも文字通りがんと闘う際には、私は医師と科学を選ぶ。私は科学が証明できないものを信じている。そして証明できることも信じている。ついでに願いをかなえるために、タンポポの種を吹き飛ばしたり、リンカーン・センターの噴水にコインを投げたりする権利も主張しておこう。

夜になって戻ると、子供たちはすでに食事を済ませ、パジャマを着てソファーで本を読んでいた。パパと一日を過ごして疲れたのだろう。私は弱々しく手をふり寝室に向かい、一日の終わりの定番である天井のファンの下に陣取った。ジェフが横に滑り込んできた。

「どうだった？」とジェフ。この件では最初の会話だ。今日はメッセージや、うしろで子供たちが騒いでいる時に、電話でさっと情報を伝えるような日じゃない。

「がんに関するニュースがたくさんあって、疲れ切ったわ」と私は言った。「手術で肺の生検をやるの。パートリッジ先生は、がんの再発で転移だと考えていると言ったわ。それからデビーが電話してきて、内臓が外にでてきたって。彼女も手術が必要。かなり危険性が高い類の手術よ。それなのに電話で最初に何て言ったと思う？ 私のことを心配していたのよ。まったく」

ジェフは、外からの圧力ですべての息を絞りだされたかのようなため息をついた。重苦しい、敗北感のある音だった。

「これがどうやったら大丈夫になるのか、考え続けるのはもう無理」と私は返した。「希望を持ち続けることに疲れちゃった。悲観主義者なら苦しまないし、奇跡を求めないわよね。打ちのめされて、そのまま。この一年、幾度も立ち上がってきたのに、その後に打ちのめされる。何度も、何度も」

「そうだな」とジェフは肩をすくめた。「でももう少し、がんばってみようよ」

それ以上は二人とも口を開かなかった。冷ややかな暗さの中で二人ともただ横たわり、心臓の鼓動のように規則正しく回るファンの音を聞いていた。

翌日の午後遅く、インディアン・ロード・カフェでアイスティーを飲み、病的ともいえる緊張を感じながらノートパソコンのキーを叩いていると、デビーの夫のマイクから電話があった。「手術は成功したよ。すべて大丈夫そうだ。デビーが今後は逆立ちして過ごさなきゃいけないってことを除けばね」と言った。私はちょっと安堵して、大きな笑い声を漏らした。回復に数週間かかり、その後にアブラキサンという薬を使った化学療法が始まる。

「あなたの奥さん、ギャング並みのタフさね。体内のパーツをあちらこちらに押しやったりして。伝説的ラッパーの2パックを襲ったギャングはデビーだったのかも★。彼女のことを想っているし、愛してるって伝えて。セックスみたいなことはできなくても、彼女は私を十分に満足させてくれる人だってね」。翌日、私はデビーと電話で話した。朦朧《もうろう》としつつも、とても安堵した様子だった。

翌週末は、ジェフの高校時代の友人と私のいとこのマギー母娘に会いに、首都ワシントンに車を走らせた。娘たちにとって初めての首都訪問だった。まだ八月半ばだったが、その週末の一瞬一瞬が愁いを含んだ夏の終わりを感じさせた。二週間後にはケープコッドに行く。私は手術から回復して、がん再発の有無がはっきりしているだろう。再発じゃない可能性はある。その希望を簡単には捨てられない。ほんの小さな結節だし、がんとは無関係のちょっとしたものかもしれないのだ。子供たちにはそう説明した。どうなっているか医師がみるだけだと。うまい説明だったのか、子供たちもあまり心配している様子はなかった。楽しく過ごしていたし、そうであってほしかった。のんびりと夕食をとり、それぞれ古い友人や家族との話に花を咲かせた。ライト兄弟の飛行機を見て、連邦議会の議事堂を見学した。オバマ大統領の就任式時に私が立っていたナショナルモールにも、子供たちを連れて行った。

日曜の夕暮れを過ぎた頃、家路につく前の最後の寄り道。ターンパイクでホット・ドッグの夕食をとるため、ジョイス・キルマー休憩所に立ち寄った。食べ終わったころには、すっかり夜になってい

★――本名トゥパック・シャクールは一九九六年にラスベガスで射殺され、ギャングが関与しているとみられていた。

た。駐車場を歩いて車に向かうと、みすぼらしいネイサンズ・フェイマス★の上に広がるニュージャージーの夜空が、これまで経験した中でこの上なく美しいものの一つに見えた。三月にジェイソンの天体望遠鏡で見た夜空を思い出した。ここから私たちは来た。そしてここへ戻っていく。車に乗り込んでシートベルトをつけたあとは、感極まってただ黙っていた。宇宙全体に畏敬の念を抱くように。今晩だけは、私は天国に自分の場所があることを受け入れよう。

「九番出口で宗教的な体験をしたの」その夜遅くにジェフに告げた。「星を見ていて、何が起ころうともかまわないと思ったの。人間は宇宙の一部で、永遠につながっている。素晴らしいと思ったわ」

「そうだなあ、君が天の川のどこかの星になりたいって考えは素敵だ。だけどこっちは車の中でこの子たちと五時間も過ごしたんだ。こいつらを僕に押し付けて、自分だけいなくなるなんて許さないよ。君は光になんかならない。月の光になるためにどこかへ消えたりしない。ありえないよ。させないよ。勘弁してくれ」。それは私に向けられた、もっとも優しい言葉だった。

三日後、突然、スローン・ケタリング病院から呼び出された。ヒョウ革のコートの下で丸くなっている年老いた男性の横で待っていると、メリー・ウィリアムズと呼ばれた。

その一時間前にドクター・パートリッジが仕事中の私に電話をかけてきた。「あなたの生検手術の前に、私と同僚ですべての検査結果を確認しました。昨夜、放射線科医が肛門近くの軟部組織に気になるものがあるというので、すぐに確認したいの。正直言って、私はたいしたことないと思うのだけど、念のため今日の午後来て下さい」

私のおしりの画像がたいしたことなくて、ごめんなさいね。友人のシャノンに言わせれば、うろたえなきゃいけないのは、自分が信頼する医師がすぐに来てと言った時だけ。彼女なら、今回はうろたえるべき時だと言うわよね。私は急いで映画のレビュー記事を書き上げ、地下鉄に飛び乗り病院にやってきた。再びサッカー地のガウンをまとい、肛門のチェックを受けている。

パートリッジ先生はゆっくりと手袋をつけ、私の下半身のほくろをくまなくチェックした。お尻の内側まで徹底的に。それから潤滑剤をつけて丹念な内診も行った。直腸をチェックしている間、この人は本当にここまでやらなくちゃいけないのか、おかしくなったのではないかとさえ思った。「大丈夫。異常はありません。生検の必要もありませんよ」と先生は言った。

「ありがとう。念のため調べてくれて」と私は返した。でも水曜日の午後に突然、お尻に指を突っ込まれたので、今は先生のことをちょっとうらめしく思っている。

私は明るい日差しの中を地下鉄のA線に向けて東から西へと歩き始めた。東から西へ行くE線には乗ったことがない。いくら天気が悪くても歩く。病院と日常生活の間に緩衝地帯のようなものが必要だから。ブルーノ・マーズを聴く必要があるから。そして今は、デビーと話す必要がある。

「どうよ、あなたの膣は？　もうそれで瓶ビールの蓋を開けられるくらいになった？」と私は訊いた。

「なめないでよ。ピクルスの瓶の蓋が開くわよ」

「私だって、いま受けてきた検査の後なら、肛門で開けられるわよ」と、午後の時間をどう過ごしたかを説明した。やりきれない怒りの気持ちを忘れさせてくれるようなジョークをデビーに期待した。が、彼女の口からでてきたのは「こんなの、私はぜんぜん大丈夫なんかじゃない」だった。

私は五三丁目の混雑した歩道の真ん中で足をとめて、本心を言った。「私だって大丈夫じゃないわ。

★――ホットドック専門のチェーン店。国際ホットドック早食い選手権の開催でも有名。

医療でいろいろと奇跡的なことができて、入念に私の状態をチェックしてくれるのはありがたいと思う。でも自分が少しずつ削り取られていくのは、もう沢山って感じ。頭と髪の一部をとって、リンパ節をとって、大腿《だいたい》も削って。今度は肺の一部をとるって。完全な体のままで一生を過ごせるとは限らないけど、『ホーリー・グレイル』のブラックナイト★のような気分になってきたわ。次はどこを切り落とすのかしらね？　ゆっくりと自分の体を奪われていき、あなたと似たり寄ったりよ。デビー、あなただって今じゃ体の中はかなり空洞で、歩けばカラカラ音がするわよね」

「まさに」と彼女はため息をついた。「大人数のチームが私の腹部からとった組織で膣を再建したの。医師は私のおかげで膣断端脱の論文を書くそうよ。なんとかやっているけど、私はあと何回、手術台の上にのぼることができるのかしら。あと何回、医者は私たちの体から何かを摘出するんだろう。もうがんには、私たちに寄り付かないでほしいわよね」。私もそう思う。私たちみんなをそっとしておいてほしい。デビー、マイク、ジェフ、娘たち、お義母さんのみんなを。突然、直腸の検査なんてされると、もうこれ以上は無理だという気になる。

二日後に小包が届いた。差出人もカードもなかったが、そんなものは不要だった。中には手足をもがれて血を流す体の図柄に「傷だけしかない」という言葉がついた黒いTシャツが入っていた。

2月の新刊 ●13日発売

ちくま文庫

新版 思考の整理学

外山滋比古

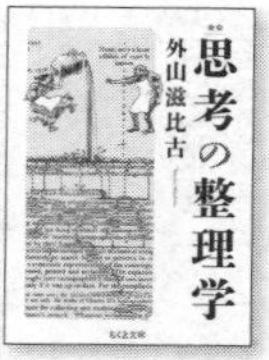

〈知のバイブル〉リニューアル

「東大・京大で1番読まれた本」で知られる〈知のバイブル〉の増補改訂版。2009年の東京大学での講義を新収録し読みやすい活字になりました。

43912-3
693円

結婚とわたし

山内マリコ

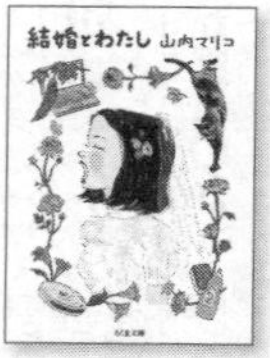

家事分担をめぐる闘争の記録！

結婚するなら腹を割って話せる〝親友〟みたいな人がいい。結婚の幻想をブチ破る日記エッセイ、後日談150頁増補の完全版。めざせ、家庭内男女平等！

43910-9
924円

本は眺めたり触ったりが楽しい

青山南

積ん読したり、拾い読みしたり、寝転んで読んだり。本はどう読んだっていいい！　読書エッセイの名著『眺めたり触ったり』が待望の文庫化！

43932-1
880円

絶滅危惧個人商店

井上理津子

あなたの町にもきっとある！　素晴らしき個人商店を訪ねて聞いた店主たちのヒストリー。駄菓子屋、銭湯などなど、いまだ健在なり。　**（北條一浩）**

43936-9
924円

さびしさについて

植本一子／滝口悠生

「ひとりだから、できること」ひとりになるのが怖い写真家と、子どもが生まれた小説家による10往復の手紙のやりとり。自主制作本を文庫化。

43939-0
902円

6桁の数字はISBNコードです。頭に978-4-480をつけてご利用下さい。
内容紹介の末尾のカッコ内は解説者です。

好評の既刊

＊印は1月の新刊

片山廣子随筆集 ともしい日の記念
片山廣子　早川茉莉 編
つれづれから掬い上げた慎ましい日常の中にこそ揺るぎない生の本質が潜んでいる、とその人は知っていた。美しくゆかしい随筆と短歌を集めた一冊。
43935-2　990円

身近な植物の賢い生きかた
稲垣栄洋　クセが強いが頭のいい植物たちの生存戦略
43878-2　858円

ロシア語だけの青春
黒田龍之助　一人の高校生が人気語学教師になるまでの青春記
43889-8　902円

虐殺のスイッチ ●一人すら殺せない人が、なぜ多くの人を殺せるのか？
森達也　集団は熱狂し、変異する。殺戮のメカニズムを考える
43881-2　858円

熊の肉には飴があう
小泉武夫　山はごちそうの宝庫だ！
43897-3　880円

ワイルドサイドをほっつき歩け ●ハマータウンのおっさんたち
ブレイディみかこ　単行本10万部突破の話題作！
43890-4　836円

羊の怒る時 ●関東大震災の三日間
江馬修　激震の様子や朝鮮人大虐殺を描く記録文学の金字塔
43904-8　924円

狂言サイボーグ 増補新版
野村萬斎　野村萬斎の原点でござる。
43901-7　902円

娘の学校
なだいなだ　「子どもを持つ」から「共に生きる」へ。すべての親の必読書――ドミニク・チェン
43905-5　924円

ゼロから始めるジャック・ラカン ●疾風怒濤精神分析入門　増補改訂版
片岡一竹　千葉雅也氏推薦「まず最初に読むべきラカン入門書です」
43915-4　990円

さみしいときは青青青青青青青 ●少年少女のための作品集
寺山修司　世界の涯《はて》までご一緒に。
43911-6　990円

やわらかい頭の作り方 ●身の回りの見えない構造を解明する
細谷功　ヨシタケシンスケ 絵　世界が違って見えてくる
43918-5　792円

ひみつのしつもん
岸本佐知子　もっとくらくら、ずっとわくわく、一度ハマったらぬけだせない魅惑のキシモトワールド！
43927-7　792円

孤独まんが
山田英生 編　ぼっちマンガ・アンソロジー
43924-6　880円

山梔《くちなし》
野溝七生子　胸を抉る瑞々しい大正の名篇、待望の復刊
43922-2　1320円

＊**高峰秀子　暮しの流儀** 完全版
高峰秀子／松山善三／斎藤明美　大女優が教えてくれる「引き算」の幸せ
43925-3　968円

＊**高峰秀子　夫婦の流儀** 完全版
高峰秀子／松山善三／斎藤明美　一緒に長く暮すためのルール
43926-0　968円

6桁の数字はISBNコードです。頭に978-4-480をつけてご利用下さい。

2月の新刊　●8日発売　ちくま新書

1775
商店街の復権
▼歩いて楽しめるコミュニティ空間

京都大学教授
広井良典 編

コミュニティの拠点としての商店街に新たな注目が集まっている。国際比較の視点や公共政策の観点も盛り込み、未来の商店街のありようと再生の具体策を提起する。

07608-3
1320円

1776
はじめて行く公営ギャンブル
▼地方競馬、競輪、競艇、オートレース入門

ライター
藤木ＴＤＣ

美しく疾走する姿に感動するもよし。心理戦を推理するもよし。お小遣いを増やすももちろんよし。人生の神髄は競技場にあり。大人が愉しむためのギャンブル入門。

07593-2
1034円

1777
民主主義を疑ってみる
▼自分で考えるための政治思想講義

成蹊大学助教
梅澤佑介

民主主義だけでは民主主義は機能しない。それを補完・抑制する自由主義、共和主義、社会主義などの重要思想を一望し、政治について考えることの本質に迫る。

07603-8
1320円

1778
70歳までに脳とからだを健康にする科学

東京大学名誉教授
石浦章一

健康で長寿になれる正しい方法を生命科学の最新知見に基づき解説します。タンパク質、認知症、筋力、驚きの最新脳科学、難病の治療……科学でナットクの新常識！

07607-6
990円

1779
高校生のための経済学入門［新版］

一橋大学経済研究所教授
小塩隆士

全体像を一気につかむ、最強の入門書を完全アップデート！　金融政策の変遷、世界経済を増補し、キーワード索引でより便利に。ビジネスパーソンの学び直しにも！

07587-1
990円

6桁の数字はISBNコードです。頭に978-4-480をつけてご利用下さい。

第13章 ハリケーン

2011年8月25日

手術の朝は蒸し暑く静かだった。大西洋岸の沖で発生したハリケーンの不穏な前兆だった。

今回はジェフも病院につきそってくれた。彼はダウンタウンに向かう車の中で、「いろいろな可能性があるから、わからないよ」と言った。「私はまだ良性の可能性にかけているの。希望は持っておきたいもの」。ジェフの手を軽く叩き、窓の外を見つめた。

子供たちのサマーキャンプは数日前に終わり、すでにジェフの母親のところにいる。生検手術を受ける間は預かってもらい、それから義母の家で落ち合って、元々の予定通り土曜日にはみんなでケープコッドに行く計画だ。ジェフと私は一緒にエレベーターに乗り込み、一年前に受付の男性が冗談まじりに「戻ってきちゃだめだよ」と言った階で下りた。戻ってきちゃった。待合室に向かって、患者と家族との「面談室」が続く廊下を歩いた。各部屋にティッシュの箱が置いてあるのが目立った。ここは口コミサイトのYelpで、ニューヨーク市のビルの中でも嘆き悲しむ場所として、トップランク入りするんじゃないかと思った。

案内係が手術の準備室に連れていってくれた。その男性は「ウィリアムズさん、私はトムです。お

★――映画『モンティー・パイソン・アンド・ホーリー・グレイル』に登場し、アーサー王と決闘して両手両足を切られる謎の騎士。

加減はいかがですか？」と丁寧に自己紹介した。

「猛烈な恐怖におびえているわ、トム。ありがと」と答えた。

もう手順は知っていた。服を衣類用の袋に入れ、滑り止めのついたスリッパを履き、レヴ・グロスマンの新刊のページを上の空でめくった。これこそが、ここに初めて来た時に恐れていたことだ。ここが自分の居場所なのだ。書類の束をクリップボードに挟んだ若い医師が、切除する組織をメラノーマ研究のために提供してもらえないかと訊いた。私の悪い細胞が科学に役立つならと、喜んで組織の提供に同意した。将来、メラニンでできたクローンが人間を奴隷にしたら、それは私のせいかもという妄想を抱きながら。

黒髪でびっくりするほどセクシーな麻酔科医のポーラがきて、二、三質問をしながら確認した。それからミラノっぽいアクセントで「口をあけて」というので、私はウサギを飲み込むかのように大きく口をあけた。「横に、もっと横に。いいわ」。口を閉じると、彼女は本当にうれしそうにしていた。「あなたって、麻酔科医にとって夢のような人ね。痩せているのに、口が大きいのね」と言った。ハッキリ言って、二十代のころは、その組み合わせのおかげで、麻酔科医じゃない人からも私は人気があったのよ。

一時間後、病棟付きの職員が私を手術室へと誘導した。「じゃあ、向こう側でね」とジェフに言い、長く冷たい廊下を通って手術室に向かった。ちょっとした手術だ。肺にある二つの小さな点。がんじゃないかもしれない。

手術台にのぼると、医師がブランケットを掛けてくれた。笑顔のポーラがいた。私は横を向いて点滴が腕に落ちるのをみた。周りは目まぐるしく動いているが、私は落ち着いていた。ゆっくりと目を閉じて、次に目を開けた時には手術後のリカバリー室だった。「終わりましたよ」という声が遠くから聞こえた。「痛かったらこのボタンを押して。ジェフはすぐ来ますよ」

手術後も麻酔がこれだけ効いていて朦朧《もうろう》としているのだから、ポーラがたっぷりと麻酔をかけてくれたに違いない。再び目を閉じ、椅子がこすれるような音で目を開けた。ジェフが隣に座っていた。かすんだ目で彼の疲れ切った寂しそうな顔をみただけで、私はさとった。ジェフがこれから私に告げることを受け止めるには、現実を覆い隠す麻薬がもっと必要だ。

手術のあと、青い手術着のままのドクター・リスクが出てきて、待合室にいたジェフをあのティッシュの箱がある小さな面談室に案内した。ドクター・リスクは手術の経過と、観察したことについて説明した。ジェフはこの外科医の説明の重大さを理解し、私に伝えるために医師の言葉を正確に記憶しようと努力した。彼は立ち上がって「ありがとうございました」と医師に告げた。ストレッチャーの上で眠っている私を、そして自分が横に座った時に、私が目を開ける様子をしばらく見守っていた。私を動揺させずにどうやって話したものかと、考えをめぐらせながら。

「手術はうまくいったよ」とジェフは言った。「肺の一カ所は取れたよ。よかったね。医者は九九パーセント悪性だろうと言っていた。もう一カ所は場所が深すぎるって。まずは腫瘍を小さくする薬について免疫療法チームと相談するって」ジェフは落ち着いた声で、たんたんと話した。

私はあおむけに寝ていたので、涙が首筋に向けて流れはじめた。「ごめんなさい」と何度も、何度も繰り返した。「本当に、本当にごめんなさい」。この数週間ずっとこの恐怖を抱えながら、ばかばかしい希望にすがっていた。ドクター・リスクが、ちょっとした良性の結節だったよ。びっくりさせられたねと言ってくれることを夢見ていた。実際には、私はこんなにも出来損ないだ。家族の生活を脅かす心配のタネだ。みんなのためにも、がんばったのよ。本当に。モルヒネが効き始め、夢うつつの中で状況を考えた。転移性メラノーマ。この数週間のちょっとした楽観的な気分は、麻薬の霧の中に消えてしまった。

　ほどなく看護師が私を病室に運び込んだ。もう一つのベッドには、かつらをつけた女性が数人の家族とミュージカル『ジプシー』★のナンバー『一緒よ、どこへ行こうとも！』を大声で歌っていた。「私とあなた、あなたと私、私たちはなんとか切り抜け、何をしようとも一緒よ！」。ジュリエットという名の彼女は、キャバレーの歌手。そして肺がん患者だった。

「うるさいかしら?」彼女は訊いた。

「いいえ。ただ、リクエストは受け付けているのかなと思って」私は眠たげに答えた。

　看護師がイチゴ味のゼリーとコンソメスープという昼食を持ってきた時、私はトイレに行くのを手伝ってもらえるかと訊《たず》ねた。まだ自分ひとりでは動けなかった。背中からはドレーンのチューブが出ていて、鼻には酸素チューブがついていた。

「まだよ。カテーテルが入っていますから。夜中にはずしたら、起き上がれますよ」と看護師。

「夜中？　カテーテルをはずす妖精が、そんな時間に来るの？」と私が言った。

　午後は赤い丸ボタンを押して自分で規定量のモルヒネを注入しながら、うとうとして過ごした。ジェフは横についていてくれた。こんな状況で、私は娘たちと話せるのだろうか。元気な声を装って「ハーイ、正式にわかったわ。マミーにはもっとがんがあったの！」という会話なのか、それとも悪いニュースを伝えるのはすべてジェフにまかせるのか？　どうしたらいいのか、わからない。これまでの私のがん経験で起きた沢山のトラウマの中で、そしてまだ経験していない出来事を含めても、この部分は空白の記憶だ。ジュリエットと彼女の歌は覚えている。モルヒネで朦朧としながら、映画『チアーズ！』を見たのも覚えている。眠りに落ち、強く、急速に悪化する痛みで何度も目が覚めたのも覚えている。外に暗い雲が広がったことも。それでも、娘たちがどうやって母親のがんの再発転移を知ったのか、私には見当もつかない。私の心は、思い出すどころか想像することさえ拒絶している。たぶん心が壊れないように守っているのだろう。

ジュリエットの家族は、パッツィーで買ってきたピザを平らげると帰っていった。ジェフも帰らなければならなかった。少しの間、病室はモニターと機器の規則正しい音以外は静かになった。ジュリエットはお天気チャンネルをつけた。彼女はすぐに眠ってしまったので、私はその夜、上陸しそうなハリケーン・アイリーンについて緊迫感が高まる報道を子守歌に、モルヒネでうとうとし続けた。土曜日にはケープコッドに行く予定だった。今では市長がニューヨーク市の一部に避難勧告をだし、私は肺にがんを抱えてこの病院にいる。刻一刻と状況が変わる夜だった。

朝になりドクター・リスクが立ち寄った時には、ジェフはまた私のベッド脇に戻ってきていた。

「手術はうまくいきましたよ」と医師は言った。「もう一つの結節は小さく、微妙な位置にあったので、これについては全身療法での治療が最善と考えます。今はとてもエキサイティングな新しい薬があるのですよ」

「エキサイティングなことを求めていたわけじゃないんですけど」と私は言った。

彼は聞こえないふりをして続けた。「一〇年前なら、こんな小さな腫瘍は発見することさえできなかったでしょう。幸運ですよ」

★――原作はアメリカのストリッパー、ジプシー・ローズ・リーの一九五七年の回顧録。彼女は肺がんで死去。

私は幸運にも、ほんの小さな悪性の転移したがんがあるだけってことね。「何週間かして戻ってきたら、ドクター・パートリッジが今後の治療法を詳しく話すことになります。それまでは帰宅して、休暇を楽しんでください」。前回、医者から楽しめと言われた時は、肛門の検査をされるはめになった。

その後、レントゲン検査をするので、ほかの肺がん患者とともに待合室に連れていかれた。みんなで病院の靴下と変なふうにひもで閉じるローブを身に着け、体の痛みに耐えられない時にはボタンを押して痛み止めを注入していた。

まだ日中の早い時間だったが、フロア全体がバタバタしていた。「ニューヨーク大学病院がハリケーンで避難しているわ」と看護師が言った。「がん患者をこっちに送ってくるって。帰宅出来る人は、退院手続きをします」。私は体調もよく、酸素レベルも優等生。でもこの新たな追い出し計画は、思っていた回復期間のイメージとは違った。看護師は私が愛用するモルヒネボタンをはずし、退院用の書類と肺のリハビリと肺機能を測定するスピロメーター、そして三種類の薬をくれた。大量のパーコセット、軟便剤、そして下剤だ。さあ、お楽しみだ。あとはアップタウンに行って、それからお義母さんのところへ。この大脱出のさなかに。

外に出て、ジェフがタクシーを止めた。車のエアコンは壊れていて、金曜の午後とハリケーン・アイリーンの影響で、道は通れないほどの混雑だった。痛み止めがきれかかり、手術したばかりの肺がこの状況に不満の声をあげはじめた。一四五丁目に差しかかる頃には、息ができないほどの痛みだった。私は突然パニックに襲われた。もう一分たりともこの車には乗っていられない。信号のところで、いきなりドアをあけて飛び降りた。まともに考えられなくなっていたのだろう。

ジェフがあわてて運転手の手に紙幣を押し込む間、私は歩道で必死に息を吸おうとしていた。自分が動物のように思えた。しゃべることもできず、ぜいぜいと喘《あえ》ぐような音をたてるのが精一杯だった。息ができない。息ができない。力なくジェフを見つめる間、うろたえた通行人が集まってきて、私に休む場所が必要かと尋ねた。年配の女性は喘息用の吸入器を差し出した。私は手を振って辞退し、ジェフに連れられてスターバックスに入った。冷房のきいた店内に座り、震えながら呼吸を整えようとした。ジェフが、いつもならおいしいバニラ・スコーンを入れるような小さな紙袋を調達してきて、私に手渡し「息を吸って」と言った。やり方を覚えているか定かではなかった。

落ち着きを取り戻し呼吸もなんとか整ってきたので、またタクシーに乗った。今回は冷房が入っていて、私は後部座席ですぐに眠りに落ちた。ハリケーンが来ていなくても、明日、五時間も車に乗ってケープコッドのウェルフリートに行くなんてギャンブルだっただろう。かわりに週末は、ジェフと子供たちと一緒に、外で荒れ狂うハリケーンを見ながら、お義母さんの家でくつろいで過ごした。

2011年8月27日

ぐったりしながら古い『フレンズ』を見ていたら、「この面白そうなのは何?」とルーシーが好奇心から私のスピロメーターを持ってきた。手術から二日後のことだった。

「呼吸の練習で、それに息を吹き込まなきゃいけないのよ」と私は答えた。「その青いやつができるだけ高いところまで上がるように」

「ああ、そうなの。わたしもやってみていい?」とビーが訊いた。私のがん関連グッズで、二人が楽しむのは、頭を保護する妖精キャップ以来だ。

「もちろん。あなたが一番高いところまで吹いて、私は負かされちゃうだろうけど」

　時間は夢のように過ぎていった。麻薬系の痛み止めと、サンドラ・ブロックが出てくるケーブルテレビの映画のなかで。夢を遮るのは、ときおり聞こえてくる木の枝が折れる音や、階下の義母のラジオの音、避難すべきか、避難場所はどこかなどのニュースだけ。それらすべてのことの底辺に、外部からではなく、内部から――体を開けられた場所からくる痛み、そして本当に肺にがんがあったという認識からくる痛みを断続的に感じていた。ウェルフリートに行かなくちゃ。私にとっては、これが最後のチャンスかもしれないのだから。

　子供たちも感じとっていたようだ。この週末は外で嵐が吹き荒れる中、ルーシーはビーに「ママがどうなるかと怖い」と話したことを、あとで私に教えてくれた。彼女はこの話題を口にしていいと、ビーに知ってほしかったそうだ。ビーは「私も怖い」と言った。

　日曜日、私たちは夕食後のテーブルを囲んで、お義母さんが作ったブラウニーを食べていた。砂糖たっぷりで丸いスプリンクルがちりばめられたブラウニーは、子供だけでなく、がんになって感情を抑えこんでいる大人の心もホッとさせた。

　ブラウニーを頬張っていると、ルーシーが質問した。「わかんないわ。手術をしたなら、なぜまだがんがあるの?」

「お医者さんは一カ所のがんをとったけど、もう一つはとるのが難しいところにあったのよ」私は説明した。「それを消すための治療をすることになると思うわ。お薬とかでね」

「がんはどれだけ残っているの」とルーシーが訊いた。

「ほんのちょっとよ」と、医師が言った通りに答えた。私は黄色いスプリンクルをブラウニーからつまみあげた。穴あけパンチの穴より少し小さい。「このスプリンクルくらいよ」それでも私を震え上がらせるほどの大きさだ。

ハリケーンは月曜の朝までには通り過ぎ、私たちに被害はなかった。体はまだ痛み、疲労感もあったが、天気も私の呼吸状態もまずまずなので、ついにケープコッドに行くことにした。

その前に手術から七二時間たったので、私は病院でまかれた包帯をとり、本格的なシャワーを浴びたくてしかたがなかった。洗面用具をバッグに入れているジェフに、「手伝ってくれる？」と訊いた。着ていた大きいTシャツをゆっくりと脱ぎ、日当たりのよい客間にいるジェフに向かって歩いた。私の体を覆っていたのは、ガーゼとテープだけだった。

「痛かったら言ってくれよ。痛い思いはさせたくないから」。ジェフは注意深く私の左胸の真下にある一番大きい包帯をはずした。彼はこわごわだったが、覚悟を決めていた。それから左わきの下の右側にある一番痛い、恐ろしげな傷口を覆っていたガーゼをはがした。三カ所とも真っ赤なでこぼこした深い傷で、その周囲には皮膚に頑固に残るテープの接着成分が残っていた。これが医師のいう、簡単に取れる結節のマイナーな生検処置なわけね。

「ナイフで刺されたみたいだ」彼が言った。

「相手はもっとひどい目にあっているわよ」と私は返した。

もう少ししたら、車で出発しなければならないが、ジェフは言葉もなく、私を見て立ちすくんだ。それから泣き始めた。「こんなの許せないよ」

私の肩に顔をつけて泣いている彼を、私は慎重に右腕で抱いた。

そして嵐の後の晴天の日、転移性がん患者となった私の最初の月曜日に、私たちはウェルフリートに向かって車を走らせた。ジェフとお義母さん、娘たちと私。車内では窓に押し付けた枕に頭をあずけ、ほとんど眠っていた。途中には、完全に電気を失った地域や、閉鎖されたままの休憩所がいくつもあった。その日はとても日差しが明るく、少し涼しかった。大きな嵐のあとらしく、夏の終わりらしく。

奇妙に素晴らしい旅になった。回復期に出かけるのはよかった。ほとんどは心地よく、のこりは別の星にいるような感じさえした。焼きトウモロコシを食べ、ガル池で水遊びをし、ポイットでミニゴルフを楽しんだ。ただし手術の傷を保護するために今回は腰までしか水に入れなかったし、ミニゴルフのスコアは自己最高をはるかに下回った。ジェフと義母は料理や洗濯、まともな会話をしていたが、私はほとんどの時間を昼寝や読書、ちょっと体を動かす程度の活動に費やした。時々ジェフと子供たちを近くから眺めて、私たちの離別期間が予想外に役立ったなどと考えた。彼はいつも良い父親だった。私の経験から、彼が良いシングル・ファーザーになることもわかる。この子達を自分で世話する方法を知っているから。もう少ししたら、その訓練が役立つ日がまたすぐに来るかもしれない。

強い痛みを感じていない時は、スピロメーターに息を吹き込んだり、黙々とジグソーパズルをしたり、野外映画場で最新の『スパイキッズ』のオープニングクレジットが終わる前に眠ってしまったりする自分を、意識の外から観察しているような気がした。麻酔が抜けてきたのと、鎮痛剤のパーコセットと、本当にまだがんがあったという大きなショックのせいだろう。毎夜、日が沈むのが少し早くなり、早めにトレーナーを着るようになった。すべてが甘く切なく感じた。お義父さんも、クリスマスは本当に終わりだなと言った時、こんな風に感じていたのだろう。この旅行で撮った写真では、私は遠くを見つめていて、麻薬系の痛み止めによる便秘でお腹がふくらんでいる。
帰る前々日の夜、マクドナルドの外でアイスクリームを食べていると、一番遠い桟橋の方から古いディスコの曲が聞こえてきた。ＤＪがいるちょっとしたダンスパーティーだ。さわやかな九月はじめの空気の中で、大人も子供も若者も、ＫＣ＆ザ・サンシャイン・バンドやビージーズに合わせて体を揺らしていた。娘たちは無意識に音楽の方へ走って行った。私は疲れていたし、痛みもあった。長い一日で、痛み止めを飲もうとしているところだった。「先に行ってて。お義母さんと私は後から行くから」とジェフに告げた。

夏が終わろうとしている。私のがんの短い成功物語も終わった。だけど、ほら、ヴィレッジ・ピープルの曲が流れているじゃない。私がもしこの世から去るのなら、革ジャン男やカウボーイ、インディアンみたいに踊りながら逝きたい。私ならできる。そうしたい。家族と一緒に踊りたい。私は走ってジェフと娘たちの間に入った。月明りの入り江で笑い声をあげる娘たちを見られるなら、なんだってやる。だって来年の夏は、私なしで踊らなきゃいけないかもしれないのだから。頭の上に手をあげるのは痛かったけど、Ｙを入れずにＹＭＣＡとつづることはできない。「七〇年代の曲で踊りすぎて死んだおかしな女性」という私の死亡記事がでても、いっこうにかまわない。

第14章 ステージ4

2011年9月

手術後の定期検査で診察に行く頃には、すっかり秋になっていた。ルーシーは新たに中学校に通うようになり、スケジュールをすりあわせて朝はダウンタウンの学校まで連れて行き、午後にはアップタウンに戻ってくる。新たな日課でみんなへとへとになったが、ルーシーは順調に学校になじんでいた。ビーは家族の中で唯一の小学生で、生意気な二年生の座を謳歌していた。

私はまだ元気が出ないとはいえ、ドクター・リスクは快活で爽やかだった。「肺に転移したメラノーマは、たぶん昨年の手術の前にすでに転移していたと思われます。つまり新たな腫瘍ではないということです」と言った。

病状の後退にもかかわらず、これには一安心した。すべてコントロールされているということだ。

「薬の投与でどうなるかを見ましょう。手術からの回復は順調ですね」

二、三週間前に、ＦＤＡが新たなメラノーマの薬を承認したところだった。ジェネンテック社のベムラフェニブという薬で、ゼルボラフという商品名で知られている。これはＢＲＡＦ遺伝子に特定の変異を持つ患者を対象とした薬で、メラノーマ患者の約半数[★1]がこの変異を持っている。私は変異を持っていないので、対象にならない。そのかわりにドクター・パートリッジは、昨年三月に鳴り物入りでＦＤＡが承認したばかりの、イピリムマブという新しい薬を使うことを考えていた。新たに私の担当となった免疫学専門のドクター・ウォルチョックは、この薬を承認に導く臨床試験を主導した一人だった。医師の間でイピリムマブはイピというニックネームで呼ばれていた。テレタビーズ[★2]か、韓国の料理か、復讐心に燃えるエジプトのファラオにつけるような名前だ。

「よさそうですね。ついでにこの背中のも見てもらえますか」と、私はガウンをたくしあげて小さなアザのようなものを見せた。はっきりとした紫色の輪郭で、少しだけ盛り上がっていて触ると痛い。今週の前半まで気づかなかったし、手術かその後に動いてこすれた痕跡だろうと思っていた。

ドクター・リスクは驚きも、困惑した様子も見せなかった。彼もドクター・パートリッジも、つい最近、私をくまなく調べたばかりだ。「念のために生検しましょう。治療を始める前にすべて検査しておいた方がいいので」と言った。診察記録によれば、この生検は「すでにある悪性腫瘍とは無関係であることを確認するため」の細胞診だった。生検のためドクター・リスクが背中の病変に針を刺し、終わった後に絆創膏を貼った。私は服を着たあと、外へ出て一杯、じゃなくて二杯のビールとターキー・ハンバーガーの昼食を食べた。二四時間もたたないうちに、会ったことも話したこともない看護師から、検査結果の電話がかかってきた。

「ウィリアムズさん、あなたの生検の結果は悪性でした」と歯切れよく、まるで診察予約日を確認するかのように言った。がんになると最初は気遣うような電話がかかってくる。その後は、電話の相手が昼食前にかけてくるような、事実を伝えるだけの普通のコミュニケーションになる。

電話のこちら側で、私はただ沈黙した。

★1――白人における変異率。日本人のメラノーマ患者のＢＲＡＦ遺伝子変異率は三〇パーセント程度。

★2――英国の幼児向け人気テレビ番組。頭にアンテナ、お腹にテレビをつけたキャラクターが登場する。

「聞こえていますか？」と看護師は言った。

「ええ」と、私は消え入るような声で答えた。「ということは、また手術になるのですか？」

「検査結果を担当ドクターに送ります。ドクターの方でステージ4の患者さんにベストな治療を検討します」。ステージ4。それって、私がはじめて言われたこと。ステージ5とそれ以上は存在しないのだから、これは大きな状況の変化だ。がんが肺に転移した時点で、自分で気がつくべきだったのだろうけど、ステージと結び付けて考えなかった。そんなことは考えたくなかった。私はまだ無言のままだった。

「今はどちらにいらっしゃいますか？」と看護師が訊いた。

「自宅です」と私。

「電話をかけて話をする相手はいますか？」

「はい」と答えた。電話をきり、パニックを感じはじめた。ジェフに電話した時は、言葉がうまくでてこなかった。話そうと口をあけても、出てくるのは嗚咽《おえつ》だった。察したジェフは「いますぐ帰るよ」と言った。

少しだけ落ち着きを取り戻し、数人の友人にメールを送った。件名は「がんは引き続きゲス野郎」だった。

数分もしないうちに電話が鳴った。

「あなたは戦士よ。がんばるのよ」。私が電話をとった時、デビーはそう言った。それから「冗談よ。本当に最低ね」と続けた。それでこそ、私の知っている愛するデビーだ。「好きなように感じていいのよ。私は激怒しているし、私たち二人の状況を本当に悲しいと思っているんだから」

「まったくよね。ショックを受けて、思いっきり恐怖にかられることにする」と私は言った。

一時間後、ジェフと私はインディアン・ロード・カフェのバーに座っていた。あまり話さず、ただ二人で静かに敗北感に包まれていた。その一方で私の頭にあったのは、「サバイバー」という言葉がどれだけ嫌いかだった。サバイバーなんて嘘だ。他の人たちが安心するために、私たちにつける配慮に欠けた偽りのラベルだ。まるで私たちみんなが、がんを忘れて、前に進めるかのように。でもがんを忘れることなんてできない。がんは体の中に生息し、人生を吹き飛ばすかもしれない。今日、あなたという家を破壊することがなくても、明日また試みるだろう。今の私は少し運命論者すぎるかもしれないと、ルビー色のマルベック★のグラスの底を見つめながら思った。だけどそれは、私自身があまりにもダメなサバイバーだからだ。そして私ががんを患っているから。再び。悪化して。それもうんと悪くなって。間抜けなT細胞。やることは一つなんだから、ちゃんとやってよ。

自分自身は変わっていないと感じる。見た目だって、昨年来の新たな傷を除けば、変わらない。ドクター・リスクは新しい腫瘍はなさそうだと言った。それでも結局、新しい腫瘍が体に出てきた。なぜ私はこんなにも病んでいるの？　なぜこんなに悪化してしまったの？　立派な医師たちが、何も分かっていなかったってこと？　私のがんはさらにしぶとさを増している。ここからは時間との競争だろう。だったら競争を始めるしかない。

ジェフが時計に目をやった時、私は二杯目のワインを半分飲んだところだった。「いま精算すれば、子供たちを迎えに行く前に、生きていることを確認しあうセックスをする時間が一五分あるよ」

★――赤ワイン用のぶどう品種。

私は横目で彼を見た。グラスの残りをあけて、バーテンダーに合図した。

診察にいった時、ドクター・パートリッジは私よりずっとリラックスした様子で、軽く「どうですか？」と訊《たず》ねた。

私はうちのめされていた。娘たちの成長を見ることができないという、すさまじい恐怖を感じていた。やがてホスピスに入り、体からドレーンで出ていく排液を見ながら、意識が朦朧《もうろう》としていく可能性にビクビクしている。背中のしこりはたった二、三日で、寝返りをうったり着替えたりするたびに痛み、今にも破裂しそうな大きなニキビみたいになったのだから、まともに何かを考えたりできない。心配すぎて、吐き気を催しそうだ。

「驚いています。一年で、こんな風に再発するなんて思っていませんでしたから」私は答えた。

先生は悲しそうに、肩をすくめた。「最初から分は悪かったのよ。メラノーマの大きさと厚さ、頭という場所を考えると、こうなるだろうとわかっていました」。でも先生は、私がキャンサーフリーだって言ったじゃない。私はその状態を保てるのだと思っていた。

友人のミッシェルがライフガードだった時、ビーチに行く人からよく「今日は海にサメはいる？」と聞かれた。「海には毎日サメがいるわよ」と答えていたそうだ。がんはいつだって脅威だ。そして今日は、私の近くまで泳いできている。がんの再発攻撃にあわずにここまで生きたのは、よい兆候なのかもしれない。そんな風には思えないけど。

「イピリムマブという薬について調べてみました」と私は言った。「この薬を使った患者の生存は、中央値で一〇カ月。しかも長期的に効いたのは、患者の約二〇パーセントだけなのですね」

「あなたのがんでは、それでもホームランに値するのです」と、パートリッジ先生は言った。この先生の専門が避妊ではなくて、がんでよかったわねと思った。成功率の低い薬を試すか、一年以内にがんが私の命を奪う確率の方が高いか。計算は残酷なまでに単純だ。

「背中にある新しい腫瘍はどうするのですか」と私は訊ねた。

「それは軟部組織に転移があるということです。皮下の腫瘍です」と先生。皮膚の下にあるということ。「新しい腫瘍があっても、治療計画は変わりません。もちろん、新しいメラノーマができたのは好ましくないです。このスピードが心配ですが、全身治療が必要なことが確実になったともいえます。薬が効かないと考える理由はありません。イピを使いましょう。でもドクター・ウォルチョックがとても有望な臨床試験を実施しているので、あなたに参加してほしいと私は考えています」と続けた。

パートリッジ先生によれば、その臨床試験ではイピリムマブに加え、もう一つのブリストル・マイヤーズ スクイブ社製の薬を併用する。その新たな謎の薬はまだ名前さえなく、ＭＤＸ－１１０６と呼ばれていた。イピリムマブと類似の作用をする別のモノクローナル抗体薬だ。こちらはＰＤ－１（プログラム細胞死１）と呼ばれるタンパク質を標的にする。ＣＴＬＡ－４と同様に、ＰＤ－１もＴ細胞の表面に発現しているタンパク質だ。ＰＤ－Ｌ１と呼ばれるもう一つのタンパク質が結合することで、Ｔ細胞の活動を阻止してしまう。ＭＤＸ－１１０６はこのＰＤ－Ｌ１が結合するのを阻害することで、Ｔ細胞が本来の役割を果たせるようにするものだ。

この臨床試験はまだ第Ｉ相だった。第Ｉ相とはその名の通り臨床試験の最初の段階だ。一般的に研究者が初めてその治療をヒトに対して行う場合、その安全性と有効性を確認するために、ごく小人数の患者を段階的な投与量別のグループに分けて試験を行う。普通、最初のコホート（グループ）が最少量の投与を受ける。この臨床試験には、今のところは選別されたほんの数人しか入っていなかった。新たな一枠が中西部からくる患者のために設けられていた。「この人が参加できなければ、その次の対象者はあなたです」とパートリッジ先生は言った。のちにジェド・ウォルチョックは「非常にハイリスクと考えられるこのような臨床試験では、患者を加える間隔を長くあけます。一度に多くの患者に対し有毒性の高い治療を行うのを避けるためです。私たちは次の患者にその薬剤を使う前に、すでに投与を受けた患者でおおむね安全であることを確認したいのです」と述べた。安全性への配慮と同時に、怖さを感じさせる説明だ。

私は一年前にドクター・エスポジートと面談した時よりも病状がかなり悪化したので、がんのＶＩＰルームに通されたのだ。このクラブに入れるのは、ステージ3か4の診断を受けた患者だけ。特典はより多くの臨床試験の選択肢が与えられることだ。私は幸いにも、このような臨床試験に参加できるかもしれないタイミングで致死性のがんになったわけだ。

新たな薬と治療法にはリスクがつきものだ。イピリムマブの臨床試験報告にも、「死亡を伴う有害事象が四四人の被験者で報告され、研究者はこのうち一四件が試験薬に関連するものと判断した★」とある。大規模で長期的な試験だったことを踏まえれば少ない数であり、この一四人の死亡者の半数が「免疫関連の有害事象」に関連していると判断された。とはいえ「腸穿孔《ちょうせんこう》と肝不全」なんて言葉を目にするとドキッとする。

私はそれでも、がんと闘う薬は一つより二つの方が勝率は高そうだと興味を持った。また常時徹底したモニターを受けられることにも好感を抱いた。今は常に状態を注視していてもらいたかった。研究の対象であれば、忘れられることはない。

一方で、なぜパートリッジ先生が私に臨床試験を勧めるのかが気になった。臨床試験と言われた時には、彼女に見捨てられたと感じた。ダメな患者をあきらめて、私の体を科学に供するかのように。

「あなたはほんの初期のステージ4です。それに今のステージ4は昔とは違います。私はあなたの長期的な予後は悪くないと思っています」とパートリッジ先生は言った。それは大げさすぎる。ステージ4は、今でいえばステージ2です！　なんてわけがない。絶対に。医療の進歩で、より多くの人がより長い時間を得られるようになったのは素晴らしいが、一般的にステージ4といえば完全復活できる段階ではない。普通はがんという名の列車が、お墓に到着する一つ手前の駅だ。誰だって知っている。「痛みもないし、症状もないのでしょう？」とパートリッジ先生が訊いた。確かにそうだ。この会話のあと、同じ質問を何度となくされた。ステージ4になると、医師は痛みがあるかどうかを何度も訊ねるようになる。つまりは、やがて痛みがでてくるということだ。

「そんなにひどくないなら、なぜ私の肺と背中から腫瘍を切除できないのですか」と訊いた。

「肺の腫瘍は難しい場所にあるのです。背中の腫瘍は切除できますよ。ただし、がんは体の中に残って移動します。だからこの臨床試験を勧めているのです。ステージ4でこうした皮下腫瘍を切除するとすれば、それは患者さんの気持ちを楽にするためです」と先生は説明した。言葉を選んでくれたのだと思うけど「気持ちを楽にする」というのは「一時しのぎ」という意味にしか聞こえなかった。

★――この試験の論文『イピリムマブによる転移性メラノーマ患者の生存改善（DOI：10.1056/NEJMoa1003466）』で、参加した六七六人のうち一四人が試験薬関連（うち七人が免疫関連有害事象）による死亡と報告されており、本記載内容とは異なる。

「その場の火を消すだけなのですね」私は静かに言った。それならあまり意味はない。

先生は優しく私の目をのぞきこみ「背中の腫瘍をとりたければ、簡単に終わりますよ。三〇分ほどで終わりますから、やってしまいましょう。その方が気も落ち着くでしょう」。

「これ以上できることはないのですね」と私は言った。

「ほとんどの場合、できることは常にあります」と先生は返した。単にがんを抑えるだけでなく、もっと複雑なことを意味していた。手に負えない状況であっても、なんとかコントロールする方法を見つけるということだ。それは絶望しないことを意味していた。

「わかりました。それではドクター・ウォルチョックのチームに、臨床試験の希望者リストに入れてくれるよう伝えてください」と私は告げた。

さらなる変更はあるかもしれないが、こうして少しずつ私の治療計画とがんチームが出来上がっていった。イピリムマブの投与を受ける。背中の腫瘍を切除する。臨床試験を希望する。一歩ずつだ。沢山の人が助けてくれていることを思い出して、今起きていることで自分を嫌いにならないようにしよう。

家に向かうべくA線に乗り、黒いTシャツの若い男性に目をやった。彼の胸元には「混沌の中の信仰」という映画『π（パイ）』のメッセージが書かれていた。私はホームに立ちすくんで、ドアが閉まる間、彼を見つめていた。私はこの世界でがんばっているのよ。本当に全力で。

でもステージ4のがんだってわかったら、信じ続ける以外にも、やらなきゃならないことがあるって知ってる？　洗濯、食料品の買い物に、自分の仕事。子供に歯を磨かせて、片付けをする。なんとか生き延びた翌日には、また同じことの繰り返し。自分の命が終わるかもしれなくとも、世界が止まってくれるわけじゃない。

「ママはとにかく大変な一日だったの」二人の娘を迎えに行き、ブロードウェイを家に向かって歩きながら私は言った。これからその日の子供たちの宿題と、夕食とお風呂が待っている。娘たちは心配そうな面持ちでお互いを見て、強く手をつないだ。「だから、ちょっとご褒美が必要だと思うのよ」

私たちは細長い階段を上って、質屋の上にあるドミニカのヘアサロンに髪を切りに行った。もう六年ちかくこの界隈に住んでいるが、未だにこのヘアサロンに通っている。「オラ！　ケパサ？（こんにちは、調子はどう？）」という明るい声と、ハサミで髪を切る、あるいはヘアー・ドライヤーを振るジェスチャーで迎えられる。私はどうしてスペイン語を学ばなかったのだろう。何をぐずぐずしていたのかしら。今じゃこの腹立たしいがんのおかげで、スペイン語を学ぶこともなさそうだ。

　それでも娘たちと回転椅子にすわり、ヘアースプレーの霧の中で鏡に映るお互いに手を振っているこの瞬間は、この数週間でもっともリラックスした気分だった。たしかに自分の体に新しい腫瘍が顔を出したけど、頭に残っている髪はとっても素敵にしてもらえる。それからルーシーの担当の女性が、私の担当の女性と早口で言葉を交わした。その声のトーンで、この日の悪い出来事がまだ続くとわかった。

　彼女は英語を少ししか話さないけど、今日、私に投げかけた言葉は強烈だった。「シラミ」と、ルーシーの髪を指さして言ったのだ。

「それはフケよ」私は自信を持って言った。うちの家族はカサカサ系の頭皮なのだ。

「シラミ」と彼女はきっぱりと繰り返す。そして不機嫌な顔で、それでいて堂々と姉の横の椅子に座るビーの頭も点検した。「この子も、そうと思う」。ビーはすぐさま泣き出した。

私たちはそそくさと精算して店を後にした。髪はまだ濡れていて、シラミ頭の家族と言われた恥ずかしさを抱えながら。今や娘たちは二人ともすすり泣きしていた。

「絶対にシラミじゃないわよ」と、しょんぼりして家まで泣きどおしの二人に繰り返し言った。「アパートに着いたら、よく見てあげるから」

家に着いてセーターを掛けるやいなや、点検をはじめた。明るいライトをつけ、娘たちをディナーテーブルの上に座らせ、眼鏡をかけて二人をよく観察した。私の子供たちはシラミにたかられたことはない。乾燥性の頭皮でときどき痒《かゆ》がるけど、最近は頭を掻《か》いたりしていなかった。やさしくルーシーの髪を頭のてっぺんからかきわけた。ウェーブがもつれ合う髪に、小さく光るまぎれもないシラミの卵があった。ビーの頭も同じように観察したら、同じ結果だった。

ルーシーは慰めようもない様子だった。「わたしにシラミがいる」とすすり泣いた。本当に最低な日だ。

そこから大仕事が始まった。洗濯物を集めて古い帽子は捨て、娘たちには、棚やベッドからおもちゃを出してゴミ袋に入れ、口をきっちり縛るように指示した。

少したって状況を見にいったら、散らかった部屋の中で、ぽつりと立つビーが小さなぬいぐるみを手に泣いていた。「ちょっとの間の辛抱だからね」と私は言った。

「うん、ただ、これはおじいちゃんと買ったから」。誕生日にもらったあのユニコーンだった。お義父さんが最後にビーに会った時だ。

「おじいちゃんは、その男の子になんて名をつけるのかと訊いたの。私は、これは女の子よと答えたのよ。覚えてる?」

「覚えているわよ」二人で一緒に二段ベッドの下段の端に腰かけた。ビーは少ししゃくりあげていた。

「おじいちゃんが恋しいよね。そんな時は心が痛くなるけど、ビーがおじいちゃんを愛していて、その気持ちを表せるのはいいことよ。こんな小さいのに、いろいろなことがありすぎたね」

ビーはいつものように、涙を流しながら笑顔をみせた。私の手をとり、私が励まそうとしていたのに、逆に私を見上げて励ますように優しいことを言ってくれた。「いいの。大丈夫よ。シラミなんか追い出しちゃう。ママもまたキャンサーフリーになるよ」。それから泣いているのは、私だった。

帰宅したジェフは、害虫にたかられて半狂乱の女三人に迎えられた。ジェフと私は自然がテーマの特番にでてくる仲良しゴリラの夫婦みたいに、お互いの頭を入念にチェックしはじめた。ジェフの頭には奇跡的に一匹のシラミもいなかった。でも彼が私の頭皮を点検すると、やっぱりたかられていた。一体、なんだって私の頭には不快なことばかり起こるのかしら。

翌日、娘たちは学校には行けないのでジェフが仕事を休んだ。私にはドクター・ウォルチョックとの面談と、イピリムマブ投与前の事前検査があった。私は髪をきっちりと後ろで束ね、体重を測り、がん転移後の治療スケジュールを話し合った。頭にはシラミがいるので触らないように気を付けた。ストレス満載の長い午前中だったので、友だちのジョーイからきた「今なにしている？　答えはね、僕とスティーブに一杯おごらせようとしているとこ、だろ？」というメッセージに飛びついた。気持ちの揺れと採血のせいでふらふらしている。アルコールはちょうどいい。

ジョーイは広告マンで、ローラースケートレースをやる女性と結婚している。スティーブはサンフランシスコ時代からの友人で、バイオテック企業の研究者。出張でニューヨークに来ていた。

私はノーススリーブの赤いドレスと腕には採血後の包帯といういで立ちでフランス料理店に到着した。

「同情を買おうとしているな。ときに、とてもきれいだよ」とスティーブは言って、腕を広げた。

「シラミがいるのよ」と私が答えると、彼はハグから肩を軽く叩く動作に切り替えた。「シラミがいて、ステージ４のがんなの」

「そうか、君はこれまで会ったシラミがいてステージ４のがんの女性の中で、最も美しい人だ。気分はどうだい？」彼はそつなく言った。

「まるでゲームクイズ番組の『ホイール・オブ・フォーチュン』みたい」と答えた。「「大丈夫」ってとこにあたるか、「終活をはじめなさい」にあたるか。でも文句は言えない。病院の人達はみんな優しくて素晴らしいの。私は幸運ね。みんなそうだって言うわ」

ジョーイは面白そうに私を見た。「もう五分あげるけど、その後はもう、がんがいかに素晴らしいかなんて話はやめなよ」

「ありがと。本当は怖いの。私は怖くて、それにシラミがいるのよ」

混沌とする一方の私の状況に関してある程度の知的な理解を得たいと、スティーブにイピリムマブという薬と、私が参加待ちになっている二剤併用の臨床試験について訊ねた。ジョーイはその間、少なくとも一本のワインを注文するのに忙しかった。

「抗ＣＴＬＡ－４抗体は単剤でもすでに興味深い結果を出しているよ」とスティーブは言った。「それからもう一つの抗ＰＤ－１抗体を使った初期の研究も、注目の的になっている」。これは研究畑の人の言い方だけど、要するにイピリムマブはそれだけでもある人達には効果をあげているし、新しい方の薬も有望そうだってこと。それから私にだって理解できる問題について、彼はこう続けた。「この種の治療はものすごく高価で、それを組み合わせて使うなんて聞いたことがない。ぼくだったら臨床試験に入り、体が許容できる間はできるだけ長く試験に参加し続けるよ。もし参加できたら、できる限り途中で止めずにすむようにすること。もしやめたら、別の臨床試験に入るのは難しいだろうから。とにかく君にとってこれは超お得なチャンスだ。薬の価値から言えば、本当に信じられないくらいだよ」。もちろん、この試験的な治療が効けばという話だけど。

科学的に理解するのはまだ難しいけれど、私はバーゲンの匂いを嗅ぎつけるのは得意だ。それよりもスティーブの熱心な口ぶりで、私にこの試験が必要だと思っているのがわかった。私に残された数少ない治療選択肢は、どれも生存チャンスが低いことを、彼は知り尽くしているのだ。

土曜日、アップタウンの親たちから地元のアタマジラミ専門家という呼び声の高いジェニファーがやってきた。普通だったらジェフと私で、ライト・エイド薬局から急いで買ってきた薬でなんとかしようとするところだが、今週はいろいろありすぎた。多少のお金で対処できる問題があるとすれば、これだった。

「娘たちに取りかかる前に、私の状況について説明させてほしいの」私はジェニファーに言った。

「私にはがんで、頭に皮膚移植をした部分があるの。移植したのは一年前だからもう固まっているのだけど、移植の周辺だけはやさしく扱ってね」

ジェニファーは浮かない顔をした。「どうなっているの」と訊くので、頭をさげて髪をかきわけた。

彼女は「どうかしら。私、こういうのは扱ったことがないから」と言った。

「大丈夫よ。移植の周りだけ気をつけてくれれば」と私は繰り返した。ジェニファーは作業をはじめたものの、ずっと不満そうだった。

彼女は娘たちの髪を櫛《くし》ですきはじめたが、その間はずっと電話でおしゃべりをしていた。最初はルーシーの強くうねった髪をやり、それからビーの長くまっすぐな髪に移った。娘たちは辛抱強くテレビの前の椅子に座り、ハイスクールミュージカル三部作をずっと見ていた。一方でジェフと私は、最近使ったシーツや服を洗濯室に放り込むべく行ったり来たりしていた。

乾燥機から取り出したばかりの熱々のタオルの山を抱えて部屋に入ると、テレビではガブリエラとトロイが仲直りのデュエットを歌っていた。ジェニファーの姿が見えないのに気づいたのは、その時だった。ジェフはがんを告げた時のような目で私を見つめていた。「彼女は帰ったよ。君の頭はできそうにないって」

子供の髪の毛を梳《す》いてシラミをとる仕事をしている人なのに、私の頭は気持ちが悪すぎるってこと。彼女は私に直接伝えることもできなかった。少しの間、私が部屋から出るのを待って逃げ出したのね。私の醜い頭。屈辱でこれほど完全に打ちのめされていなければ、怒りまくっていたところだろう。あの意気地なしは、帰ると面と向かって私に言うことさえしなかった。「もうダメ。私は最悪」とすすり泣いた。

ビーが優しく私の手にふれて「私もママのことを思うと悲しい」と言った。

「大丈夫よ、ビー。ママはちょっと気が高ぶっているだけ」とルーシーが言った。これまで子供たちの前では、強く、安心させるような態度を保つようにしてきた。それなのに、最近は娘たちの前で取り乱してしまう。彼女たちにはいつも泣いてもいいと言ってきたけど、ママが泣いてしまうことは想定外だった。動揺してしまう自分から、子供たちをどう守ってあげれば良いのかわからない。

「たいして難しくないよ」とジェフが言った。「子供たちの頭を処置する彼女のやり方を見ていたよ。

これから駆除液とそれ用の櫛を買ってくる。シラミ取りのタニアなんてくそくらえだ」

「彼女の名はジェニファーよ」と私。

「じゃあ、ジェニファーなんてくそくらえだ」とジェフは言った。

週末は信じられない量の洗濯をし、目の細かい櫛でお互いの髪の毛を梳き、シラミをマヨネーズとシャワーキャップの下で窒息させた。この一年で、三月が最悪の月の栄誉に輝くと思っていたが、この九月が終わるまで眠っていたい。これ以降、娘たちはヘルマンのマヨネーズを激しく拒絶したので、ツナサラダは昼食のレパートリーから永遠に姿を消すことになった。


月曜日、ルーシーの新しい学校で六年生の家族と先生の顔合わせ会があった。いままで減退することのなかった私の食欲も、このところはなくなっていた。そのためフルーツ盛り合わせにすら目もくれずにいたところ、廊下の向こうから「メリー・エリザベスじゃない？」という声が聞こえた。ブルックリンにいた頃の学校で知り合ったママだった。彼女の息子と私の娘が再び同級生になった。

「久しぶりねえ！　最近はどう？　個人のブログは書かなくなったの？　ぜんぜん更新していないじゃない」

「そうなの。いろいろと忙しくてね」と私は返事をした。

彼女はちょっと疑わし気な目で「忙しいって、例えば？」と訊ねてきた。

「仕事もあるし、子供たちもいるしね」と言った後に、もう言ってしまおうと決めて「それに、私はがんになったの」と続けた。

彼女は瞬きをし、不安そうに首を傾げた。そして「サバイバーだとは知らなかったわ」と言った。

「サバイバーじゃないわ。がんなの」と私は答えた。

彼女の顔色が変わった。安易な推測をして気まずく思ったのだろう。いずれにしても「今すぐこの場を離れたい」という表情がはっきりと顔に現れていた。「そうなの。それじゃ、お大事に」と言って、健康な大人や子供たちの群れへと足早に去って行った。小さくなる彼女の姿を見ながら、私は自分が壊れて役立たずになったもののように感じた。ゴミ箱に捨てられる壊れた傘みたいに。ステージ4は昔とは違うのかもしれない。それでも私に言わせれば、今だってごく少数の人達の、とても孤独なクラブであることに変わりない。

第15章　研究室のネズミ

2011年9月

今では私の状態はかなり悪くなりつつあった。しかも急速に。地獄のように感じた。死に近づいているということだろう。不安に襲われているだけかもしれないが、不安のせいでどんな食事も飲み物も口にできないのなら、やっぱり問題だ。

消化器は完全なストライキに突入し、一杯の水でさえすぐに吐いてしまうようになった。仕事中に机に座ったまま一口大のトーストを食べて、空腹をなんとか癒そうとした。三〇分後には、腸をねじられるような腹痛をおぼえる。ふたたびトイレに駆け込み、なんとか間に合う。結果的に私は弱々しく朦朧《もうろう》としている。お腹はグルグル音を立てて食事を要求するのに、それ以外の臓器は、口にするものはすべて猛烈な勢いで吐き出そうとするのだ。これがお義父さんにも、最後に起きたこと。義父の体は食べ物を受けつけなくなっていた。ベッド脇にあった義父の排液をためる容器を思い出し、私の体も同じように溶けていくのかしらと思う。こうして終わりが始まるのだろう。私の体は食べることを要求し、同時に消化する前の食べ物を吐き出して疲労困憊《こんぱい》する。それから私は身支度をととのえ、子供たちを学校へ迎えに行く。

来週からイピリムマブの投与を受けることになっていた。始める前から体がだめになりそうなのに、最後まで治療を続けられるのだろうか。暗闇に向かって落ちていく気分だった。医師に連絡はしなかった。だってもし病院に行って、それっきり帰ってこられなかったら？　もちろんまだ死ぬ覚悟もなかったが、単に死ぬことだけでなく、私が死んだ後のことを考えると怖かった。私は親であり、パートナーであり、稼ぎ手でもある。子供たちの面倒をみて、住宅ローンの半分は負担している。私がいなくなったら精神的な空白だけじゃなく、財政的な空白だってできる。ジェフと子供たちは悲嘆にくれるだけでなく、経済的にも混沌とした状況に追い込まれる。ブロードウェイの反対側の安い賃貸か何かに、引っ越さなければならないだろう。あるいは今のアパートを売って、ジェフのお母さんのところに移り住むか。なんてこと。でもこんな不動産市場なら、幸運なのは私かもしれない。私はただ死ぬだけ。家族は私が残していく混乱を背負わなきゃならない。

　新たな治療開始へのカウントダウンが進むにつれ、ヨガや瞑想をした。すべての不安をふりはらおうと、精一杯がんばった。それでもパニックを起こし、再びトイレに倒れ込むのだった。ベッドでぐったりしながら、私はただ生きていたいだけと願う。生きていたい。子供たちを残して逝きたくない。パーティーから帰ろうとしない飲んだくれのように、自分自身に何百万回と繰り返した。ここにいたい。私を追い出さないで。今じゃない。まだ早すぎる。新学期は始まったばかりで、この学期の最後を見届けられないかもしれないと、怖くなった。春に植物庭園の桜を見ることはできるのだろうか？クリスマスを迎えることは？　その前にくる誕生日までなら？　死に至る病にかかった人々の命を二、三カ月延ばすだけの治療に対して無駄だとか、意味がないとか思ったこともある。でも今はそれを撤回したい。ほんの数カ月であっても、私はその数カ月がほしい。何かをすることで、その後さらに数カ月か延ばせるなら、ぜひそうしたい。

夕方の早い時間に、ドアの呼び鈴が鳴った。まだ夕飯の支度さえ始めていなかった。夕食といっても、私自身は一口も消化できそうにない。ドアを開けると、同じアパートに住みビーと一緒に学校に通っている二人の女の子と、三人の近所の子供たちが、背の高いチョコレート・ケーキを手に立っていた。白い星型のキャンディで、「ファック・キャンサー」と書いてあった。

「ママがつくったの」と六歳のナタリーが説明した。「悪い言葉が書いてあるって」

「人生には時々、悪い言葉が必要なのよ」と私は言った。それからダイニングテーブルで宿題をやっていたルーシーとビーの方を向いて、「子供たち、お皿を持ってきて」と声をかけた。

数分したら親たちがアイスクリームやトッピング、シロップ、ホイップクリームを抱えて現れた。ナタリーの母親のクリスティンは、「ナタリーには、みんなを笑顔にするから悪い言葉を使っても大丈夫だと言ったのよ」と説明した。

「本当に。文字に込められた気持ちに感激したわ」と私は言った。

ジェフが帰ってきた時には、すでに何切れものケーキとアイスクリームがなくなっていた。私はお皿を手に写真のポーズをとったけど、一口食べるのがやっとだった。がんのお見舞チョコレート・ケーキを食べることが勝利の象徴だとしたら、私は負けた。けれどこの悲惨な状況の中でも、私たち家族が孤立していないと感じることができたのだから、今夜は大勝利だった。

火曜日、最初のイピリムマブ投与を受ける予定日の前に、ドクター・ウォルチョックのオフィスから電話があった。「臨床試験の参加枠に空きが出ました。まだ参加を希望されていますか?」。臨床試験を拡大しているのか、参加者の誰かが辞退または非適格になったのか、あるいは奇跡的に病気が良くなったのかしらと、私は思った。なぜ急に空きがでたのか、他の可能性は考えたくなかった。担当看護師のカレンはのちに「あなたと同じ投与量の参加者を増やすと決めたのかもしれないし、スクリーニングテストで非適格になった人がいたのかもしれない。適格だと思って手続きしていて、最後の段階で非適格だとわかる場合もあるし。臨床試験では患者も大きな責任を負うから、患者の状態がどれだけ良好か、あるいは悪いのかを確認しなきゃならない。不幸にも深刻な病状の人にとっては、臨床試験が常にベストな道とは限らないのよ」と言った。幸運なことに、私は試験にちょうどよい具合の悪さだった。

「まだ臨床試験に興味があります。そうね、参加します」と私は答えた。この試験に参加する選択肢が現実的になったところで、やるべきかどうか自問した。イピリムマブには、ある程度の希望を持っている。でももう一つの薬については、その効果も影響についても何も知らない。試験の参加に同意すれば、予定通りにイピリムマブ単剤の治療をすぐには開始できない。進行の早いがん細胞と時間を競い合っている時に、治療開始を遅らせるのには勇気がいる。スティーブが強く勧めていたのは覚えているけど、これまでに映画やテレビで見た臨床試験は怖そうだった。臨床試験は既存の治療に見切りをつけた時にやるものだ。銅のブレスレットや、マリファナ・オイルより、ちょっとマシといったところ。私に投与される謎の新しい薬剤が効かなくても、あるいはそのせいで病状が悪化しても、被験者となるからには続けるのかしら？　試験開始を待っている間にがんが大きく悪化したら？　もし肝心の薬の投与を受けられなかったら？　ありえる話よね？　試験って、何人かは本物の薬の投与を受けて、別の何人かは何の薬効もない空っぽの錠剤を飲むのでしょ？

　再び面談で病院に来た時は、次から次へと湧いてくる懐疑的な見方と疑心暗鬼から、こうした質問をぶつけた。

それでもドクター・ウォルチョックは、私を非論理的な人間という目で見なかったのだから、とても良い医師だ。彼は私を、手助けを提供できる相手として見ていた。「まず、ほとんどの臨床試験ではプラセボ（偽薬）は使いません。それは普通、もっと後の段階の試験での話です。次にどの段階の試験でも、私たちは患者の治療を続けます。何の治療も受けないのではなく、標準治療を受けるのです。最後に、試験がその患者の役に立たなければ、あるいはどんな理由であっても患者がやめたいと思うなら、いつでも試験への参加を中止し、その患者が通常の治療を受けるように変更します」

私の中に安心感が広がった。ちょっと期待もした。さらには希望さえ湧いてきた。この人達は私を単なる実験材料として見ているわけじゃない。私という患者を治療しようというのだ。

成人のがん患者で臨床試験の対象になる人のうち、たったの三パーセントしか試験に参加しない。臨床試験の四〇パーセントは、必要最低限の参加者数を集めることができない。ＦＤＡがすでに承認した治療選択肢があるなら、医療でロシアンルーレットをやりたい人なんているだろうか。私だって怖い。けれど私の場合、選択肢ははっきりしている。私の体内のメラニンを作る細胞はとてもしぶとい。動き回り、順応するように設計されている。夏の日差しにあたると、そばかすができるのもメラニンが原因だ。またメラノーマは飛行機を叩き落とすキングコングのように、化学療法や放射線治療をかわす。新たな秘密の薬が承認され、医療現場で使われ始めるのを待つ時間は私にはない。それ以外に選べる治療法がそれほどあるわけでもない。さらに、もっとも重要で前向きになれる理由がある。私を担当する医師たちは、この薬を併用することで私に効く可能性が現実にあると考えているのだ。ドクター・ウォルチョックは「これが最後の手段ではありません。ここから始まるのです」と言うのだから。
しかし臨床試験に加わる前に、私が適格であることを証明する必要がある。試験への参加を勧められただけでは、ハーバード大学から入学許可をもらった段階のようなもの。学費が払えなければ入学できない。臨床試験の場合は、私が小切手をきる必要はないけれど、事前にあらゆる検査結果を提出しなければならない。治療の効果を測定できるくらいに病状が進んでいて、なおかつ試験の治療に耐えられる程度には健康状態が良くなければならないのだ。後で試験結果を読んだ時に知ったのだが、資格要件には「臓器が適切に機能」していて、「少なくとも四カ月の余命がある」ことが含まれていた。私はその条件を満たしていたというわけだ。ステージ4のがんになると、勝利の基準そのものがその程度になる。カルテによれば、私の骨盤内器官は「ごく普通」だそうだ。そんな表現はちょっと失礼だと昔の私なら思っただろう。免疫学チームの医師のひとりは診察の後に「よく発達し、栄養状態のよい女性で、明らかな機能不全はない」と書いていた。まるで彼がこれから買おうとする牛かヤギの描写みたいだ。それでも私にとっては極めて喜ばしいことだ。

「それだったら、臨床試験をやります」と私は言った。

「やりましょう」とドクター・ウォルチョックも同意した。「では来週、次のプロセスを始めることにしましょう」

その夜は、たまたま電話してきた看護師にステージ4だと告げられた日以降と比べ、よく眠ることができた。シラミは撃退したし、スクリーニング検査にすべて通れば、医学研究の名のもとで超高額ながん治療薬を二つも無料で投与してもらえる。これは臨床試験だから、ブリストル・マイヤーズ スクイブ社が費用を負担する。通常の診療や検査費用はこれまで通り、私自身の医療保険と自己負担で賄うことになるけれど、治療にかかわる費用はすべてあちら持ち。グルーポンよりもお得だ。翌朝は水を少しと、ヨーグルトを数口食べたが、吐くことはなかった。私は生き延びることができるのかもしれない、と思った。

コラム　新薬を作るには

近年になって大きな注目を浴びている免疫療法だが、それまでは日の目をみない日々が何年も続いた。免疫療法について説明するのも難しかった。がん治療といえば、化学療法と放射線治療だと思う人が多い。私自身も知人や友人から受ける、友好的なちょっとした問いかけは聞き流してきた。ケモ（化学療法）はどう？　いつからケモをはじめるの？　それって、ケモでしょ？　免疫療法はケモではない。確かに点滴は受けるけど、「ハイアラート」ラベルの点滴バッグから出てくる液体がすべてケモなわけではない。そしてケモを受けていないからといって、本物のあるいは深刻ながんを患っていないわけでもない。

がん治療といえばケモと考えてしまうのは、一般の人達だけではない。のちにドクター・ジェイムズ・アリソンに研究者としての経験を聞いた時、彼は「従来の考え方の転換の中に、免疫療法の特徴があります。腫瘍を治療するのではなく、免疫システムの治療をするのです。私がメモリアル・スローン・ケタリング病院に移った理由の一つは、ここではそれが理解されていたからです」と語った。

そして最初に免疫療法を検討するのに適していたのがメラノーマだった。それについてジェド・

ウォルチョックはこう説明する。「免疫システムががんを制御する役割を担っている可能性を示したのがメラノーマです。メラノーマはあらゆる変化を見せます。転移することもあれば、自然に縮小・消退することもある。この自然縮小・消退の理由について天の計らいを除けば、腫瘍に対する免疫応答というのがベストな説明でしょう。長い間、免疫学者がメラノーマを研究してきた理由の一つです。もう一つは、他のがんでは有効性を示す化学療法、放射線療法といった治療が、メラノーマにはあまり有効でないことが挙げられます。独創的な考え方が強く求められてきたのです」

ＣＴＬＡ－４と呼ばれる免疫チェックポイント受容体は、一九八七年にフランスの研究者によりはじめて特定された。だがＣＴＬＡ－４がＴ細胞の表面で阻害役として機能していること、そしてそれを制御すれば免疫システムにがんを攻撃するチャンスを与える鍵となるという理論を打ち立てたのは、バークレーで研究していたドクター・アリソンが率いるチームだった。これがイピリムマブを生み出すことになった。

「その当時はすべての研究がＴ細胞を活性化させる試みに集中していました」と、のちにアリソンは昔を思い出しながら語った。「私も多少Ｔ細胞の活性化について研究しました。しかし最終的には内在する方法でブレーキを外すことができると考えたのです。アクセル・ペダルのようなものです。そんなに複雑なことではなく、制御できるようにブレーキを遮断するのです。免疫システムはやるべき仕事はわかっています。免疫の抑制を解除するだけです」。アリソンと同僚が行ったマウス実験による発見は一九九六年の『サイエンス』誌で発表され、「ＣＴＬＡ－４阻害が抗腫瘍応答を高めることは明白である」と明言した。簡単に言えば、これは有効だということ。アリソンは二〇一二年に『ニューヨーカー』誌のジェローム・グループマンに、「私はひたすら人々にこの可能性を訴え続けたかった」と述べた。

研究者のニルス・ロンバーグにもこれと共通する部分がある。ロンバーグの現職は、ブリストル・マイヤーズ スクイブ社のバイオ医薬品ディスカバリー部門の上級副社長だが、彼も生涯のキャリアを通して免疫システムの謎の解明に取り組んできた。二〇一四年の蒸し暑い夏の終わりに、同社のニューヨーク本社で、彼が大学院生時代からはじめた研究について話してくれた。

「一九八九年に遡りましょう。私はメモリアル・スローン・ケタリング病院におり、ジェド・ウォルチョックはアラン・ヒュートンの研究室で夏のインターンをしていました。現在は彼が率いている研究室です。階下でマウスの遺伝子操作をやっていた私は、マウスのモノクローナル抗体に取り組む研究者と話していました。彼らが抱えていた問題は、私たちの体がマウスのモノクローナル抗体を異質なタンパク質だと認識してしまうことでした。そこで私は、ヒトのモノクローナル抗体を作れるマウスができたら有用かと訊ねたのです。もし私がマウスの免疫グロブリン遺伝子ではなく、ヒトの免疫グロブリン遺伝子を持つマウスを遺伝子操作で作ることができたらと。そこには強い要望がありました」とロンバーグは控えめに語った。

彼は遺伝子操作プロセスについて、私がバザー用にカップケーキを作ると申し出るのと同じくらい自信たっぷりに話すが、動物にヒトの抗体を作らせるのは、実際には大変なことだ。ロンバーグと数人の同僚が取り組んでも、完成までに数年を要した。それはまた、手間のかかるプロセスでもあった。研究者はヒトのＤＮＡ内にある免疫システムコードの中から特定の部分だけを取り出して、マウスの胚に注入する。その後チューブを介してその胚を母マウスの卵管に吹き込む。何十万というマウスにそうした細かい作業を繰り返した。「自らその作業に取り組みました。現場に行き、誰かが実際に作業をしなければならないのですから」。ロンバーグと研究チームによるヒトの抗体をつくるマウス研究は、革新的な結果として一九九四年に発表された。

「今ではそのマウスからできたもので、承認を受けた抗体薬が六つあります」とロンバーグは言う。乾癬《かんせん》の薬にリウマチの薬、そしてイピリムマブだ。

次の段階は、その抗体を患者に使えるようにすることだった。「一九九六年にジム・アリソンの論文が発表される少し前に、アラン・コーマンがジムと話しました」と、ロンバーグは続けた。コーマンは現在、ブリストル・マイヤーズ スクイブ社のディスカバリー研究部門の副社長で、当時はロンバーグと同様にメダレックスという製薬会社にいた。「彼は即座にその話に夢中になりました。ジムは他の人が興味を示さないことに失望してきましたが、アランはとても興味を持ったのです。アランは以前にマウスのモノクローナル抗体をつくらせ、製造して臨床現場で使ってもらおうとしていました。私は彼に製造に関していくつかの助言をしましたが、こうも言いました。「患者にネズミの抗体はないだろう。患者に使うならヒトの抗体だ。ヒトの抗体を作ろうじゃないか」」

ロンバーグは、ジェイムズ・アリソンと初期段階でのミーティングの思い出を語った。「バイオテック産業が約束してきたことすべてに、彼はとても懐疑的でした。彼が求めていたのは、できるだけ早く患者に使えるようにすることだった。最初の患者がイピリムマブの治療を受けたのは二〇〇〇年の六月。バークレーのアリソンの研究室と、製薬会社のネクスターとメダレックスで三社契約について交渉しながら、同時にこの薬の開発を続け、臨床で使うための製造をし、承認申請の手続きを行い、毒性研究をしました。これらすべてを二年半以内に終わらせた。それほど急ピッチでした」。しかし薬剤開発がすべてのハードルを越えて、治療薬のイピリムマブとしてＦＤＡ承認を受けるまでに、臨床試験に一〇年以上を要した。今や変わりつつあるとはいえ、これが米国でのより一般的なペースである。

　私がロンバーグ、アリソン、ウォルチョックのような人と話す時には、がんの新たな治療薬を開発するという重要な目的のために、実際に人間がマウスに胚を吹き込むといった苦労が目に浮かんでくる。だから他人が私に陰謀論を話すときには、私は意識して我慢しなければならないのだ。ある日の午後、エレベーターの中でジェフと私が臨床試験について話すのを耳にしたご近所さんの、「私は薬なんて信じない。どんな薬もよ。人を殺すのはがんじゃない。薬が人を殺すのよ」という甲高い声に、私は必死で反応しないようにした。あるいは風の強い午後の公園で、娘たちが遊ぶのを見ながらママ友がため息をついて、「あなたがこんな目に遭うなんて。医者のせいね。医者は治療法を見つけたがらないから」と言った時にも。

「ごめんなさい、今なんて？」と私は訊ねた。

「医者よ、そして製薬会社。みんなでグルになって病気を放置するのよ。治癒させるより、がんの治療を続けた方が稼げるから。治癒させちゃったら、仕事がなくなるものね。こんなに研究にお金がつぎ込まれているのに、治癒させる方法が見つからないのはなぜ？」。助言しておくが、これはがん患者に言うべきこととの逆だ。

　私は「あら、それって説得力のあるデマね。私の主治医はずっと治療法を探求し続けてきたし、薬の臨床試験にかかわる研究者たちも同じらしいけど。あの人達が単に椅子に腰かけて、みんなが死ぬのを放置すると考える方もすごいわね。私も完全に騙されそう」。

「違うの。そういう意味じゃないけど」と、彼女は慌てて口ごもった。

「あなたはそういう状況になったことがないでしょ」と私は言った。「そして自分が何を言っているのかもわかっていないのよ」

私だって、営利を求める産業が自らの利益を追求していないなどとは言わない。需要の多い人気薬は大金を生み出す。だから画期的な薬が大々的にニュースで発表される時は、その後に、小さいが興味深い記事が続く。その製薬会社の開発が投資家にどんな影響を与えるかという記事だ。そして大企業の財政的な成功は、私のような人間が死なない可能性への投資にかかっているのだから、おかしな話だ。

二〇〇九年、ブリストル・マイヤーズ スクイブ社は、共同でイピリムマブを開発してきた小規模製薬会社のメダレックス社を、二四億ドルで買収した。これは衝動的にできる判断ではない。当時の『フォーブス』誌の記事でクレディ・スイスのアナリストが指摘しているように、「将来のロイヤリティ収入」に強く影響を受けた決断だ。友人で研究者のスティーブは、「現実の世界では、われわれは資本家なんだ。僕は株主に対してバカなことはせず、株主の投資を危険にさらさないという受託者責任を負っているんだよ」と言う。

それが冷たい現実だが、創薬にかかわるすべての人が悪人だという意味でもない。イピリムマブが二〇一一年三月に承認されたすぐ後に、スローン・ケタリング病院の医師の一人が出勤前に自宅アパートのエレベーターの中で、金融街で働く近所の人から詰め寄られたそうだ。その人は「金融市場は君の薬（イピリムマブ）を憎んでいるよ」と言った。

医師は私にこう言った。「黙っていたよ。だって意味がないだろう。まず、これは私の薬じゃないし、私は金融街のために働いているわけでもない。私は自分の患者のために働いているんだ」

製薬産業や保険産業に関して、私たち患者が自身の健康や病気で関係を持つと、やっかいな問題を経験するのはよくあることだ。だからといって、それが巧妙な陰謀というわけではない。ジェド・ウォルチョックが言うように「臨床試験や製薬会社、ヘルスケアシステム、そしてがんについても、自分が知っていて理解していると思っていることのすべては、実は完全にそれに入り込んでみないと知ることはできない。インターネット上の誰かが騒いでいるたわごとを読んだだけじゃ、絶対にわからないことは確かですね」。

第16章　臨床試験

2011年10月8日

土曜日に車でフィラデルフィアに到着する頃には、気分はだいぶ良くなってきた。ジェフの運転で車がジョージ・ワシントン橋の上を滑走する間、私はラジオのチャンネルをひっきりなしにかえ、七〇年代に人気だったポップデュオのキャプテン・アンド・テニールが流れたところで止めた。反射的にジェフと私が『愛ある限り』を熱唱しはじめたのを見て、娘たちは後部座席でポカーンと口をあけた。私たちは「私が！　私が！　私がしてあげるわ！」と大声で歌った。世の中のことは一切何も考えなかった。楽しかった。

デビーはアブラキサンでのケモを始めたところだった。頭にバンダナを巻いて、やせ細った体で家から出てきた彼女を見た時、五月に感じたような恐怖心はなかった。ただ私たち二人がここまでがんばってきたことを、誇らしく感じていた。

今夜はふた家族でレーザータグ★遊びだ。デビー、マイク、ジェフと私はそれ用の服に着替え、すぐに子供たちに容赦ない攻撃をしかけた。私は素早く、頻繁に引き金をひいたが、たいていは誰もいないところに当たり、慌てて戻っては再チャージし敵を壊滅させる偽りのスリルを味わった。その時だけは、私が殺し屋だ。

昔からひょろ長体型だったデビーは、五月からさらに痩せた。翌朝、朝食前に何気なく歩き回っている時に、彼女のジーンズが腰骨までずり落ち、ベルトとシャツの裾の隙間から縦に走る色の濃い傷が見えた。

「その傷ね」と、デビーのお腹に目をやりながら私が言うと、恥ずかしそうにあわててシャツの裾をひっぱった。でもすぐに奥ゆかしさは無用と思い出し、春休みに大胆な女子学生がやるように、シャツをめくり上げてお腹を見せた。そして誇らしげにお腹を叩いた。

胸から恥骨まで続くまっすぐな長い線があり、両側に平行する二つの深い傷があった。逆さにした十字架のように見えた。

私の視線は体にある傷をたどり、再び彼女と目を合わせた。

「それに加えて、また髪がなくなったのよ」と彼女は言った。

「そうね、エレンはどこに行ったの？」かつら用のマネキンは、もう本棚には置かれていなかった。

「どうしようかと思っているのよ。生徒たちはショートヘアの私を知っているし、今さらページボーイで登場っていうのもね。ラブリー・ユーに行って、超短髪のピクシーウィッグでも買ってこようかな」

「あなたのは、みんなきれいな傷よ」と、私もシャツをまくり上げながら言った。「私のよりいいわ」と、左側のわきの下から胸の下側に続く深い傷を示した。そしてくるっと右を向き「それからこれがね、私の腫瘍よ」と見せびらかした。

「それが？」彼女は信じられないとばかりに訊ねた。「小さなアザみたいじゃない」

「そうでしょ。信じられないけど、これが私を殺す気まんまんなのよ」

★——赤外線を発射する銃を使ったサバイバルゲーム。

みんなが身支度をしたあと、地元のダイナーに朝ごはんを食べに行った。私はステージ4のがんかもしれないけど、治療計画ができて気持ちが楽になりはじめた。八人全員でテーブルを囲み、しゃべったり、笑ったり、お互いのお皿の食べ物に手をのばしたりした。私はバターのついたレーズン・ブレッドが大好きだったことさえ思いだした。そしてデビーの家族と私の家族が帰途につくため車に向かって歩き、私が月曜の朝にスローン・ケタリング病院に行くことを考えた時だった。この一年で、がんがデビーと私に与えたあまりに大きなダメージへの恐怖と怒りが急に沸き起こった。デビーは今も頭にバンダナを巻き、治療を続けている。昨日のささやかな安らぎは、避けようもない恐怖と怒りに呑み込まれてしまった。私たちは車まで歩くと、出来るだけ早くまた会おうと約束した。でも本当にそうなるのだろうか。つまり、また会えるのかしら。がんは自分と未来との関係や、将来の計画を変えてしまう力を持っている。デビーが車に乗るのを見ながら、私たちもレンタカーに乗り込んだ。子供たちを後部座席に押し込んだ後、私も助手席におさまった。ドアを閉める前に私は泣き出してしまった。

あまりにも突然の号泣に、ジェフと子供たちが心配した。「大丈夫かい。ちょっとここで休んだ方がいい？」とジェフが訊ねた。

「車を出して。走って、お願い」と私は答えた。

何ブロックかデビーの後をゆっくりと走り、彼女が直進、私たちは曲がるべき交差点に到達した。交差点で彼女と私たちの車が横に並んだ。私の顔には涙とマスカラが流れ落ちていたが、デビーがクラクションを鳴らした時には、窓のこちら側から明るい笑顔で手を振ろうとした。私がいまどんな狂乱状態か見えただろうけど、彼女は気づかぬふりをして手を振ってくれた。あとで知ったのだが、その時は彼女自身も大泣きしていたので、私の狂乱状態には本当に気づかなかったそうだ。「家に着くまで、ずっと泣きっぱなしだったのよ」とデビーは言った。想像できなかった。彼女とは長年のつき合いだが、取り乱すのを一度も見たことがなかったから。「もうあなたに会うことは絶対にないと思ったのよ」私も同じことを考えていたと、彼女に言った。

家に着くとすぐに、奇妙な日常に突入した。攻撃的ながん細胞が体の中で暴れ続ける一方で、スローン・ケタリング病院での目まぐるしい治療が始まった。尿検査、レントゲン、心電図、信じられないほど何回も繰り返される採血。仕事をし、子供の面倒も見ながらそれらすべてをこなし、日常生活を維持しようとがんばった。私の病気のために不便を強いているのに、仕事関係や家族がとても寛容に接してくれたことには感謝しかない。誰もがこんな風にサポートしてもらえるわけじゃない。

ドクター・ウォルチョックと臨床試験チームとの面談もあった。冷静で頼れる担当看護師のカレンと私のチームの研修医が二人。とびきり優秀なエブリンという名の若い医師と、白い歯と素敵な髪型の若い男性。私は本人の前ではドクター・ピートと呼ぶが、友人にはドクター・ハンサムと呼んでいた。この人はメラノーマの治療どころか、レンタカーだって借りられないくらい若いんじゃないかと思った。

「あなた、おいくつ?」私は率直に訊ねた。

「三〇歳です」

「それはいい年齢よね。四十代になったら何が起こるか知ってる？　離婚して、がんになって、親が死ぬのよ」

「ええっと……覚えておきます」と彼は礼儀正しく答えた。

スローン・ケタリング病院でのぼんやりした日々の中で、最後には免疫プログラムのトップである著名なドクター・ジェイムズ・アリソンにも会った。特別に記念すべき出来事ではなく、単に受付でウォルチョック先生と話している時に、ドクター・アリソンが通りかかっただけだ。ウォルチョック先生は「この人に会わなきゃだめですよ」と言った。それは私がドクター・アリソンに会うべきだというのではなく、ドクター・アリソンが私に会うべきという意味だった。「この人が薬剤併用試験の新たな候補者です」と、私に笑顔を向けながら紹介した。とても友好的な対面だったが、私はその根底にある自分の深刻な診断について考えずにはいられなかった。

迷信深い方じゃないが、医療チームのトップの名がアリソンであることが、対照的ともいえる安堵感を与えてくれた。私が診断を受けたちょうど一年前に、大好きな友人が若くして突然亡くなった。彼女の名もアリソンだった。この新たなまったく違うアリソンが、私の人生に登場したことがしっくりきた。こちらのアリソンは白髪で小柄、素敵な眼鏡をかけてテキサスのアクセントで話す人だ。私が実際に顔を合わせる人の中で、たぶん最も明晰な頭脳を持つ人だろう。このトラブルメーカーっぽい印象の彼を一目見て気に入った。「会えて光栄です」と南部の甘いアクセントで言ったかと思うと、ふらりと立ち去ってしまった。この人の持つちょっと荒っぽい危険な感じが、逆に私に安心感を与えた。ドクター・ウォルチョックが冷静なキース・リチャーズだとすれば、ドクター・アリソンはエネルギッシュなミック・ジャガーみたいなものだ。

もっとも誰もがそうした印象だったわけではない。ある時ウォルチョック先生が学会で出張していたので、その日は別の医師に診てもらった。ドクター・フィールドは、テレビスターとしての自信を匂わすそつのないドクター・オズのような感じで、側近を従えていた。

「今日は見学のために研修医を同席させたいのですが、良いでしょうか」と訊《たず》ね、五人のとても若い見たことのない集団を指さした。

　私はうなずいて同意を示した。すでに研究に参加しているのだ。医師が学ぶために私がここに来ていることを否定するのも変な話だ。

　ドクター・フィールドは研修医に、私の肺と背中にあるがんについて「転移性メラノーマの事例」だと機械的に説明した。そして私を指して「じゃあ、腫瘍を見てみよう」と言った。どうやら私のことを腫瘍だと言っているようだ。私は親切にもガウンをまくりあげた。「ああ、これです」と彼がうなずくと、研修医たちが私の周りで動き回った。「右の胸壁に二・五センチ×一センチの切除不能な腫瘍がありますね」と言った。同医師が腫瘍に触れると、痛みが走った。

「ドクター・パートリッジは、私が希望すれば切除できると言っていました」と、私は甲高い声で言った。

　ドクター・フィールドは本当に驚いたような顔をした。それが新たな情報だったからか、腫瘍がしゃべったからなのか、私にはわからなかった。

「いや、だめですよ」と彼は断言した。「もし手術するつもりなら、事前に教えて下さい。私たちの研究にはその腫瘍が必要ですから。目視できる病変はそこだけなので、経過を測定するマーカーとして有用です。もし取ってしまうなら、臨床試験には参加できません」そして「まあでも、あなたの判断ですけどね」と、上から目線で言い放った。

　彼は言い直すことも「これについて、話し合いましょう」でもなかった。私が深刻な病気に直面している人間であることを、歯牙にもかけないとんでもなく不愉快な人だった。私は彼らの「必要性」を満たすためにここにいるんじゃないと思い、「背中の手術をしても、肺にも腫瘍があるので臨床試験に参加できると思っていました。ドクター・パートリッジからは、それで試験から外されるとは聞いていません。私をこの試験に登録する過程で、先生は外来でできる手術だと言ったのです」と反論した。

「だめです」彼は再び言った。「肺とフランク（脇）にある両方の腫瘍とも必要です」。まるで、私が馬かなんかのように。

手術をどうするかはまだ決めていなかったが、絶対に避けたいことは明白だった。私は喋る腫瘍のティナじゃないし、ドクター・フィールドの輝ける医学研究のために身を挺するつもりはない。科学への協力は喜んでするが、自分にとって一番よいと思うことを犠牲にしようとは思わない。

臨床試験に向けてここまできたけど、医師たちが私を強制的に試験に組み込むことはできない。

「では、あなたが言われたことをよく考えてみます。結論はドクター・ウォルチョックに伝えます」と私は告げた。

彼はうなずきドアに向けて歩きながら、こちらを振り返ることもなく「服を着ていいですよ」と言った。研修医たちも後に続いた。私は服を着て、病院を出る前に伝言を残すべく受付に立ち寄った。「二度とドクター・フィールドの診察は受けません」と事務管理者のキャルに言った。「あの人とは話もしたくないし、触ってほしくもない。メモしておいてちょうだい」。その後、同医師に会うことはなかった。一年後に新聞で同医師のインタビューを読み、彼は優秀で熱心な研究者のようだけど、自信過剰な嫌なやつだと思った。

臨床試験前の最後の検査として、病院の本館でＭＲＩを受けた。チューブにつながれ、すぐに吐きたくなるような液体を注入された。三〇分ほどやかましい金属音を聞かされながら、頭の画像をとった。それから階下へＣＴスキャンを撮りに行った。ボトルいっぱいの造影剤を飲み、ガウンに着替え、点滴につながれ、他の患者で混雑した廊下で待った。私は母親の横でぐずっている幼い女の子の横に座った。せいぜい四歳かそれ以下だろう。小鳥のひなのように小さくて壊れそうだ。髪はなく、毛布の下で震えていた。私はその女の子と、毛布でなだめようとしている母親に目をやった。

「おうちに帰りたい」と女の子は言った。「そんなに時間はかからないって言ったじゃない。寒い、寒い、寒いの！」

「ごめんね。もうすぐ終わるからね」と母親が言った。

向かい側には、黒髪で頬がこけた若い女性がストレッチャーの上に横たわり、遠い目で苦しそうに息をしていた。その女性を健康にした感じの人が彼女の手を握っていたが、存在に気づいていないようだった。おそらく姉妹だろう。神様、こんなのはイヤです。雲ひとつない一〇月の午前中に、私たちは生理食塩水を血管に流し、造影剤を胃に流し込んで、こんなところにいる。でも、私たちは良くなるためにここにいるのだと、自分に言い聞かせた。再び涙が出てくる。私たちは癒されるために、ここにいる。この小さな子も、あの若い女性も、やがて良くなるという可能性を信じずにはいられなかった。彼女たちのために、そして彼女たちを愛する人たちのために。

すべての検査が終わっても、私が正式に臨床試験に受け入れられたのかどうかについて、誰も何も言わなかった。フクロウがお祝いの手紙を運んでくることも、宝くじに当たったような熱狂的なメッセージもなかった。単に電話で次のスクリーニング面談と、ＭＲＩの結果は異常がなかったと伝えられただけだった。「頭の中には、あなたの脳しか映っていませんでしたよ」と、検査技師は言った。

　私は深刻な病気でありながら、十分な体力があり、さらにその他もろもろの要件も満たすという不可思議な選考プロセスを通過したようだ。有利だったのは、病院にくる意欲が私にあったこと。のちにドクター・ピートが「多くの人は臨床試験と聞いただけで怖がってしまう」と言っていた。その気持ちはよくわかる。私もその一人だった。

「大切なのは患者が臨床試験に興味をもち、試験を理解しようとし、積極的に試験のプロトコルに従ってくれるかどうかなんです。試験には処方通りに薬をのんだり、計画通りに通院してくれる患者が必要です。より柔軟なケアを求める気持ちも理解できますが、それだと第Ⅰ相の臨床試験には適さないのです」と彼は続けた。年齢が要因になるかと訊ねると、そうでもないと言う。「四〇歳でも適切な候補者にならない要因を持つ人はいるし、七五歳でも問題なく参加できる人もいます。機能的な年齢も、年を表す数字と同じくらい大事なのです」

　がんを宿した体に投薬を受ける前の次の段階として、白衣を着た小柄で黒い瞳のウェンズデイ・アダムス★を彷彿させる看護師に紹介された。彼女が持ってきた二七ページにも及ぶ書類には、私の治療計画と発生する可能性のある副作用のすべてが説明されていた。もちろん、この薬剤の組み合わせはまだヒトに使われたことがないので、さらに予期しないこともあるかもしれない。「これはみな一般的なことです。念のためにね。頭が落ちたりとかね、あはは」と彼女は笑ったが、私は笑わなかった。

「起こりそうな」副作用には、発熱、血圧の低下または上昇、発汗、発疹、かゆみ、震えや寒気、疲労感、食欲不振、下痢があった。下痢は太字で書いてあったので、起こる可能性がかなり高いのだろう。他に「起こらなそうな」副作用として、嘔吐、めまい、息切れが挙げられていた。「まれだが深刻」な副作用には、自己免疫疾患、肺の炎症、急性腎損傷や腎不全、多臓器不全、そして髄膜炎があった。またハーブのサプリ摂取、鍼灸《しんきゆう》、インフルエンザの予防注射は受けられないと言われた。受けると頭が落ちたりするのかしら。

「あなたには、この臨床試験に生涯参加することが求められます」という部分を含め、すべての書面に記入をすませた。「あなたは一人で未成年の子供の世話をする責任を負っており、子供の世話ができない状態ですか？」という質問にも回答した。私は一人で子供たちの世話をしているわけではなく、今も面倒を見ることができている。でもこの質問が示唆している子供を残していく可能性が、私を打ちのめした。私はこの臨床試験のリスクを理解していると表明し、血液や組織が研究に使われることに同意し、最善のシナリオで進めば非常に長いお付き合いになるということを含め、すべてに合意した。その場を離れる前に、予定表を手渡された。そこには丸二年の積極的な治療と、その後、何年にもわたるフォローアップ診療の予定が書かれていた。このうち何回、生きて診療を受けられるのだろう。「あなたは永遠に私たちと一緒ですよ」と、看護師は不気味な明るさで言った。病院から外に出ることはできても、決して離れることはできないのだ。

　私は一番少ない量の薬剤を併用で投与される最初のコホート（グループ）だったが、それでも容易ではないことが現実味を増してきた。確かに絶えず目を光らせておいてほしいと思っていたが、予想以上にいろいろな検査がある。投与量が有効性を示すのに十分であり、同時にその用量なら他の多くの問題を起こさないことが希望だ。

★――『アダムス・ファミリー』に登場する不幸な顔つきで辛辣なことを言う一〇歳の長女。

こんなことも考えた。もしこれがダメで何カ月かで私が死んだとしても、病に侵された私のポンコツな体だって誰かの役に立つかもしれない。今日、電話をかけてきた医師から「お気の毒ですが」と言われる誰かのために。私は患者であり、そして医学実験でもある。ドクター・フィールドの態度で認識させられたように、ニルスの小さなネズミのようなものだ。具体的にどう役立つのかを私が知ることはないだろうが、それでも役に立てるのはいいことだと思った。のちにドクター・ピートは午後の光が差し込むスローン・ケタリング病院の会議室でこう語った。「これまでに患者から採取してきたメラノーマの検体で、今ではとても多くの研究を進め、異なる変異についても調べています。変異も科学文献で大きく注目されています」。私はもはやメリー・エリザベスではなく、メリーでさえない。臨床試験患者の一六二六番であり、科学への捧げものだ。

そうは言っても、単にこの実験の一つの教訓となるよりも、より明るい運命への希望をまだ持っていた。ドクター・パートリッジが以前に言ったように、確かにメラノーマにとっては素晴らしい時代だ。ドクター・ウォルチョックはのちに「私が自分のキャリアの最初の一〇年を費やした薬は、誰かを助けられるチャンスがほとんどありませんでした。誰かの助けになった場合でも、長い期間は効かなかった。でも二〇一〇年に、イピリムマブと（ベムラフェニブのような）ＢＲＡＦ阻害剤が登場し世界が変わった。この二つは異なるメラノーマの治療薬だが、両方とも全生存期間を改善したので、ＦＤＡにも迅速承認された。転移性メラノーマの治療で、こんな効果を示すものはこれまでなかった。メラノーマは、がんについて私たちが知っていると思っていることが違うかもしれないという角度から、多くのことを教えてくれたのです」と語った。

二〇一一年、米国では約七万人が新たにメラノーマの診断を受け、九千人以上の患者がメラノーマで命を落とす。これは毎時間に一人だ。私はこの第I相臨床試験の最初のグループに受け入れられた。このグループには最終的に五三人の患者が参加する予定だが、今の段階で登録者はまだ一二人にも達していない。二十代前半から八十代の患者だ。私は比較的若くて健康だとみなされている。私が住んでいる場所、そしてこのがんセンターのおかげで、この臨床試験に参加するチャンスを得られた。この私の幸運に、がんは勝てるかしら。

第Ⅲ部

科学＋偶然＝ミラクル

第17章 ホテル・カリフォルニア

２０１１年10月13日

私は「ファック・キャンサー」Ｔシャツと、お尻引き上げ効果のあるルルレモンのヨガパンツ姿で病院の待合室にいた。すぐに脱げるパジャマ姿のまま公共の場にいるようなものだった。今日はついに、さんざん噂に聞いた謎の薬の投与を受けるはじめての日なので、とにかく楽な服装で臨みたかった。

最初の週は、スローン・ケタリング病院に平日五日のうち四日通って、片方の薬の投与を受け、それから別の薬の投与を受ける。私の様子をモニターし、脈拍や呼吸、血圧などのバイタルを測定し、採血する。すべてがうまくいけば、再びモニタリング、採血、治療のために少なくとも週に一回、春までは毎週通院することになる。私の体重が落ちないように、肝臓が反乱を起こさないように監視を続けるのだ。

ここで新顔なのは私だけじゃない。向かいの椅子には、自分の身分を隠そうともしない黒髪で青い目の若い男性がいた。００７と書いてあるＴシャツを着ていた。「いいシャツね」と私は言った。「あなたのもね」と彼が返事をした。フランクという名だった。二四歳でこれが三回目の再発。すでに化学療法、インターフェロン、イピリムマブ単剤による治療を受けたが、どれも効果は続かなかった。彼はノートパソコンを持ってきていた。病気を知られてキャリアに影響が出るのを恐れ、会社にはリモートで家から働いていることにしてあると打ち明けてくれた。「職場でこのことは話さないんだ」と言った。「友達とも病気についてはほとんど話さない。理解できないからね」。私が知る限り誰もががんとは特別な関係にある。フランクみたいな若者は、どれほどの孤独を感じるのか想像もつかない。本当にファック・キャンサーだ。あらゆる意味で。

私ははじめにドクター・ウォルチョックと看護師のカレンに会い、それから治療室で新たな看護師チームに紹介された。サンフランシスコ出身でリタイア準備の予定だったが、仕事が好きすぎて続けているスーザンと、離婚して二人の幼い子供を育てているナオミ、そして郊外の看護学校を最近卒業したばかりの新顔のクリスティ。彼女は「今日は驚いたわ。高校の同級生にばったり会ったの。今日が最初の治療日ですって」と言っていた。フランクの方がもっとびっくりしたんじゃないかしら。

外で昼食をとれないと聞いてがっかりしたが、デリのメニューを手渡され好きなものを何でも注文して良いと言われて、すっかり元気が出た。自由を奪われケモ・スイートに閉じ込められる一方で、食欲が戻ってきていたし、無料でスープが食べられる。またキッチンにあるシャスタ・ソーダを好きなだけ飲める。しかしこの小さな部屋を、まるでドンペリを手にしたカニエ・ウェストが現れて、私を白いレザーのカウチに誘うかのような「スイート」と呼ぶのは、かなり無理がある。まあ大きな点滴タワーを特徴とする部屋としては、これでいいのかも。リクライニングチェアとテレビ、観葉植物が並んだ窓がある。ナースステーションの喧噪を遮《さえぎ》る引き戸もある。ノートパソコンを持ってきたし、無料Wi-Fiがあるので、今日はがんじゃない人達が労働にいそしんでいる間、私はHuluで『アメリカン・ホラー・ストーリー』を観るというわけだ。かなりズルをしている気になる。

正式に治療を始める前に、何度もバイタルをチェックされ、容器におしっこをとった。ナオミが採血管を乗せた大きなトレイを持って現れ、私の腕に針を刺して採血をし続けた。「一度に一人からこんなに血をとったのは初めてよ」と言われ、私はすごく頑張っているような気がした。その日が終わる前に、小さめだけど追加でさらに採血管で二本分の血をとり、総合計では三六本分になった。がんばれ、ＵＳＡ！

私の薬が薬局から届いて最初の点滴を始める前に、お昼になった。片腕には血圧測定の腕帯を巻き、もう片方の腕に点滴ラインを入れた。それからナオミが「ハイアラート」ラベルのついた点滴バッグを持ってきた。彼女とクリスティは二人で私の腕輪と書類にある名前をクロスチェックし、プロトコル番号を読み上げた。その後、私は生理食塩水が体に流れてくるのを感じ、口の中に金属っぽい味が広がった。いよいよ薬が入ってくる。アイスクリームを急いで食べた時の頭痛のような冷たい衝撃を血管に感じた。体に入ってきて、お勤めを果たして頂戴と思った。私のＴ細胞は、あなたと一緒に体内で殺戮《さつりく》を始めるべく待ち構えているわよ。

そこからは、機械的なブザー音と絡まったチューブ、定期的に膨らむ血圧測定の腕帯に囲まれて過ごした。この治療初日は病院に一二時間いた。快適だが怖くもあり、退屈で、ものすごく疲れる一日だった。夜になってやっと病院を出る際に、フランクの部屋を通りかかると、彼も治療を終えたところだった。「また次回ね、ミスター・ボンド」と私は言った。

「また会おう、ＦＣ（ファック・キャンサー）」と彼が返した。

この週は、モニターと検査のために何度も病院に戻って来た。回を重ねるにつれ、病院までの往復がより長く、よりしんどく感じられるようになった。副作用もすぐに出はじめたが、今回はそんなにひどくないだろうと思っていた。強靭な方だし、万全な体調で臨んだ。副作用を気にせずに治療を進められる患者の一人になると思っていた。しかし、私の読み違えはよくあることだ。特に自分のがんに関しては。

今朝はシャワーの中で無意識に前腕を掻《か》いている自分に気づいた。一晩にして真っ赤な皮膚炎が派手に広がっていた。そこ以外の足や腕にも、寝ている間に掻きむしったところを見つけた。たいしたことはない。頭皮の手術の時に使っていたＡＤ軟膏を塗っておいて、あとで医師にもっと強い薬を出してもらおうと考えた。口の中には、濃いお茶やまずい赤ワインを飲んだ時に感じるような渋みが広がっていた。これはいつもと違う。朝のランニングでは走り出すと同時くらいに、いつもだったら何マイルか走った後の息切れや坂道で感じる疲労感があった。これも新しい。五三丁目から三丁目まで疲れて朦朧《もうろう》とした状態でＡ線に座っていても、ずっとハンカチでクロロホルムを嗅がされているような感覚に悩まされた。午後になりルーシーとビーと一緒にイシャム通りを歩くと、なぜこの界隈がインウッド・ヒル（丘）と呼ばれるのか身に染みて分かった。

こんな疲労感は妊娠していた時以来だった。妊娠か。ずいぶんと昔のことだ。前回は八年前で、私はもう四十代半ば。もう赤ちゃんはいらないと思うだけでなく、私の体はおそらくもう産めないだろうということもわかっていた。でも臨床試験の承諾書を記入している時に、あの不気味なチャールズ・アダムスの漫画のような看護師がこう訊《たず》ねたのだ。「ご家族はいらっしゃるのよね？　もう子作りは終わりましたか？」そして、はっきりと「妊娠しないで下さい」と付け加えた。私の中で、何かが死んだ。私の「ほしくない」が、「持つことを許されない」に変わったのだ。ぼんやりと思っていたことが、はっきりと現実になった。私は二度と赤ちゃんを産むことはない。私はそのうち死ぬ。すぐかもしれない。本当に。

良い点に目を向ければ、ぶじに最初の治療を終えて、それで死ぬことはなかった。これから、たった二年続けるだけだ。もし私が幸運ならば。さらには昨日、ドクター・ウォルチョックが電話をくれた。ドクター・パートリッジと話し、もし希望するなら背中の腫瘍を手術で切除しても良いとのこと。臨床試験への参加に影響することはない。ただパートリッジ先生は腫瘍をとっても全体の病状が変わるわけではないと言っていたので、とりあえずは様子をみることにする。それでも治療を決めるのは私であって、ドクター・フィールドの指図は受けないことを実感できたのが嬉しかった。

私は娘たちと公園に立ち寄り、ジョリーと子供たちの様子をうかがった。「帽子をかぶっていないのね。わからないとこだったわ」とジョリーは言った。いろいろと忙しい時期だったので、もう何カ月も彼女に会っていなかった。

「帽子はすべて二〇一一年のシラミの卵駆除大会の犠牲になったわ」と私。「スローン・ケタリングへの通院が忙しくて、新しいのを買いに出かける時間がぜんぜんないの」

「聞いているわ」とジョリーは優しく言った。彼女のそばにいると、私はいつもほっとする。看護師としての経験から、彼女は化膿した頭の傷や頭のシラミにはびくともしない。友人としてのジョリーの思いやりも、かけがえのないものだった。

お互いの子供たちが走り回っている間、「それで、あなたたちは何かやっているの？　家族として？」と彼女が訊ねた。

シラミの話か、再診断のことを言っているのかわからなかったので、私はきょとんとした顔で見つめた。

「私とアンディがＤ－Ｉ－Ｖ－Ｏ－Ｒ－Ｃ－Ｅ（離婚）したときに、精神的なサポートを受けることでずいぶんと助かったのよ」と彼女は言った。

「娘たちは大丈夫よ。とても強いし、支え合っているから」と私は答えた。ビーがぬいぐるみをごみ袋に詰めている時でも、私を慰めようとしてくれたことを思い出していた。

無邪気に戯れる娘たちを眺めて「わかるわ」と彼女は言った。「でも時々は、子供たちががんばらなくていい場所を持てるっていいものよ。時には誰にとってもね」ジョリーはとても優しい、そして心に刺さるような眼差しで私を見た。「ダウンタウンにいい所があるの。私の患者も沢山行っているのだけど、ギルダズクラブ（Gilda's Club）って聞いたことある？」

「なんとなくはね。卵巣がんの女性向けの所でしょ？」

「卵巣がん患者だけじゃないの。がんの影響を受けたすべての人の場所よ。患者も家族も。私の知っている患者もずいぶん助けられたわ」

「ありがとう。考えておくわ」と私は言った。そして家につくなり「ギルダズクラブ」をグーグルで検索した。がん患者とその子供たち、ケアギバー向けのサポートグループを運営している。去年の春、がんに罹っていない人達のつらさについて、デビーと話したのを思い出した。私は子供のころから『サタデー・ナイト・ライブ（ＳＮＬ）』でギルダが演じるリサ・ループナーやエミリー・リテラが好きで、彼女たちに呼ばれているような気がした。娘たちや私たち家族に必要だと感じたジョリーへの信頼もあった。ギルダズクラブについて調べると、すぐにみんなで行きたくなった。

その間、ルーシーは私の肩越しに疑いの目を向けていた。

「私に自分の気持ちについて話させようとしているの？　これがそういうのなら、私は絶対に行かない」と言った。

「私も行かない！」と、A・A・ミルンのキャラクターのようにビーも口を揃えた。

「落ち着いて。先入観はもたないで、どんなのだか試してみたいだけよ。ほらあのイタリアン・アイスクリームの店のすぐ近くよ」。娘たちはお互いに目配せをした。姉妹の間で交信できる不思議なテレパシーみたいなやつだ。

「じゃあ、あのピザ屋にも近いってことよね」とルーシーが言った。

「そういうことになるわね」私は無関心を装って答えた。娘たちはこの話に乗った。

「ダディもくるの」とビーが訊ねた。

「来てくれたら、すごくいいと思うわ」と答えたが、家族全員をサポートグループに入れる考えは、まだジェフに話していなかった。彼は毎日、通勤でギルダズクラブの赤いドアの前を通っている。そのドアの中に足を踏み入れる時がきたのだ。

2011年10月27日

最初の治療から二週間が過ぎ、私はモニターのために再び病院に来ていた。看護師のカレンが副作用の状況を確認しはじめた。「かゆみはある？」はい。「皮膚炎は？」はい。「下痢は？」皮肉にも臨床試験を始めてから下痢はしていなかった。

「お通じは何の問題もない？　便通に少しでも変化があったら、必ず知らせてね」

「私のお通じは絶好調よ。もし何かがあれば、すぐに報告すると約束するわ」と答えた。

カレンはひたすら私の便通を気にしていた。「ここでは便通にものすごく神経を使うの。イピ（イピリムマブ）はとんでもなく便通に影響することがあるから。文字通り便通管理が仕事という感じ。イピのような治療を受けている患者を新たに受け持つ看護師には、とにかく一にも二にも便通管理だって、口酸っぱく言っているのよ」と教えてくれた。

便通は今のところ大丈夫だったが、他に気になることがあった。自分でも信じるのが怖いようなことだ。私の気が狂ってしまったのか、単なる見間違いか？　背中にある変色したでっぱりのことだ。今朝シャワーを浴びた後に鏡を見ると、あり得ない光景が目に入った。ジェフを呼んで彼にも訊ねた。

「これって私の目がおかしいの？　それとも本当に腫瘍が違ってみえる？」

ジェフはじっくりと観察した。慎重に言葉を選んでいるのが感じられた。「小さくなっているよ」と彼は言った。

今のところ一回の治療を受けただけだ。私たちは幻覚を見ているに違いない。

それでも「背中を見てみましょう」と言ったドクター・ウォルチョックが即座に見せた喜びの反応は、見間違いようもなかった。

「カレン、これを見てくれ。いやあ、これはいい」とウォルチョック先生は言った。「あら、すごい」と彼女も同意した。「すごく小さくなっていますね」

先生は私の背中を見て、それから私の目をまっすぐに見た。クリスマスの朝に一〇速の自転車をプレゼントされた時かのように、いま先生の顔に浮かんでいる表情は医療者としての冷静さとは別ものだった。抑えようのない高揚感とも違う。希望がかなった時に見せる純粋な驚きだった。

「縮小しています」先生は今朝ジェフが言ったのと同じことを告げた。親指でやさしく押して「これは痛いですか？」と訊ねた。

「いいえ」と私。

三週間前は触れると痛みが走ったのに。お祭り騒ぎやお祝いの握手はなかった。私は診察台から降りて、バッグとコートを手にして次に向かうべきところに意識を戻そうとした。これは私の空想じゃない。実際に起きていることなのだ。

三日後の夜、私はチェズと一緒にファネーリの店にいた。チェズはジャーナリストで、マイアミに住むテレビのプロデューサーだ。彼がブログで私のことを冗談が通じないフェミニストと呼び、私がメールで彼を軽蔑すべき家父長制度の擁護者だと呼んだ後に、私たちは友達になった。なぜだか通じるところがあった。チェズには三人の元妻がいて、良性だけど脳にピンボール大の腫瘍があった。私にも目下のところ死に至る腫瘍があるので、彼がニューヨークに来るときは、いろいろな面で絆を深めていた。臨床試験の進み具合を聞かれた時は、まだ夜の早い時間だった。

「うまくいってるわ」と私は答えた。「とんでもない皮膚炎になって、消耗しきったけど峠は越えたって感じよ」そして囁《ささや》くように言うために、彼にもう少し近づいた。まだ言葉にすることで、ジンクスになるのが怖い。「ちょっと信じられないけど、なんか良くなっているのかも。背中の腫瘍がね、変なのよ」

「見せてよ」とチェズはジャーナリストらしく証拠を要求した。

バーでシャツをめくり上げたのはだいぶ昔のことだったが、自転車に乗るのと大して変わらない。私はTシャツの裾に手をのばし、腫瘍がある肋骨《ろっこつ》の辺りが見えるように、後ろ側の裾をめくりあげた。

「何にも見えないけど」と彼は言った。

「紫色の線よ。あざみたいに見えるでしょ」と言って、正確な場所を示すのは難しかったが、腫瘍があるはずの場所を指で示した。数日前までは、疼《うず》くような痛みだけでどの場所かすぐにわかっていた。

「ないよ。ちゃんと見ているけど、そこにはなんにもないよ、ハニー」と彼は言った。

私は向き直って、チェズの不思議そうな視線をとらえた。

「それなら、もう一杯飲まなきゃね。そう思わない？」と私は言った。

2011年11月1日

ギルダズクラブに足を運んだ最初の夜は、その前にまずは娘たちに約束したとおり、ピザとイタリアン・アイスクリームの店に行った。娘たちはサポートグループという考えに乗り気じゃないようだったが、母親に似てとろけるチーズの誘惑を加えてやれば、すぐに乗ってくるのだ。

その後、ウェストビレッジにある感じの良いクラブハウスまで歩き、ドアベルを鳴らすと中へ迎え入れられた。私たち家族は四人とも、初めての学校に来たかのように、ドキドキしながらロビーを見渡した。小さいけれど温かな雰囲気の照明で、こぢんまりした感じの良い部屋だった。じゃれ合っている小さい二人の男の子と、ソファーにどんと座っている母親がいた。彼女はスキー帽の下から、腫れぼったい目で息子たちの方を見ていた。大きい方はビーより一歳くらい年下で、弟はちょうどおむつが外れた頃に見えた。

艶々《つやつや》した茶色い髪で、明るく優しい話し方をする若い女性が、階下のヌギーランドと呼ばれる子供たちの部屋から出てきた。「エミリーと言います」と言って、最初に私、そしてジェフに手を差し出し、それから子供たちの方に向いた。「あなたたちが新しいヌギーね。私について来て」と言った。

そして男の子たちに向かって「ゼイクとモー、あなたたちもよ」と呼びかけた。

「ダディと私は上の階で、別のグループに参加するからね。楽しく過ごしてね」私は娘たちに告げた。ルーシーは私に抱き着き、耳元で「もし自分の気持ちを話すように言われたら、二度と来ないからね」と囁いた。

ソファーに座っていた女性が、面白そうに見ていた。よろけながら立ち上がると、大人のグループに行くエレベーターに向かった。「娘さんたちは大丈夫よ。うちの息子が騒いで振り回さなければね」と彼女は言った。

「私はメリー・エリザベスです」と言い、手を差し出した。「転移性のメラノーマで、今晩が初めての参加です。こっちはジェフ。ケアギバーで、父親を亡くしたばかり」

「カサンドラよ。私はステージ4の乳がん」

「乳がん月間は、ちょうど終わっちゃったわね」と私は言った。うんざりした様子で目を回すカサンドラのしぐさで、すぐに自分と同じタイプの人に出会ったと感じた。

エレベーターで上にあがり、ジェフと私はそれぞれの部屋に向かった。私の部屋では穏やかな感じの進行役のマーレーナが、出席者リストと時計に目をやっていた。グループの他のメンバーも次々とやって来た。リタイアした教師。ソングライター。ドットコムの起業家。ある共通点がなければ、絶対に一つの部屋に集まることがないような奇妙な面々だ。それなのに数分もしないうちに、分かち合いたい話が沢山でてくる。子育ての難しさ、人間関係を維持するために必要なこと、希望を叶えるための苦労、そして病気を抱えながらそうしたことすべてのバランスをとること。午後八時には、私に新たな家族ができていた。

すぐにみんなに親しみを感じたが、特にカサンドラのことが大好きになった。縄張り意識の強いニューヨーカーのタフさで、部屋のソファーに陣取っている姿が気に入った。気難しい皮肉屋だけど、子供の話をする時は思いっきり優しくなる。

会合の後に廊下で会ったジェフに「そちらはどうだった?」と訊ねた。

「うん……まあね。良いグループだったよ。僕は外ではあまり多くの人に、君がステージ4のがんで、僕自身も疲れ切っているなんて言えないから。グループ内では、それが当たり前だった。でも二時間も死に向き合うのは重かったけどね」

幸運にも、子供たちはまったく別のことをしていた。階下に迎えに行くと、娘たちは目をキラキラさせ、カサンドラの息子たちが走り回っていた。

「気持ちについて話せと言われた?」私はルーシーに訊ねた。

「ぜんぜん」とルーシーは笑った。「ポップコーンを食べて、犬と遊んだのよ」。深刻ながんを患った親が子供をサポートグループに入れるなら、まずはセラピー犬との夕べから始めるのが絶対いい。

「そうなの。そっちのグループに替わろうかしら?」と私は言った。

外にでると、穏やかな秋がすでに寒い冬に変わったようだった。私は地下鉄まで震えながら歩いた。家につくとベッドに倒れ込み、子供たちより先に眠ってしまった。

体を引きずって再び治療に赴いた木曜日までには、何かがおかしいとわかっていた。「調子はどうですか」と看護師のカレンが副作用の状況を確認しはじめた。

「正直いって悪いの。便通とは関係ないのだけど、何かで具合が悪くなり始めたような。インフルエンザに罹ったような感じ」と私は答えた。

血圧はいつも通りの低い数値だった。熱も平熱だった。採血管二四本分の血をとった。投与する薬が薬局から来るのを待っている間、スローン・ケタリング病院が誇る最高の機器が入っているクローゼットを開けた。毛布を温める機械だ。温かな新しい毛布とともに自分のケモ・スイートに戻り、毛布にくるまってノートパソコンで『シャーロック』の初回シーズンを観はじめた。

看護師のスーザンが様子を見に来た時も、私は「ねえ、なんか気分が悪いの。待っている間、下のデュアン・リード薬局に行ってタイレノール（解熱剤）を買ってきていい？」と訊ねた。そのときの私は、世界でも指折りの医療機関にいるのだから、当然タイレノールだってあるとは思い浮かばなかった。

「ごめんなさいね。治療に影響するようなものは、何も摂取できないのよ」と言って、再び私の熱を測った。まだ平熱だった。一時間後にも、文字通り同じ会話を繰り返した。しかし最初の薬剤の点滴バッグが届くころには、止められないほど震えていた。スーザンが熱をはかると、１０３度（摂氏39度４分）だった。

「これならタイレノールをもらえる？」私は不満げに訊いた。

「まずはレントゲンをとって、感染がないことを確かめないとね」と、看護師は言った。それから別の部屋に行き、レントゲンで肺炎じゃないことを確かめて戻って来た。研修医が小さな容器に入った白い解熱剤を持ってやってきた。「今日の治療はできません。状況を見る必要があります」。彼は出番のなかった点滴タワーと、イピリムマブが入った袋と、私の手にあるタイレノールを見て言った。

「これで一日、二万五〇〇〇ドル分ぐらいかな」。医学研究にとって高い無駄になってしまい、ごめんなさいね。

その後の数日は、熱と寒気で悲惨だった。それに先日の医療記録をもとにスローン・ケタリング側が懸念して、私を臨床試験から外すのではないかという不安も多少はあった。幸運にも危機は去り、臨床試験から外されることもなかった。治療の副作用の一つだったのか、私の免疫システムが過度に働いたのか、それとも意地悪なインフルエンザだったのか、確かな原因はわからなかった。それでもこれが、がんの症状かもしれないと恐れる気持ちはなかった。これは良くなる兆候だという希望があった。

翌週、病院に戻ると、予定していたドクター・パートリッジの診察だった。「あなたの経過について、ずいぶんと耳に入ってきているわよ。診てみましょう」と彼女は言った。

二カ月前にはミミズ腫れがあった肋骨のあたりに先生は手を這わせた。そして「ずいぶんと小さくなっているじゃない」と感嘆の声をあげた。「ドクター・ウォルチョックのおかげで、私は失業かしらね。幸い私はヘルニア手術の名手でもあるから大丈夫ね」

2011年12月9日

うちはサンタクロースを心待ちにする家族ではない。実際、ルーシーは早くからサンタクロースを信じていなかったし、人見知りする幼児だったので、サンタクロースにはアパートに来てほしくないと私たちに言っていた。もうすぐ一二歳なので、屋根の上のトナカイを信じる年齢は過ぎている。しかしビーが夕食の席でクリスマスに欲しい物リストを書いた時には、ルーシーもその横に座ってリストを書いた。私は読みあげてと頼んだが、これはサンタだけが見るものだと言って拒否し、サンタに会いたいと言った。ルーシーはサンタクロースへの猜疑《さいぎ》心《しん》を固持して、映画『エルフ』に出てきたように「私はサンタにウソばっかりと言いたいだけかも」と付け加えた。

ダウンタウンのヘラルド・スクエアまで歩いていくと、そこには『34丁目の奇跡』と『サンタランド・ダイアリーズ』に描かれるような、果てしない混乱のなかに不思議と甘い世界が広がっていた。作り物の冬のワンダーランドで、延々と続く列に長い時間並んでいると、やがて小人の恰好をした大人がクリス・クリングルへの短い謁見の場へと案内してくれる。娘たちは希望を囁き、私たち三人でサンタと笑顔で写真を撮った。これでクリスマスとサンタ、そしてママとメイシーズ百貨店に行くという行事を終えた。娘たちはどちらもサンタに何をお願いしたのか教えてくれなかったが、欲しそうなものの目星はついている。そして私自身が今年欲しいものは、自分が一番よく知っている。

ギルダズクラブの居心地の良い居間で行われた冬のパーティーで、娘たちはカサンドラの息子たちやその友達のドナと遊んでいた。ドナのお母さんは、ステージ4の大腸がんだ。大人たちは一緒に座り、人参スティックやクッキーを食べていた。私はケアギバー・グループでジェフが友達になったジューンと、ジューンの奥さんで手術ができない肺がんのエビーとお喋りした。部屋の向こう側ではジェフが、ミュージシャンで私の友達のヒューゴーと、彼の素敵な新しい恋人と話していた。その間カサンドラはロビーに陣取り、話したい人はそちらから私のもとに来なさいという女王のようなオーラを発していた。私がちょっとしたゴシップ話で彼女の隣に座ると「どこにいたのよ。えらく退屈だったわ」と言った。

「ヒューゴーと慈善コンサートをやろうかと話していたのよ。調子はどう？　今週のニューラスタ注射★は効いている？」

彼女は天井から下がっている雪の結晶の飾りに目をやりながら、「なんだか体に火がついたような、あるいは自分がガラスでできていて、それが砕けるような感じよ」と答えた。

「そんななの」と私は言った。時々、人はどこまで耐えながら、それでも生きていくのかを考えてはショックを受ける。私が子供を産んだ後、世の中には会陰切開や乳管のつまりで疲弊しながらも、一人では生きられない赤ちゃんの世話を続ける女性が沢山いると知った時のように。そして今では医者にいき、体が砕けるような状態でも、子供のためにパーティーに来る人が沢山いることも知った。

「今はどんな気持ちなの？」と訊ねた。

カサンドラは言葉を選ぶタイプではない。「はっきりいって、怒りを感じるわ」と言った。「私は病気じゃないすべての人に対して怒っている。みんな人生をまっとうできて、計画も立てられる。私は疲れ切って子供と遊んでやることもできないのに」。今夜のカサンドラは、具合が悪そうだ。毛糸の帽子とスウェットパンツは、痩せてしまった体から浮き上がっている。彼女はバッグから携帯電話を取り出し、コロコロした赤ちゃんを抱いて微笑んでいる小太りのブロンド女性の写真を画面に出した。私はこの女性を見たことがない。だけどこの女性が誰かを知っている。「これは二年前」と彼女は言った。「あの頃は、こういう場所に近寄ろうともしなかったわ」。以前の彼女の人生では、サポートグループなんてくだらないことに思えただろう。「それで、そっちはどうなの？」

「相変わらずよ」と私は軽く答えた。「仕事、治療、家族、ホリデー。いまだにワンダー・ウーマンでいようとがんばってるのよ」

彼女は私に向かって笑った。「ばか言わないでよ。ワンダー・ウーマンはがんに罹らないでしょ」。

★――化学療法の副作用による白血球・好中球減少へのサポートとして白血球を増やす注射。

確かにそうだ。すべてを手に入れるということに、がんが入っているなんて考えたこともなかった。

パーティーの途中でくじ引きがあり、ルーシーがケモ患者用の素敵なスカーフを当てた。それからクラブ代表のリリーが、ジュリアード音楽院の若い三人を紹介した。「皆さんのために演奏させていただきます」と小柄なアジア系の女性がバイオリンを弾き始め、続いて『アメージング・グレイス』の演奏に移った。

お決まりのパターンだ。私は熱心に教会通いをした子供の時でさえ、この曲が好きではなかった。暗い葬送歌っぽくて、過剰に使われすぎている。それでも部屋を見回すと、その夜、そこにいたみんなの顔は疲れたようには見えなかった。私は初めて本当にこの歌を聴いた気がした。特に最初の二つの言葉。アメージング・グレイス。ホールマークのカードに出てくるような甘くフレンドリーなグレイスじゃない。アメージング・グレイス（素晴らしき神の恩寵）だ。一年前のクリスマスには、お義父さんが教会でこれを歌った。一年後はここにいる数人が、ホリデー・パーティーに出られないだろう。そしてこの部屋にいる多くの人の人生を変えてしまう。配偶者や子供たち、友人、ガールフレンド、親たち。それでも今宵、私たちに起こった最悪のことによって、愛と友情で結ばれたコミュニティーがここにある。私はカーズ・クラッカーと明るいオレンジ色のチーズが乗った紙皿を手に、ほかのメンバーの名が書かれたディレクターズ・チェアに座り、信じられない思い（アメーズメント）と美しい恵み（グレイス）に魅了された。

第18章 卒業生総代

2012年1月10日

クリスマスから二週間、新たな年が明けて数日たった。生きて新年を迎えることができた。その夜、私はがんの宝くじを当てた。「○○日以来キャンサーフリー」と言う時の起点として、これまで以上に希望が持てた夜。私の新たな誕生日だ。というのも、けさCTスキャンを撮り、たった今ドクター・ウォルチョックと電話で話したところだから。

悪いニュースを聞くのに適した場所なんてないが、良いニュースだったら、ギルダズクラブ以上に最適な場所はない。とくにサポートグループに出席する直前がいい。

今夜の会合は良い意味で現実じゃないみたいだった。みんなそれぞれの状況を抱えていて、人によっては深刻だった。最近のカサンドラはかなり疲れて見える。ネッドは来週大きな手術を控えている。それでも私がウォルチェック先生から腫瘍の消失を告げられたと話すと、友人たちはみな喜びの涙を流し、祝ってくれた。

階下のヌギーランドは、風船と色紙で飾り付けられていた。明日は娘たちの誕生日だ。ルーシーは学校に上がる前、私がまだ妊娠もしていないのに、友達に妹の自慢話をしていた。かなり強引な決めつけをするFOXニュースの記者のごとく、ルーシーの確信には説得力があり、必ず新たな家族ができるような気がした。ベアトリス（ビー）が生まれた朝、ルーシーは四歳になった。二人ともそれが最高の誕生日のプレゼントだったと言っている。その日の午後に病院へ来たルーシーは、待ちかねていた愛する家族がやっと来たかのように妹を扱った。私たちのベッドに上って「いた、いた」とつぶやいた。ビーもルーシーの横にぴったりと寄り添った。完璧な組み合わせだった。

今晩はエミリーと他のヌギーの仲間が、娘たちに誕生パーティーを開いてくれた。ジェフと私がウォルチョック先生からの朗報を伝えようと入っていくと、みんな笑顔で口元からケーキの食べこぼしを拭っていた。

私は娘たちに「話があるの」と切り出してはいけないことを学んでいた。すぐに怯《おび》えてしまうから。彼女たちは一年半にわたりひどい話ばかり聞かされ、何度もトラウマを経験したのだ。だから私は笑顔で「ママにすごく良いニュースがあるのよ」と言うことにした。

そのつもりだったのだが、残念ながら娘たちの顔を見た途端、もう少し長くこの子たちの母親でいられる喜びに圧倒されて、泣き出してしまった。

「なんなの、どうしたっていうの」とルーシーが訊《たず》ねる。

「マミー、どうしたの?」とビーも言う。「悪いニュースなの? 誰か死んだの?」

私はジェフに大丈夫だと伝えてくれるようにジェスチャーで示した。「ちがう、ちがうの……」と不明瞭に口ごもった。そしてついに「キャンサーフリーなの。ＣＴスキャンにがんは写ってないのよ」と言えた。

悪いニュースの時と同じような反応を見せている母親に困惑し、彼女たちは父親を見あげた。バカみたいに泣き続ける私を、娘たちはとりあえずハグしてくれた。

その夜とった写真には、娘たちが笑顔で肩を組んで座っている。友達のドナがビーの横に控えめに座り、変顔をしたゼックがルーシーの横にいる。数週間後には、ドナとゼックの母親は旅立つことになる。

二日後、治療のためメモリアル・スローン・ケタリングがんセンターに戻って来た。臨床試験を始めて一二週間目に入った私は、もうプロの域に達した感じ。ヨガ用のパンツと温かいカシミアのセーターといういでたちで、Netflixで現実逃避に役立つ番組を見るためのノートパソコン、そして採血で失う血液を補うべく右手にスマートウォーター、左手にはジャンバジュースのスムージーという完璧な装備である。最後に友達のブルースとお昼を一緒にした時のことを思い出す。彼の会社が倒産し、両親が亡くなってからの状況を話してくれた。「自分の生活が普通に戻るのを待っているように感じていた。だけどこれが今の自分の生活だと気がついた。これが普通なんだってね」と彼は言った。そしてこれが、私の普通の生活だ。

最初にバイタルをチェックしてもらい、ウォルチョック先生、看護師のカレンそして他の医療チームと面談する。診察室に向かう時に、多くのインターンや事務の人達からの食い入るような視線を感じる。さりげなさを繕《つくろ》う様子なんてない。この人達がバラの花びらを浴びせる中で、私は山車の上から手を振るべきじゃないかと思うくらい。みんな私の検査結果に興奮しているのだ。ただしがん治療病棟では、こんな祝うような雰囲気を目にすることはあまりない。診察室に王女がつけるティアラやサッシュが準備されていないのが意外なくらいだった。数分後にウォルチョック先生が入ってきた。とても嬉しそうだ。

その一方で、私の方はまだ慎重に楽観視するといった気持ちだった。がんでは容易に「治癒」という言葉は使わない。かわりにほかの言葉をしぶしぶ受け入れる。「再発率」とか「五年生存」といった言葉だ。最初の手術のあと、娘たちが私にキスを浴びせながら「ママはキャンサーフリー！」と宣言したことが、まだ生々しく思い出される。だからウォルチョック先生が、ステージ4の診断後五カ月もたっていないのに、たった三カ月の治療で「あなたにはがんの兆候が見られません」と言った時に、私はどう受け止めたらよいのか戸惑った。

「検査画像の意味をもう少し説明して下さい」と先生に頼んだ。「腫瘍が消失したとおっしゃいましたが、血液中にがんが残っている可能性はないのですか」

先生は「たいしたことない」といった表情をした。「免疫療法は、あなたの免疫システムが病変に向かっていくという考え方です」と先生は言った。「がんがあった場所で消失しているなら、他の場所にもがんはないと想定できます。まだ長期的なデータはありませんが、この治療があなたの免疫システムを活性化して、今後も防御を続けると考えます。難しい仕組みではありません」

「そうですね。確かにがんを治癒させる感じがあって、いいですね」と私は言った。

免疫システムは学習し、記憶する。私がはしかに一回しかかからなかったのは、そのためだ。私に向けられたひどい攻撃を二度と受けずにすむようにと、体が経験から学んだのだ。今ではがんについても、免疫システムが体内の怪しげなものを認識し、同じように攻撃する。それが免疫療法で行われることだ。私のがんに限らず、他のほぼすべてのがんでも同じだろう。看護師のカレンが言うように、「決め手は免疫システムよ」ということなのかもしれない。

それでも依然として疑問は残る。なぜこうした免疫療法はある人には効いて、別の人には効かないのか。メモリアル・スローン・ケタリングがんセンターでこの臨床試験を受けている、ごく少数の参加者が私と同様であれば、血管痛と副作用、そして先が見えない不安に悩まされてきたはず。科学は息をのむような速度で進んでいるが、一年以内に死に至るようながんを患ったら、間に合わない人も出てくる。

「今週、画像検査を行った患者が二人います」とウォルチョック先生は言った。「二人とも大幅に腫瘍が縮小しました。でもあなたの腫瘍は一〇〇パーセント消失したので、今のところはあなたが卒業生総代ですね」

「勝つためにがんばりました」と私は言った。

先生は頷いて「おめでとう。ステージ4の患者で完全奏効（腫瘍の完全消失）すれば、医療界は注目しますよ」と言った。私だって目をみはる。

私は今日なら訊く勇気があると思った。訊く必要があった。「それで、ステージ4ってどれくらい悪いのですか？　ドクター・パートリッジは、昔とは違うと言っていましたが」

今度はウォルチョック先生が言葉を失ったようだった。「そうですね。そういう質問はあまり受けないので。患者さんはどれだけ悪くないかを聞きたがるのですよ」

「ええ、でも私は先生の医学的奇跡になったし、知りたいのです」

先生は頷いた。「メラノーマ細胞はかなり手強い相手です。皮膚に色を与えている細胞であり、変化し、順応し、動き回るようにできている。だから古典的な治療法に耐性があるのです。ほかのがんだと、たいていは経過を予測できます。がんが小腸に転移するとか、心臓に腫瘍ができるといったことはあまり聞きません。メラノーマではそれもありうるのです」。そこでひと呼吸おいて、私がパニックを起こさないように、同時に私の病気がどれほど深刻だったかを伝える言葉を探していた。「あなたの場合は肺に腫瘍があり、浸潤性の皮下腫瘍もあったので、手強い相手だとわかっていました。もともとの肺の腫瘍は増大しつつあり、背中に新しいのができたしね」

「背中に腫瘍ができたことが転機だったのですか。がんの急速な悪化を示していたのですか」と私は訊ねた。

「そうとも限りません。もちろんどこであっても、新しい腫瘍ができれば何かせずにはいられない気持ちになります。ただ私がやっている治療は、体全体に影響を与えるものなので、腫瘍の数を気にしたことはありません。数字で精神的に打ちのめされてしまう場合もあるので、患者さんには数にこだわらないように言っています」と先生は上手にはぐらかした。私に直接的な答えをくれることはなかったが、のちに別のインタビューで「教科書的には、転移性メラノーマ患者の余命は、平均で一年ちょっと」と言及している。

「では、私の今の病状について、他の人には何と伝えたらいいのでしょうか」と訊ねた。

「治療が完全奏効したと言えます」。がんにおいて完全奏効とは、検知可能ながんの兆候がすべてなくなることを意味する。「それから、自分はステージ4のがんだったとね」と、先生は過去形で言った。CTスキャンの正式な報告書によれば、私の腫瘍は「消失」した。その冷たい響きが気に入った。マフィアか冷戦中のスパイが言いそうだ。あなたの体を裏切った細胞たちですがね、Wさん、もう悪さをするようなことはありませんよ。みんな「消失」しましたからね、と言った感じ。これは私の人生にもたらされた最高の出来事の一つだっただけでなく、第I相臨床試験の最初のコホートでは非常に珍しいことだ。研究チームとブリストル・マイヤーズ スクイブ社にとって、私はもはやステージ4のがん患者じゃない。証拠となる結果を示した患者だ。ハリー・ポッターが生き延びたように、私も生き延びたのだ。

こうした変化を経験したのは私一人ではない。私がまだ詳細を知らないだけだ。イピリムマブだけを使った最初の臨床試験が終了し、何年もたった後で今も元気な人がいる。ウォルチョック先生があとで話してくれた患者についても、私は知らなかった。

「この別の男性患者は普通の生活に戻り、もう病院にも来ていません。やはり皮下腫瘍があり、治療に来るたびに皮下腫瘍が退縮していると言って、私たちに見せました」と先生は言った。「四回目の治療でドクター・パートリッジに言ったのです。「この人は良くなっているので、背中からしこりを切除してくれませんか？　かなり小さくなっていますが、まだ少し残っていて、それが何か知りたくてしかたがないのです」。その日は疲れ果てた研修医が彼女についていて、私が彼に駆け寄って「どうでした？　みんな白血球でしたか？」と訊ねると、「いいえ、すべて黒です。ただのメラノーマでした」という返事でした。私はがっかりして立ち去り、病理報告書を待ちました。今も私の机の前のボードに貼ってありますよ。「治療奏効の組織学的写真」というのが、病理医が私にくれた報告でした。メラノーマは残っていなかった。色素が詰まった死んだ組織だったのです。それが始まりでした」。それからウォルチョック先生は「あなたと同じ投与用量でうまくいかなかった人もいました。ですからあなたがこれほど良い結果になると期待していたわけでもありません」そして先生はほっとしたように肩をすくめ「でも私は可能性を信じることができました」と言った。

つまりそれは現在、治療スイート二六号室で、隣に座る高齢のお父さんとテレビで『ドクター・フィル』★を見ている中年女性も良くなっているかもしれないということ。ここに来る前に一年間、苦し

★――心理学者からタレントに転身したフィル・マグローによるトーク番組。

いインターフェロンの治療に耐えた二一号室の学生もそうだ。それから007のTシャツを着て、看護師になった高校の同級生と話していた二二号室のフランクも。点滴で流れ込む薬剤の効果が体内で増殖するがん細胞より強い可能性を、より多くの患者が経験していることを意味している。

　この冬の朝は静かに吉兆を示していた。それから後のCTスキャンでは、スローン・ケタリング病院のがん専門看護師が私の血圧を測りながら「あなたが噂の患者ね」と言った。数カ月後には友人のスティーブが、がん関係のイベントで「寛解したブロガーの女性」についての噂でもちきりだったと教えてくれた。そしてのちにニルス・ロンバーグも、首都ワシントンの学会でのドクター・ウォルチョックの様子と、自分が診察した女性の試験参加者について興奮気味に話したと教えてくれた。「ジエド（ウォルチョック）は小躍りしていたよ。駆け寄ってきて「完全奏効が出た」って。みんな涙を流して喜びました」と笑顔で記憶をたどった。「あれは、あなたのことだね」

「ではスキャンを見てみますか？」と、ドクター・ウォルチョックが訊ねた。

「ええ、もちろん」と私は答えた。

　先生は診察室の隅のモニターに行き、画像を映し出した。日付は二〇一一年一〇日六日だ。「これが肺です。ここ、見えますか？　このかたまり。これが腫瘍です」。私は画面をじっと見つめた。ハロー、がん。

　そしてもう一つの画像をその隣に並べた。「これが現在です」最初の画像と同じようだったが、大きな違いが一つあった。かたまりがなかった。同じように背中の画像も比べて見せてくれた。「これががんです」。三カ月前に放射線科医が私の軟組織の悪性部分を緑色の矢印で示していた。「それからこれが」と言って、別の画像を映した。「いまのあなたです。なにもありません」。それはこの世界でもっとも美しい欠如だった。

私は娘を妊娠中に産科医と超音波の画像を見ていた時のことを思い出した。これが体の中。これが赤ちゃん。これはがん。そしてこれが命で、表層のちょっと下で大きく変わりつつある。

「まあ、素晴らしいです」と私は言った。

「そうでしょう。うまくいくと、本当に面白いのです」と先生は笑顔を見せた。私はモニター画面を見た。本当に、こんなに面白いことはないぐらいだ。

2012年2月

なんてこと。こんなのは絶対にダメ。娘と一緒に崇拝する歌手のコンサートに行って、楽しい時間を過ごしたいだけなのに。キッチンで夕飯の準備をしながら、下手ながらも私はいつもそのヒーローに合わせて歌っている。今夜だけはがん治療中ではない、ただのママになりたかったのに。

私たちはデビー・ハリーを見に行くところだった。我が人生のロックンロール・ヒーローの中では彼女が一番好きだった。タフで艶《つや》やか。ニューウェイブの女神。ディスコ・クィーン。ラップ・イノベーター。私と同じニュージャージー出身。そして今夜、彼女はルーシーの公立学校で、学校のバンドと一緒に慈善コンサートを開いてくれるのだ。ニューヨーク市での暮らしには当たりはずれが多いけど、がん病院はかなりいいし、時にはデビー・ハリーが子供のために歌ってくれる。今夜はそういうことだった。

午後は私がアップタウンの学校にビーを迎えにいって、ジェフがダウンタウンの学校にルーシーを迎えに行く。会場で落ちあって、ビーをジェフにわたし、ルーシーと私が一緒にコンサートにいく予定だった。だけど四二丁目に向かう地下鉄で、何かがおかしいことに気づいた。前に進んでいるのに、タイムズ・スクエアがどんどん遠ざかっていく感覚。まるでトンネルの中に引き戻されていくように。すべてがより小さく、より狭苦しい感じになっていく。会場に到着した時には立っているのがやっとの状態だった。治療の影響だ。軽度の副作用で、時々だけど、突然、朦朧《もうろう》となる。それでも一旦、見舞われると侮れなかった。

私たちが近づいてくるのをみて、ジェフとルーシーが手を振った。それから二人とも私を見て表情を曇らせた。彼らにもわかるのだ。心配そうな顔を見るのは嫌だ。こんなふうに、普通にしていたと思ったら、突然崩れ落ちるようなコントロールのきかない自分でいるのが嫌だった。普通に生活できるように必死でがんばっているのに、それでもうまくいかない時がある。ある時は『マペット・ムービー』の前に、地下鉄A線の中で倒れてしまった。ビーと図書館にいて、階段を下りるのに警備員に支えてもらったこともある。学校のパーティーでは息切れを感じて、急に帰らなければならなかった。がんに勝つといっても、こんな風だ。そしてビーを連れてタクシーの中に倒れ込みながら、本当に腹立たしいと思った。

数日たった火曜日の夜、私はギルダズクラブに行く前にジェフと娘たちとヌードル・バーで落ち合うべく、カーマイン通りを歩いていた。今週はまた治療があるが、待ち遠しい気分だった。治療日にはリクライニングチェアに座ってちょっとしたことをする程度だし、それに病院でお昼に食べるチョコレート・プディングにはまってしまった。娘たちは冬休みをギルダズクラブのキャンプ・スパークルで過ごしている。ヌギーのための無料のデイ・キャンプだ。今日は蝋人形館に行く日だったかもしれない。

電話が鳴った時、私はレストランに着くところだった。子供グループの進行役のエミリーからだった。「お聞きになったかどうかわかりませんが、カサンドラが週末に亡くなりました」と言った。

私にビックニュースがあった夜以降、カサンドラはサポートグループに来ていなかった。だけどそれっきりになるとは、思ってもいなかった。疲れているか、退屈したのだろうと思っていた。戻ってくると思っていた。彼女は明らかに痩せてきていたのに、想像もしていなかった。八〇歳近いおじいさんががんで死ぬことはあっても、小さな子供を抱えた母親も死ぬとは信じたくなかった。自分の友達に起こるとは信じたくなかった。先月のあの夜、私の手を握って愛と光と思いやりをたたえた眼差しを向けてくれた彼女が、死に近づいていたとは信じたくなかった。二度とあの緑色の瞳を見ることも、皮肉っぽい笑い声を聞くこともできない。

「急なことでした」とエミリーは言った。「ヒューゴーは先週、ケモに来ている彼女を見かけたそうです。でも金曜日には病院に運ばれて、日曜日に亡くなったと。今夜、ヌギーランドで話します。ルーシーとビーの心の準備ができるよう、事前にお伝えしておこうと思って。彼女たちはゼイクとモーととても仲良しなので」

「わかりました」と私は言った。

レストランに入った時には、すすり泣いていた。家族の横に座った。目の前にはヌードル・スープが来ていた。枯れた声を絞り出すように「カサンドラが亡くなったわ」と言った。「いまいましいがん。憎たらしい、本当に」

ジェフと娘たちは椅子から立ち上がって、私に腕を回してくれた。彼らはカサンドラを知らないので泣かない。カサンドラを失ったことではなく、私の悲嘆を痛みとして感じてくれている。私はヌードル・スープを口にした。空腹だったわけではないが、目の前にあったから。それ以外に何をしたらいいかわからなかったから。「何なのよ。ちくしょう」と私はつぶやいた。大粒のしょっぱい涙が、スープの器に落ちた。

ほんの少し前に知り合った人が亡くなっただけで、なぜこれほどまでに憔悴《しょうすい》するのかと思う。でもカサンドラのことを考えると、フレンズ・オブ・ザ・ロードというずいぶん前に聞いた言葉を思い出す。旅の同行者のことだ。見知らぬ土地で常に行動を共にする相手。ともに冒険する仲間。ジルとデビーは大学で知り合って以来、私にとって長年のそんな友達だ。ローラもそう。彼女にはプラハに行く飛行機で出会った。ベッキーは妊婦クラスで知り合った友達。カサンドラは、がん経験でのフレンズ・オブ・ザ・ロードだった。彼女はこの奇妙で厳しい道のりを歩みやすくしてくれた。その友を失った今、この道はより長く、より孤独に見える。

サポートグループの部屋に入ると、ほかの人達はまだ知らないことが見てとれた。今夜はなぜ仲良しのゼイクとモーがヌギーランドにいないのかを、私が事前に娘たちに説明できるよう電話をもらったのだ。いつものメンバーが揃って、私もいつものソファーに座った。話をはじめる前に、マーレーナが告知するだろう。新しい女性が入ってきた。私とだいたい同年齢だがかなり痩せていて、ＧＩジェーンのようなヘアカットだった。つまりつい最近、ケモを終えたのだ。彼女がカサンドラの場所に座ったので、私はハッと息をのんだ。カサンドラが入ってきて、自分の場所がとられていたら激怒すると思ったヒューゴーとイサベルが、気まずそうに位置を変えた。でも彼女は来ない。二度と来ることはない。今はまだ、誰にも彼女の場所に座ってほしくなかった。私は新しくきた女性に手を差し出し自己紹介をした。私がそれまで泣いていたことに、ほかのメンバーは気づいただろうか。

「ジェシカです。卵巣がんから復活したところ」と彼女は言った。ブルックリンのボーラムヒル在住で、去年の五月にステージ3Cの診断を受けた。一一月に化学療法を終え、今はアバスチンで維持療法中。ここに来た理由について「身体的な維持療法は受けているけど、これは精神的な維持療法として。娘のミナも今日からヌギーランドに参加しているの」と言った。

私はカサンドラが言いそうなことがわかる。彼女はいないから、私が代わりに言おう。「ミナは気に入るわよ。私の娘たちがひっぱり回さなければね」

時計の針が開始時間の六時過ぎを示し、マーレーナが最初に報告があると告げた。その瞬間は現実じゃないような、まるで爆弾が破裂する前のように思えた。何人かがティッシュに手を伸ばし、メモリアル・サービスのお知らせがあった。ジェシカは当惑し、少し怯えた様子だった。がんのクラブではこうしたことが起こる。時には入会してすぐに。

会合のあとは、ショックを受けた様子のジェシカと、元気いっぱいの七歳のミナが、ジェフ、娘たちと私と一緒に地下鉄まで歩いた。娘たちが先に行くと、私は「大丈夫？　初回のミーティングとしてはきつすぎたわよね」と訊ねた。

「あれにはちょっと動揺したけど、今日はむしろ娘がヌギーランドに参加してどんな感じかが心配だったの。ギルダズクラブの話をしたら、娘は「親ががんになった子供たちが他にいるの？　それって学校の初日みたい！　新しい親友ができるかも！」って言うから。でも、確かにほかの人が泣いているのを見たら、毎週こんななのかしらと思ったわ」

「そうじゃないことを約束するわ。でも、そうなる時はある。私も最初の月に誰かが亡くなったのを経験したし、ジェフも初日にグループで亡くなった人がいたわよね？　自分でもサポートグループに何を期待していたのかわからない。でも自分の気持ちを話せる場所に行くんだと思っていて、実際にそうだった。それに全員ががんを患っているしね」

「同じような人が沢山いるのは心強いわ。みんなが助かるわけじゃない怖さがあっても、私たちはそれを乗り越えて生きなきゃならないのよね」と彼女が言った。友達が先に逝ってしまっても、私たちは乗り越えていく。泣いて、ほっとして、罪悪感にさいなまれて。私たちはそうやって生き抜くのだ。

第19章　副作用

2012年3月

今年のニューヨークは緑が芽吹くのが早かった。冬がかなり温暖で、雪がほとんど降らなかったので、正式な春の始まりよりも早く、木々が鮮やかな色につつまれた。そして私は桜を見ることができた。カサンドラの息子たちは、子どもグループから抜けた。最後の夜、エミリーと子どもたちがさよなら会を開いた。ケーキと子どもたちが書いたカードがあり、みんなで一緒に歌をうたい、ゲームをした。さよなら会のことを考えると、温かい気持ちに包まれる。だけど毎日のように行われるさよなら会に、心がつぶされそうになる。カサンドラの息子たちは、いまはどこかでサッカーをし、春を迎えている。母親がいない最初の春だ。

今日はふたたびＣＴスキャンを撮りに病院に来た。名前を呼ばれ、女性用の待合室で着替えた。ガウンを着て、病人でいっぱいの沢山の小さな診察室の前を通った。「温かい毛布を使いますか」と、看護師は毛布とストレスボールを差し出しながら、椅子に座るよう促した。温かい毛布をぜひお願い！

腰かけると、看護師が私の右腕の血管に長い針を刺そうとした。「どこにもないわね」と不思議そうに言った。彼女は心配そうに顔をしかめた。「ストレスボールをきつく握ってみてくれる？　マイラブ（愛しい人）」。

この看護師とは一分前に会っただけだけど、まあいいわ。あなたの愛しい人になるわ。彼女の名札に目をやった。マリーだ。あなたのために、ボロボロの血管が協力するようやってみるわ、マリー。でも私の血管はがんになる前から、細くて採血しにくかった。ずっと以前に経験した数少ない点滴や採血でも、その日の採血担当者はいらついてぶつぶつ言っていた。私が麻薬中毒者になるようなことがあっても、ヘロインは吸うだけにしておこう。

今や私の血管はさらに強情になっている。臨床試験のモニターか治療で毎週通院してきた。看護師は一回に一ダースくらいの採血管にぎょっとするほど大量の血をとった。注射針もいろいろな場所に刺された。肘の内側、前腕の中ほど、手の甲。忘れられないのは、肺機能の検査で手首の動脈に刺されたことだ。私の血管は、グリーク・ウィーク★のビア樽から注がれるビールを上回る容赦ないペースで針を刺され、血を搾り取られたおかげで、すっかり固くなり潰れてしまった。時々、月のない夜にドラキュラが寝室に忍び込み、ゆっくりと口を私の首筋にあて「これは詐欺《さぎ》だ」と腹を立てて身を引く姿を想像する。

マリーがもう一度、今度は左の上腕をチューブで締めつけ、肘の内側を叩いて針を刺す場所を探す間、私もストレスボールをリズミカルに強く握った。彼女の額には玉の汗が流れていた。針を刺して、皮膚の下を探った。私は鋭い痛みに驚いて喘《あえ》ぎ、同時に涙が頬を伝った。マリーもぎょっとしていた。「二五年も採血してきたけど、あなたは手強いわね、マイラブ。ごめんなさい。ちょっとストップするわ」と言い、前のめりによろけながら洗面台に向かった。「ホットフラッシュが起きちゃった」と言い、濡らしたペーパータオルを首と額にあてた。どうやら私は看護師を更年期障害にしてしまったようだ。「あなたもいる？」と訊《たず》ねられたが、断った。彼女は気を取り直して「手で試させてもらえるかしら?」と言った。針を刺す間、私は目を背けていた。「石から血を搾りとることはできない」ということわざがあるが、私はまさに石だ。

マリーはそれから私をCTスキャンに誘導し、まるで私が華麗な演奏を披露するがん界のジェームズ・ブラウンかのように温かな毛布でくるんだ。台に横たわると「息を深く吸って」と姿の見えない声が指示した。七秒後に「吐いて」と命じた。言うは易しだ。何回か繰り返したあと、検査技師が点滴を調整した。金属っぽい生理食塩水の味が口に広がり、冷たい液体が腕の血管に流れ込んだ。それから、いつものあれ。生暖かい、お漏らしをしたような感覚。本当に漏らしてしまった、と毎回思う。最初に出産した時に、実際に大きい方をちょっと漏らして以来の屈辱的な感覚だ。

「終わりましたよ。支えますから、足を左側におろしてください」と検査技師が言う。

台の上には漏らした形跡はなかった。これで漏らしたことは一度もない。治療はまだあと一年半続く。

その後、寒さに震えながら近くで大きなラーメンのどんぶりに手をあてて温まる。ぼうっとしながら、上にのっている卵の黄身をつついた。デザートは、餅アイスクリームという甘い宝石で、不思議とこれに心を動かされ、癒された。葉っぱの上にのった少量のホイップクリームは、まるで私を癒すために日本の代理母が用意してくれたかのようだ。力がわいて私は元気を取り戻した。一時間後、地下鉄に向かって歩き出すと、ウォルチョック先生が電話で異常はなかったと知らせてくれた。私はこの六カ月、キャンサーフリーだ。未検証の治療を受けている身なのだから、ちょっと珍しい存在だろう。

★——大学の学生社交クラブが一斉にお祭りを行う週。

結局のところ、ある意味で私は良い類のがんを患ったのだ。診断を受けてからほぼ一年たったある夏の日、なぜ多くの研究者がメラノーマに取り組むのかをジェイムズ・アリソンと話していて気がついた。はじめはニルス・ロンバーグの説明通りだろうと思った。「メラノーマには有効な治療がないから、免疫療法の専門家に試してみる場が与えられたのです。他に治療方法がないので、免疫療法専門家以外の医師はあまり取り組んでいなかった。免疫療法は同業者からも効果もない怪しい治療として、疑いの目で見られていた。信じられないだろうが、それはひどい扱いだった。学会では最も狭い部屋をあてがわれるしね」。しかしドクター・アリソンは別の理由を述べた。「メラノーマは取り組みやすいからですよ。とても深刻な病気で多くの変異がある。短期間で致死性となるほど悪性だからです」

メラノーマは悪質で予測ができず、進行が早い病気なので治療は困難だ。過去の経験から、他のがんよりも免疫システムをベースにした治療に反応しやすいことがわかっていた。アリソンは言葉に出さなかったが、治療が効かなければ迅速に結果が出る。すぐに死亡するのだ。だから彼の話に私は泣きだしてしまった。この最悪の不幸が、奇跡的な幸運を呼んだのだ。私は多数の天才的な研究者を惹《ひ》きつけるがんに、最高のタイミングで罹患したのだ。

その夜、ジェフと私はキッチンで夕食を作りながらもうすぐくるホリデーと、子どもたちのバスケット用にイースター・バニーが買うべきものについて小声で相談していた。そのときビーが泣きながら入って来た。「どうしたんだい、ベイビー？」と彼が訊ねた。

娘たちは私が今日ＣＴスキャンに行ったことを知っているが、異常はなかったとすでに説明してある。それでも私の口から何回でも大丈夫だと言ってほしいのだ。

「お願いだからヒソヒソ話はやめて。マミーのがんがまた戻って来たと思っちゃうから」とビーは懇願した。「ママががんだった時、二人はいつも囁《ささや》き声で話してた。まえはママとパパが別の部屋にいってヒソヒソ話す時は、私たちを驚かす楽しい相談だと思っていた。何か悪いことを話すなんて思いもしなかったけど、もうわかっちゃった」

「そうよ、ママもパパも」と、居間からルーシーの声が飛んできた。「母親が二回もがんになったら、両親が他の部屋で秘密の話をしているのって、ものすごく嫌なんだから」。ルーシーは最近、不定期に私の一日について質問してくる。私が「大丈夫」と答えても、しつこく私の体調をさぐるのだ。「本当に大丈夫なの？　どこもかしこも？　どっかが変だったら、正直に話すって約束してくれる？」。私はルーシーの質問にすべてイエスと答え、彼女が同じ質問を繰り返し、私ももう一度同じように答える。

　今度はルーシーがキッチンに来て、私に抱きついた。涙目だった。「先週ギルダズクラブに行った後、寝る前にこれがどれだけ深刻なことか実感したの。ほかの子たちの親はとても具合が悪くて、ママだってそうなっていたかもと思ったら、すごく怖くなったの」。私は八歳のビーの、まだすべてを信頼している顔と、ルーシーのすべてを心配している顔に目をやった。私たちはみな、成長するにつれて純真さを失っていく。すべての驚きは、楽しいものとは限らないと知ってしまう。自分の娘たちがもう少し長く、驚きは楽しいことだけと信じていられれば良かったのにと思う。

第20章 短距離レースじゃない

2012年8月

地下鉄の車両は満員で、乗客の中にかなり長い間シャワーを浴びていない人が少なくとも一人はいた。外は素敵な夏の日だったが、この日は治療日だった。いつもは一人で治療に来ることを好んだ。長時間にわたる治療はたいてい退屈だし、採血と点滴の間は誰かと会話をするよりも、読書か映画を観て過ごす方がよかった。でも今日はジェフが休みをとって、私の医療チームに会いに来た（たぶん、無料のシャスタ・ソーダもゲットしに）。私が経験していることを、自分の目で確かめたかったようだ。

昨年の夏、そして一昨年の夏と違い、体にがんがないのは爽快だ。この快挙を記念して、最近の私は資金集め活動でギルダズクラブ・チームの一人として、ニューヨークシティマラソンに出場すべくトレーニングをしている。臨床試験に参加していなかったとしても、この最初のマラソンは体力的にきつかったはずだ。特に治療を受けた週は、投薬でぐったりする私にとって、蒸し暑いニューヨークの夏は強烈だ。それに気管支の不具合と、息切れの問題も抱えていたので、早いペースでレースを終えられないことは覚悟していた。とにかくやってみることが重要だった。私は臨床試験に参加した患者以外の何者かになりたかった。病気の後に、それ以前と同じじゃない、何かができることを自分自身に証明する必要があった。キャンサーフリーになって六カ月を迎え、今の自分の立ち位置を見つけようとしていた。とりあえずがんは消失したが、今もがんがもたらす思いがけない出来事を理解しようとしていた。

比較的リスクを避けた生活をしてきたが、時々はパニックの波に襲われた。もっと日焼け止めをつけていればとか、砂糖の摂取を控えていたらとか、よりポジティブな気持ちを持っていたら、こんな羽目にならなかったのではないかなどの呪術的な恐怖感だ。

いくら高潔な生活をしてこようと、がんはお構いなしだと頭ではわかっている。それでも自分の病気について、奇妙な恥の意識がつきまとう。例えば自分の肌が透き通るように白いのに、子どもの頃に日焼けしたのは自分の落ち度だったとか、自分が解決できずに抱えていた精神的な問題ががんとなって表れたとかいった自業自得感を打ち消さなければならない。私に起きたことに関して、自分を責めないように努力しなければならない。しかしメラノーマになったと言うと、大抵の人はまず「日焼けしたの?」と訊くのだから、簡単じゃない。いいえ、日焼けはしていません。でももし日焼けしていたら、この奇跡をもたらした臨床試験に参加する資格はなかったのだろうか。メラノーマを「生活様式」でかかる病気と呼ぶ記事は、いくつも目にしたことがある。数日前の夜、何だかの発表を祝って私のようなメディア関連の一般人が集まり、参加すれば無料の小さいキッシュが食べられる退屈なパーティーがあった。そこで出くわした超自然現象にかぶれたニューエイジの知り合いが、見当違いな質問をしてきた。「あなたの頭にがんが出来たって、何かを暗示していると思わない? あなたって、物事を四六時中考えている人でしょ」

科学的に説明しましょう。太陽からくる紫外線は人体のメラニンを活性化します。人間が戸外で立っている時、あるいは上体を起こして座っている時には、太陽の紫外線が真っ先に当たるのが頭のてっぺんなのです。北ヨーロッパに祖先を持つ色白の人は、より強くその影響を受けます。まあ、このように考えるのにも頭を使っているけど。

生活様式に関連がある疾患を持つ人が、どれだけつらいか私には想像もつかない。不幸にも肺がんや肺気腫、ＨＩＶを患っている人は不名誉の烙印を押される。私も喫煙に関連する病気で三人の家族を失ったが、彼らはそんな苦しみに値するような人間ではないと断言できる。さらに私は、がんのために奇妙な影響を受けるのは、患者本人に限らないことも学んだ。

「どうしてだか、わからないよ」と、ラッシュアワーの地下鉄Ａ線が轟音《ごうおん》をたててコロンバス・サークル駅に向かう途中で、ジェフが言った。「すべて好調なんだ。君が二日前に撮ったＣＴスキャンは異常なし。治療も順調。君が大丈夫だってわかっているのに、最近は不安で気持ちが落ち着かない。無性に怖くなって、悲しい気持ちが消えないんだ」。彼がひどく沈み込んでいる様子に、私の胸も張り裂けそうだった。義父が亡くなって一年あまりが過ぎたが、今週になってジェフは仕事場で突然、お義父さんのことで泣いてしまったとメッセージを送ってきた。「今日はオフィスのドアの鍵が役立ったよ」と言った。

「あなたはまだ、私が採血管で二ダース分の血をとられ、ＦＤＡ未承認の薬剤コンビを体に流し込まれるのを見ているところ。楽観できる状況じゃないわ。なぜ心的外傷後ストレス障害って呼ぶか知っているでしょ。トラウマの後に起こるからよ」と、私は言った。

悲しみは一年で終わり、その後はタイマーでもセットしたかのように前に進んでいけるという、ばかげた考えを持つ人が多い。明確な診断さえつけば、ハッピーな結果につながると思う人もいる。たしかに悲しみは薄れ、完全奏効はがんで死ぬよりいい。だけどそんな単純なことじゃない。その間ずっと途方もないあらゆる感情が押し寄せてくる。それは現実に起きることで、たいていは避けることもできず、心が疲弊しきってしまうのだ。

私はまたサッカー地のガウン姿だが、今回はジェフが一緒に座っている。すぐにカレンが診察室に来た。副作用のチェックリストを手に私の状態を確認した。

「そうね。好調かな？　あなたたちも私は大成功だって言うじゃない。他の試験参加者はどうなの？」と、私は遠慮がちに訊《たず》ねた。

「喜ばしい結果だと受け止めているわ。あなたはここに来る運命だったのね」とカレンは言った。

私は幸運だったという意味だろう。実際そうだ。私はこうしたことすべての意味や恩恵について考え続けてきた。でもがんになる運命の人なんているの？　そして誰が救われる運命なのか。お義父さんはその運命だったの？　デビーは？　カサンドラは、息子たちが母親の思い出を十分に持てる前に死ぬ運命だったっていうの？　私にはその意味も理由も見つけられないし、これからも絶対にわからないだろう。なぜ私がここに導かれたのか、この世界がどうあるべきなのか。私にわかることといえば、自分がここに存在していて、薬が効き続けるエリートグループと科学が認識する人々の一人であるということだけだ。

ジェフと私はリクライニングチェアと観葉植物があり、窓から退屈そうな会社員がいるオフィスビルが見えるいつもの部屋に入った。私は椅子に座り、看護師が血圧計と点滴タワーと共に現れると、無意識のうちに袖をまくりあげた。ジェフにとっては見たことのない光景だ。私の世界へようこそ。

終了後、ジェフはＰＪクラークのハンバーガーを食べに連れて行ってくれ、「死なないでくれてありがとう」と私に言った。どういたしまして。私こそ死なずにすんで嬉しいわ。

　数日後、娘たちがデイ・キャンプに行っている間、私はフリーランスの仕事をしに夕刻のインディアン・ロード・カフェに行った。壁に囲まれたアパートという環境からの変化とコーヒーを求めて。しかし店内に足を踏み入れると、嬉しいことに、今日はあまり仕事にならないことをすぐに悟った。レオが戻って来ていたのだ。

　レオはおよそ病気になるとは思えない人だ。まず、彼はこの地区の非公式の市長ともいえる存在で、土曜日にはイシャム・ストリートのファーマーズ・マーケットで、自分のアートやＴシャツを売っている。平日の午前中にはインウッド・パークで走るか、ベンチで瞑想。午後はこのカフェで作業をするか、おしゃべりしているかだ。ビーガンで、自転車愛好会に入っている。オンラインのプロフィールには、「みんなの友達」とある。その彼が先月、急性骨髄性白血病の診断を受けた。

　レオの病についてのニュースは、私たちが住む界隈を地震のように揺るがした。彼は街の落書きや「ファイン・フェア」スーパーマーケットの屋根にのっている巨大なプラスチックのニワトリと同じぐらい、この街に溶け込んだ風景の一部だ。そうしたものに悪いことは何も起きないはずでしょう？彼はいつも健康かつ強靭そうな外見で、人込みにいても豪快な笑い声で騒がしい友人たちに囲まれているから、どこにいるかすぐにわかる。彼にとっての唯一の大問題は、医療保険がないことだった。★もし保険があれば、もっと早く医者に診てもらったのかもしれない。それでも診断は変わらなかった可能性もある。いずれにしても、この界隈で愛されているレオの病院代を支払うためのクラウド・フアンディングは、すぐに二万五〇〇〇ドルを超えた。病気になった時に、医療保険を持つ幸運な身でないなら、代替策はものすごく愛される存在でいることだ。もしレオにヤーボイ（イピリムマブ）のような超高額な薬が必要だったら、私のようにブリストル・マイヤーズ スクイブ社の臨床試験を通してでもない限りは、一体どうやったら治療が受けられるというのだろう。これが理不尽で残酷な現実だ。

それでも今は、いつものカウンター席にレオがいる。強い化学療法を何週間か受けたあとに退院してきたのだ。病院で四〇歳の誕生日を迎えた記憶は、忘れられないものだろう。今年初めに病が悪化していた時と比べれば、ずっと元気そうに見えた。店に入っていくと、私を強く抱きしめた。

「おかえりなさい。インウッドのみんなが寂しがっていたのよ。戻ってこられてよかったね」と私は言った。

レオは少し悲しそうに笑った。

「嬉しいよ。でも君ならわかるだろう。六週間はとにかく家に帰りたかった。だけど戻って来た最初の日はパニック状態で夜中に目を覚まし、病院のベッドの手すりはどこかと探したんだ。自分のベッドなのに、もうそんな感じがしないんだよ」彼はすすり泣きを始めた。「他の人にはうまく説明もできない。すべてが変わってしまい、今は娘のために生きようとするだけだ」

「わかるわ」と、私は彼に腕を回して言った。「私にはわかるわ」私たちは長い間その状態で、言葉もなくただ悲しみの中にいた。ひとは「普通に戻る」と口にする。でも普通に戻ることなんかない。病気になる前の過去の存在は、なくなってしまう。単に新しい場所へ足を踏み入れるだけだ。

★──米国は高齢者等を除き公的医療保険がなく、民間の個人医療保険は掛け金が高額なため加入しない人も多い。

その後も何度かレオを見かけた。公園で座っている彼、カフェで本を読んでいる彼に。彼のインスタグラムをフォローし、ビーガンのおやつや、走ったり、自転車に乗ったりした後の勝ち誇った顔の写真を見た。それから、再発してふたたびケモを受けている写真も。彼は「死を恐れなくなり、かわりに死を友人として受け止められるようになったら、本当の意味で生きることができる」と書いていた。私はクリスマスのすぐ後に、ファーマーズ・マーケットで彼に会った。「白血球が低すぎるって医者がいうんだ。余命はあと数週間で、もう一回ケモをやらなきゃいけないって。そんなの聞いちゃいられないと医者に言ったよ」。その最後に会った時のレオは素敵で、私は良い新年を迎えてねと告げた。彼は年が明けて最初の二週間を生き、愛する人たちに囲まれて自宅で死んだ。そして私は今でも、私たちの公園で朝のランニングをするたびに、彼に背中を押されているのを感じるのだ。

第21章 ベテラン

2012年11月18日

一番苦しいのは走ること自体じゃない。走るのをやめた時にどう感じるかだ。

私は素晴らしく調子が良い。医師たちは来春にも『ニューイングランド・ジャーナル・オブ・メディシン』誌に臨床試験結果を発表すべく、論文を書いている。ちょうど五月には米国臨床腫瘍学会（ＡＳＣＯ）の年次総会も開かれる。ドクター・ウォルチョックは、私たちが参加した臨床試験が、そして特に私が示したような結果が、医学界で大きな反響を巻き起こしたと言った。一方で私はこの数カ月、ひたすら五区すべてを通過するニューヨークシティマラソンのコースを足で覚えようとがんばってきた。本物のフィニッシュラインを駆け抜ける自分を想像した。実際には大きく違うことになったのだけど。クライマックスは自分の住む市で迎えると思っていた。最後にはゴールで待つ家族が、私をハグするだろうと。しかしハリケーン・サンディがその計画を変えてしまった。ギルダズクラブのチームは当日、マラソンのかわりにスタテン島でボランティア活動をした。

そして今朝、ハリケーンから三週間もたたない頃に、私はかわりにフィラデルフィアマラソンに参加した。美術館からフェアマウント公園をぬけ、マネイアンクまで走って折り返す。私と同じく、幻となったニューヨークシティマラソンの参加者だったことを示すＴシャツ姿のランナーたちが、群衆から温かい声援を受けるというほろ苦くも美しい体験だった。走っている最中はずっと愛を感じていた。しかし仕事や学校があるので、ジェフと子供たちは来ることができなかった。幸運なことに留守中の友人宅を使わせてもらえたが、ここではひとりぼっちだった。

デビーも沿道で私を応援したがっていた。だが具合が悪すぎて、今日は来ることができなかった。彼女に言わせれば、アブラキサンの投与を受けた昨年は「良い一年」だった。最近では数カ月前に、私たち家族と一緒にフィラデルフィアでリラックスした週末を過ごした。少し前まで、彼女のCA125がんマーカーは、良い数字を示していた。三五以下が正常で、彼女の数値は一六だった。

電話をもらった時、彼女は「あと一回ＣＴスキャンを撮ったら、治療は終わるところだったのよ」と言っていた。

シャワーの下に立ち、水膨れだらけで爪がはがれたつま先を感じつつ、ギルダズクラブのチームに参加表明した六カ月前の五月から、今では大きく状況が変わったことに思いを馳せた。このマラソンは、自分に対して何かを証明するためのものと考えていた。だけど結局は友への愛の証となった。

二、三週間前に、デビーが子宮摘出手術を受けた場所から、二・五センチの腫瘍が見つかった。彼女も有望な臨床試験に参加し、新たにアリセルチブとパクリタキセルの併用療法を開始した。そして昨日、私がリーディング・ターミナル・マーケットでプレッツェルを食べている時に、デビーからマラソンの応援には来られないという電話をもらった。新しい治療薬で耐えられないほど痛い口内炎になったが、週末なので医師に診てもらえないと言った。彼女は痛みで疲れきった様子で、まともに話すこともできなかった。それでも電話をくれたのだから、やっぱりデビーだ。

私は今朝四時に起きて美術館に行き、二六・二マイルを走った。テンプル大学で私たちがルームメイトだった頃のたまり場周辺や、今はスターバックスになっているけど、デビーとジルと私がよく行ったバーを過ぎ、フェアマウント公園を通ってマネイアンクに向かい、ローガン・サークルに戻ってきた。フィニッシュラインを越えた時には、ケート・ブッシュの『神秘の丘（Running Up That Hill）』が流れていた。私は完走者の輝くメダルを首にかけてもらった。これを明日、デビーに郵送しよう。これで彼女のがんを治すことはできない。このメダルが何かできるわけじゃない。私が彼女を愛していることを伝えられるだけだ。

第22章 本当に特筆すべきこと

2013年5月17日

私は人生において最も栄えある出版物への登場を果たしたところだ。二〇年以上もライターを生業《なりわい》とし、様々な媒体に署名記事も書いていた。が、今回ほど興奮する媒体はなかった。しかもそこに私の名前は出てこないのだ。私はひとつの点であり、線にすぎない。臨床試験を始めて一年半が過ぎ、私の存在は驚嘆すべきことの目印となった。

今週、ドクター・ウォルチョックと私の免疫療法チームが、米国臨床腫瘍学会の総会で報告した臨床試験の結果を『ニューイングランド・ジャーナル・オブ・メディシン』誌で発表したのだ。私が参加した小規模な試験は、突然、大ニュースになった。米国臨床腫瘍学会のプレジデントを務めるドクター・サンドラ・スウェインはこの結果について「これは本当に特筆すべきこと。免疫療法においてこうした結果はこれまでで初めてです」とコメントした。私自身も『Salon』に記事を書き、『ＮＢＣナイトリー・ニュース』に出演して自分の体験を語った。そして私に投与された二番目の薬剤には、正しい発音は定かではないが、新たにかわいい名前がつけられた。ニボルマブだ。何もかもが超現実的に感じる。

私は『ニューイングランド・ジャーナル・オブ・メディシン』を愛読するタイプではないが、今回は読んでとても満足した。「合計一六人の患者の腫瘍が一二週目で八〇パーセント以上縮小し、そこには五人の完全奏効を含む」。完全奏効は私だ。読んでいて特に気に入ったのは、次のくだりだ。「治療を受けた患者の大半に迅速かつ深い反応がもたらされた……中には広範囲に及ぶ大きな腫瘍を持つ患者も含まれていた。特に目立ったのは、同時併用レジメンによる治療を受けたグループに共通し、奏効した三一パーセントの患者において、一二週目までに腫瘍が八〇パーセント以上縮小したことである」さらに「治療に関連する死亡はなかった」という部分にも元気づけられた。また報告では「PD－1とCTLA－4を阻害する組み合わせで、どちらか片方の経路を阻害するよりも顕著な抗腫瘍効果が達成できた」とあり、しばしば二剤併用は単一剤よりも効果があることが示唆されていた。

六月に再び採血のために病院に行くと、新しい看護師が「あなたの臨床試験について読んだわ。素晴らしいわね」と言った。そして感動した様子で「第I相試験では、普通は亡くなる人が大半だから」と付け加えた。

なんとなくは知っていた。漠然と知ってはいても、その渦中にいる時は考えなかった。だが臨床試験を担当した研修医の一人が「第I相試験は、主に安全性を確かめるようなものです」と言ったので、わかったのだ。もちろん医師も研究者も製薬会社も、その薬が効いて患者が生き続けることを願っている。ただ過去の例をみれば、そんな風に成功するとは限らない。特に早期の試験では。

それに見出しを飾るほどの成功でも、私と同じ臨床試験の参加者全員が祝うような結果にならなかったことも知っている。論文にはそれについても明確に書かれている。診察室で私の改善に歓喜の声をあげた医療チームが、別の診察室では別の患者に異なるニュースを伝えたこと、患者によって結果が大きく違ったことも、私は知っている。がんに関して言えば、闘いに負ける人なんていないと思う。ただ、誰もが治療の効果を得るわけじゃないのだ。だから私は、それぞれ異なる状況の中で、それでも患者を治療に奮い立たせようと努力する人々を深く敬愛する。

看護師のカレンに、どうやったら患者を失うことが多い職場で働いていけるのかを訊《たず》ねたら、彼女は率直にこう語った。「悲惨な気持ちを経験するわ。私たちがやろうとしているのは、すべての患者に少しでも希望を与えること。その希望になることが、私の仕事。私も患者のために同じ希望を持つようにして、多くの人を救っているという事実に集中するようにしている。残念だけど全員を救うことはできない。けれど私たちは患者のために、どんな状況におかれても自信を失わず、強い存在でありたいと思う。それでも患者と私たちはとても近い関係になるから、うまくいかないと、本当にやりきれない気持ちよ」

そのやりきれない気持ちは私にもよくわかる。デビーのことがあるから。彼女はこの冬、臨床試験からはずれた。バレンタインデーの頃に治療に行ったのだが、突然、治療は効いていないので、別の治療に変えると言われたのだ。腫瘍が三・五センチに増大してしまったので、新たに別の治療を考える必要があるとのことだった。

デビーが二、三週間前に手術をした頃には、腫瘍は五センチまで大きくなっていた。彼女のがんは、残忍でしぶとかった。手術では腸を約一五センチ切除すると、彼女は私に教えてくれた。それから「直径二九ミリの輪っかを入れるのよ。私はその大きさまでのウンコしかできないってこと。その輪っかを見て言ったわよ。もう少し大きいのはないの？　って」

私たちの関係はいつも同じような道を辿ってきた。それなのに、いまは道がこれほどまでに、最悪な形で分かれてしまった。

第23章 ここからどこへ

2013年8月

げんなりするほど暑い午後だ。マイクとデビーは、子供たちが友だちと出かけている間、ニューヨークに一泊しに来た。私の方も午前中に病院で採血とＣＴスキャンをしただけで、あとはあいていた。私の三年目のがん診断記念日だ。

午後はお互いに旅行の土産話をした。マイクとデビーは子供たちにレッドウッドやヨセミテ国立公園、ケーブルカーを見せに、家族で北カリフォルニアに行ったばかり。私自身も最近、サンフランシスコから戻ったばかりだった。こちらはお別れ会だった。

七月五日、私は目覚めたあと、友人のＪＰのツイートを読んだ。パレードを見て、友達とニューオーダーを聴いたという独立記念日についての一連のつぶやきだ。そしてその朝、彼の姉のネルから電話をもらった。ＪＰは独立記念日の夜、ベッドに入ったあと目覚めることがなかったと。「心臓発作だったみたい」と彼女は言った。お別れ会は、彼がそうだったように、沢山のウォッカとスパイス・ガールズにあわせて踊るという活気と華やかさにあふれていた。

この日、外は焼けつくような暑さだったが、マイクとデビー、私は涼しくて暗いアッパーイーストサイドのパブに逃げ込んでいた。フライドポテトとビールをピッチャーで注文した。スキャンを撮った日はいつもそうするように、私は携帯電話を出しておき定期的にチェックした。もし電話の音が聞こえなかったら？　振動に気がつかなかったら？　何か問題があった時に、確実に知ることができるように。

　この数カ月、マイクとデビーは参加できる別の臨床試験か、より希望の持てる治療をしてくれる病院を探していた。これまでのところは、断られてばかりだった。「ある病院なんて産婦人科医が二人とも産休なので、婦人科患者は受け入れてないって」とデビーが言った。がん治療の成功の鍵は、コメディと同じで、タイミングだったりする。

　私の臨床試験の成功がニュースになって以来、イピリムマブとニボルマブを併用した新たな臨床試験が卵巣がんを含む他のがんでも開始された。数週間前に私は臨床試験の担当医で、今は卵巣がんの試験を行っているドクター・エブリンに頼んでデビーと話してもらった。残念ながらその試験では今は参加登録をしていないので、私を救った薬をデビーは試すことができない。少なくとも順番待ちリストに載せてもらうことを希望している。彼女はビリナパントという新たな化学療法薬を使った米国国立衛生研究所（ＮＩＨ）の臨床試験への登録も試みた。「参加できるよう医師と一緒に何カ月も取り組んだの。でも画像検査の結果、私は登録要件に合致しないという手紙がきたのよ」。二週間ほど前には臨床試験の相談とセカンドオピニオンを聞きに、フィラデルフィアのフォックス・チェイスがんセンターを訪れたが、そこの医師はデビーがいまの病院で受けている治療を推奨した。

　これが成功したがん治療の残酷な現実だ。自分に効いた治療をみんなに受けてもらい、自分のような効果を得てほしいと思うのに、そうはならない。回復するのも、病気になるのと同じぐらい偶発的なのだと感じる。今はコロラド州で、ステージ４のメラノーマを患う四〇歳の父親が、私が臨床試験で受けたような免疫療法を特別に受けられるように必死な思いで世論に訴えて、メルク社とブリストル・マイヤーズ スクイブ社に圧力をかけている。しかし彼の命は三カ月で終わるだろう。

「カリフォルニアはどうだった？」と、ポテトにたっぷりとケチャップをつけながらデビーに訊ねた。

「楽しかったわ。旅行の間、ほとんど喧嘩しなかったし」。子供の気をそらしてくれる日常的な社会活動から離れて、子供たちだけと二週間も一緒に過ごす旅行ではこれは快挙だ。「あなたの方は？」

「良かったわ」私は正直に言った。「ずいぶんと長い間会っていなかった多くの友達と会えたし、ＤＪもすごくよかった。最高のプレイリストだったわね」

「そういえば、私も自分のお別れ会用のプレイリストがあるのよ」デビーが言った。

「私も。プレイリストに「楽しい葬式」と名づけたわ。私の特別な日にふさわしい計画があるのよ。『タイム・アフター・タイム』が葬儀のメインテーマ。ヴァン・ヘイレンの『ジャンプ』。そして『ゼア・イズ・ア・ライト』、『ラブ・トレイン』。それにファイブ・ステアステップスの『ウー・チャイルド』も絶対ね。あなたのは？」

「なによ。『ウー・チャイルド』は私のよ。まあいいわ。先に逝った方が使うってことで」と彼女が言った。

「そんな話、笑えないよ」とマイクが遮《さえぎ》った。私とデビーはその瞬間、はっとしてフライドポテトから目を上げた。

「冗談よ」と私はマイクに言ったが、きまり悪い思いで後悔した。

「じゃあ、やめろよ。そんなこと言うな。冗談にならないよ」と彼は言った。

デビーと私は知り合ってからずっと冗談を言い合ってきた。この災難が降りかかってからはなおさらだ。私たちは内臓が飛びだしたことや、感染や、じくじくした傷や、侵襲的な処置や、恰好悪い脱毛や気まずいセックスのことも、冗談にしてきた。消化器官を特別扱いしたくないので、便秘も、下痢も冗談のタネだった。デビーとは冗談なしに、どう会話していいかわからないくらいだ。

「ごめんなさい。冗談にすべきじゃないわよね」と私は言った。彼の気持ちを考えた。残される身にとっては、ちっとも笑える話なんかではないのだ。


その夜、家に戻るとジェフがベッドで大の字になり、天井のファンを見つめていた。「ＣＴスキャンはどうだった？　マイクとデビーは？」と訊ねた。

「大丈夫よ。でも、最低って感じ。これってフェアじゃない。ぜんぜんフェアじゃないわ」と私は言った。

夜のとばりが下りる中、彼の指が私の手に触れた。「君を失わずにすんでよかった」

「私もあなたを失わなくて良かったわ」

第24章 卒業

2013年11月6日

最初に診断を受けた時に友人のキングが言ったことを今もよく考える。「なぜ？」の答えは「どうしても」で、「なぜ私なの？」の答えは「なぜ私じゃないの？」だって。哲学的には私を納得させるような答えだけど、がん研究者にとっては不十分だ。免疫療法が効く時は魔法のようによく効くのに、効かない患者も沢山いる。この夏、ウェルフリートの湖畔に座っていた時に、偶然にもスローン・ケタリング病院の腫瘍専門医に出会った。その人は私の名こそ知らなかったが、私のことは知っていた。そして「それでも成功例は非常に少ないのよね。問題は、なぜあなたには効いたのか、ということ」と言った。

何十年も複雑な免疫システムを研究し、ある程度の人に効くような治療法を開発した後に直面するのがこの問題だと、がん研究所のジル・ドネル・トーメイは言う。「新たな段階に差しかかったのです。免疫療法が効く患者と、効かない患者がいます。今ならそれについて調べる方法もあります。遺伝子の違いなのか、免疫システムの違いなのか、腫瘍が違うのか？ これまで免疫学者がこうした疑問を探求した例はなかったので、これが新たな発見につながると思います」さらに「こうした素晴らしい話を耳にしても、免疫療法はすべてのがんの選択肢ではありません。だからもっと研究が必要なのです。まだすべての答えは出ていないのですから」。研究者にとっては、さらに興味深い段階に入ったようだが、私にとっては終盤に差しかかっていた。

この臨床試験を始めて二年が過ぎ、感動的な最後の治療日を迎えることを空想していた。しかもその日は、私の誕生日の直前にあたるのだ。いつものスイートでくつろいで一日中映画を観る。私は涙を浮かべて医師や看護師とハグし、彼らも涙ぐみながら優等生患者だった私に感謝の意を述べる。いつもの通り五時三〇分頃に治療を終え、ダウンタウンに向けて二〇ブロックほど歩いてジェフと落ち合う。誕生日と卒業祝いの夕食をとるべく、アーティザナルでチーズを食べまくるというシナリオだった。

実際には、その日の病院の四階は一日中大忙しで、私はほとんどの時間を待合室で過ごした。スローン・ケタリングはがん治療でさらに有名になり、頻繁に聞こえるエレベーターのチャイム音からも患者の往来が途切れないことがわかる。私は採血の結果を待ちながら、昼食はグラノーラバーですませた。

三年前の二〇一〇年には、それが何かも知らないまま免疫療法部門に紹介された。今では読者やがんの診断を受けたばかりの友達の友達から、私と同じ治療を受けるにはどうしたら良いかといった問い合わせのメールをもらう。残念ながら免疫療法分野の進展に医師側も追いつかずアクセスが限られているため、誰もが私のような免疫療法を受けられる状況にはない。免疫療法は引き続きトップニュースを飾るが、今も免疫療法に懐疑的な医師や研究者らはいる。同時にＦＤＡに承認された二剤と臨床試験の需要は、今の医療体制の対応能力や対応しようという意思をも上回っているように見える。

ドクター・ピートもそれに気づいているようだ。「私がスローン・ケタリング病院に来た時は、これほどの需要に対応する用意はありませんでした。ここがイノベーションの中心地なのに、患者を断っている。そして外に目を向け、さらに先を考えてみる。免疫療法を扱う次世代の医師を育てているのでしょうか？　全米で認知度を高め、教育する方法を考える必要があります。特に他のタイプの治療に優れた医師はいても、免疫療法がほとんど知られていない地域で。より多くの患者がこうした治療にもアクセスできるようにし、より多くの医師が免疫療法を扱えるようにならないと」

さらに彼は続ける。「我々が話をする臨床医も、みな患者のことを考えています。彼らはあらゆるがんに対応しなければならず、その点で私は臨床医に深い敬意を抱いています。異なるがんにかかっている、異なるタイプの患者。乳がん、前立腺がん、大腸がん、その他の一般的ながん。免疫療法はまだ、がんの主要な治療法ではありません。でもタイプによっては化学療法が有効でないがんもあるので、免疫療法がメラノーマと同じくらい、ほかのがんに対しても有効であることを期待しています。医学界は追いついているでしょうか？　もっと早く追いついてほしいと思いますが、簡単でないのもわかります」

私にこれほど効果のあった治療が、誰にでも効くわけでないことは確かだ。しかし私はがんの診断を受けるすべての患者が、思いやりと知識のある医療チームとともに、情報を得たうえで治療の選択ができることを心から望んでいる。みんなが私の受けた治療を必要としているわけではない。みんなが必要としているのは、注意を払ってもらうこと、情報、治療の選択肢、そして支払い可能な費用の医療ケアだ。

五時に私はジェフに電話し、レストランの予約をキャンセルするように伝えた。私の最後の治療が終わったのは八時近くで、いつもの医療スタッフは帰ったあとだった。みんなと感動のハグをするかわりに、ごく少人数の夜勤と清掃スタッフに地味に手を振るだけに終わった。劇的な映画のシーンになるような、勝利をおさめた感じもなかった。音楽も、モンタージュも流れなかった。完全にありふれた退屈な一日で、家に帰る途中でハンバーガーを食べた。医師らが私のがんを治してくれたことを除けば、長い乗り継ぎ待ちの時間を過ごしただけのように感じる。奇跡というのはこういうもの。打ち上げ花火はない。だけど、次の日も目覚めることができるのだ。

最後の治療からちょうど一週間目に、私は卒業生として最初のフォローアップ診療に戻って来た。これまでは娘たちを病院に連れてくるのを避けていた。心配させたくないというよりも、ここに来るときは一人の方がよかったから。誰かを楽しませようと気を遣わずにすむ。淡々と本を読んだり、ただ静かに過ごしたりしていた方が、ここにいるだけでざわついてしまう心を静めることに集中できた。だが治療も終わり、ルーシーが私の医療チームと会える機会も少なくなるはずだ。

今朝はルーシーには学校を休ませて、一緒に病院に来た。採血や血圧を測定され、お通じの頻度といった立ち入った質問に答える私をルーシーは観察していた。飲料サーバーから好きなだけお茶が飲めるのが気に入ったようだ。そしてこれから私たちは、ギルダズクラブの友人のジェシカに会いに、本館の病棟へ向かう。

ジェシカは九月の誕生日から五日目に、正式に卵巣がんの再診断を受けた。「ショックだったわ。わかっていても、そうならないよう強く願っていたし。医師が間違っている可能性もあるって思いたかった」と彼女は言った。

最初に診断を受けた時、医師が超音波検査で彼女の腫瘍を見せたそうだ。「心臓みたいに鼓動しているの。腫瘍自体が血管をつくっていると医師は言っていた。私はそれにロキという名をつけたわ。持つことのない息子の名前ね。侵略者と闘うと考えたくなかった。ロキを安全に私の体の中から出したいと思っただけ」と、以前に話してくれたことがある。その腫瘍が戻ってきたのだ。

ジェシカは四日前に手術を受け、たくさんの部分を切除した。子宮頸《けい》、脾臓《ひぞう》、盲腸、足の付け根のリンパ節をいくつか。左下肢はそのせいで軽いリンパ浮腫になるだろう。そして最初の手術の時に切除していなかった大網《だいもう》（腹部を覆って保護している膜）と、S状結腸を一三センチと横隔膜も。がんになると、体の部位の名称について学ぶことになる。外科医が手術後におめでとうと言ったのは良い兆候だろう。だけど彼女は後で手術報告書を読んで「吐きそうになったわ。最悪よ。生きているのが不思議なくらい」と言っていた。

ルーシーと私はジェシカの昼寝を邪魔しないように、そっと病室をのぞいた。ベッドの中でブカブカのガウンを着た彼女は小さく見えた。頬骨も浮き出ていた。彼女は「ヘイ」と弱々しい声を出した。「コートを脱いで、ゆっくりしていって」。看護師が書類を持ってきた。「今日は、セラピー犬を希望しますか？」。ジェシカは頷き「月曜日に来ていた小さいのに会える？」と訊ねた。

「今日はペッパーが来ていないので、バーニーを連れてきますね。バーニーも可愛いのよ」と看護師が言うと、ジェシカのやつれた顔が明るくなった。誰かを癒したいなら、痛みを和らげて回復を助けたいなら、手術して薬を渡すだけでなく、こういうことも大切だ。サポートグループにアート療法、セラピー犬。大事なのは、患者を人として扱うことだ。

ジェシカと私がいつもよりゆっくりしたペースでお喋りしている間、ルーシーはあまり口を開かなかった。それでも携帯電話をとり出したり「もう行く？」などと言ったりせずに、満足そうにただそこにいた。観察し、学んでいた。とりたてて何かをする必要はない。ただそこで寄り添うだけでいい。愛とはそういうもの。

「私たちにここで何かできることはある？」と訊ねた。「昔はキャンディ・ストライパー（病院のボランティア）だったのよ」この三〇年ですっかり腕が落ちたが、高校時代は完璧な病院のベッドメイキングを習得した。もっとも今のジェシカにはベッドメイキングは不要だろうけど。

「頼んでいい？　トイレに行くのを手伝ってほしいの」。けっこう大変な作業だ。まずは彼女がベッドから起きて立ち上がるのを注意深く手助けする。もう点滴ポールやチューブにはつながれていなかったが、トイレまでゆっくりと歩かなければならない。

「大丈夫よ。ここで待っているからね」と私は言った。

ジェシカがトイレに入ると、プライバシーを保ちつつも何かあればすぐに入れるように、ドアをほんの少しだけ開けた状態にした。

終わると彼女は「かなり大変だったわ。中でお腹の筋肉が痙攣《けいれん》しはじめちゃった」と言った。

私は「ゆっくりでいいのよ」と言い、トイレのドアからベッドまでの数フィートをほんの少しずつ進んだ。ジェシカは痛みに耐えているだけでなく、ルーシーが見ているのを気にしているようだった。彼女は「あなたがそこにいてくれるのはわかっているのよ。ただ向きを変えられないの」。

「いいのよ」とルーシーが答えた。

かなり苦しそうな表情で、ベッドに戻るのにさっきより三倍の時間がかかった。なんとかベッドに入ると、痛み止めが必要になりナースコールをした。

看護師はすぐにやってきて、鎮痛剤を砕いてアップルソースに混ぜた。痛み止めを飲み込んだ後、ジェシカはホッとして息を吐いた。

数分で彼女は目に見えて落ち着いた。「トイレで手すりにつかまって立っていたのだけど、すごく苦しくて。どうやってもおさまらないような痛みで、もう痛みの波が去るのを待つしかなかったわ」

彼女は空になったアップルソースの容器を見て「ディラウディッド（オピオイド鎮痛薬）って本当にチョークみたいなのよね。効く鎮痛剤って、なんでコーティングしていないのかしら。ハイになるためならチョークだって飲み込むだろうし、それで患者が節約できるとか？」

「金をかけるのに値しないとかね。そろそろ休んだ方がいいわ。眠ってね」と私は言った。痛みが引いていく様子が見えた。私はジェシカの中に、過去の自分の姿を見ている。患者でいるのは楽じゃない。そして愛する人が患者になるのも、つらいことだ。

後日、ジェシカはトイレに入った後のことは何も覚えていないと話した。彼女のケモの最後の日にどうしているかと電話をすると、「腹が立つの。怖くもあるし、さらによかったとハッピーに思えない自分にも怒りを感じるのよ」と言った。事実、怒りや恐怖、幸せや感謝、そして疲労感とうんざりした気持ちを同時に持つことだってある。それが、がんの贈り物なのだろう。

2013年12月

私の最後の治療から一カ月過ぎたころ、免疫学は素晴らしい時を迎えていた。ジェイムズ・アリソンは生命科学ブレイクスルー賞を受賞し、賞金三〇〇万ドルを手にした。彼は資金の一部を高校や大学での生物医学教育の開発に使いたいと語った。受賞の発表にあたり、共催したグーグルのアン・ウォイッキとセルゲイ・ブリンは「研究者はヒーローとして称えられるべきです」と述べた。私も心からそう思う。その一週間後には、アメリカ科学振興協会が、がんの免疫療法をブレークスルー・オブ・ザ・イヤー★に選び、「臨床試験で免疫療法の確固たる可能性を患者に示しただけでなく、疑問視する人達をも動かした。免疫療法による生存期間延長の記事が飛び交った。進行がん患者を失うことが常だった医師らに、ほんの二、三年前には考えられなかった希望を数字で示した」と宣言した。私が参加した臨床試験が、エビデンスとして引用されていた。

　しかし驚くべき結果を得た私でさえ、まだ、この先に恐ろしいことが起きるかもと思ってしまう。退役軍人が再派遣の悪夢を見続けるように。何カ月か前の治療日に受けた血液検査では、血中カルシウムの値が基準値より高かった。ドクター・ピートは「単に副甲状腺機能亢進症《こうしんしょう》の問題かもしれない。珍しいことではありません」と言った。でもその後に「あなたにはがんはありませんが、がんがある患者の場合は、これが骨転移を意味することもあります」と付け加えた。専門医を紹介してくれたが、彼は「あなたのように我々がこれだけ徹底的にモニターすれば、常に何かを見つけてしまうものです」とも言った。結局、何の問題もなかったのだが、私は常にモニターされる必要がある。ＣＴスキャンにＭＲＩ、皮膚のチェックに血液検査が続いていく。私が死ぬまで。私より前に同じ治療を受けた人がほとんどいないので、長期的な影響について確実なことは誰にもわからない。それでも私が幸運な一人であることは確かだ。

　いっとき私のサポートグループの中に、デイジーという名の若い母親がいた。彼女はまれな肉腫を患っていた。体調が悪化し、サポートグループに来られなくなった。移動だけで疲れきってしまうと言っていた。彼女は以前、すべての希少がんを合わせると、がんの診断を受ける人の約四分の一を占めるが、彼女のがんはあまり研究されていないと話していた。毎年、二〇〇~三〇〇人がそのがんの診断を受けるのだが、新たな薬を創るには巨額の資金が必要だ。患者の少ない希少がんでは、臨床試験への参加対象者を見つけるのさえ難しいという問題もあるのだ。

「私にだってバイアスはある。だが障害となっているのは、科学の進展じゃない。承認をとる手続きだ。イピ（イピリムマブ）では第I相試験で三人が奏効した。八〇〇人の臨床試験は必要じゃない。今も同じようなことが起きている」とジェイムズ・アリソンは言った。どれだけまれながんでも、一つ一つが異なるタイプで違った動きをするがんだったとしても、「がんはがんだ。一体全体「なぜ治療薬の承認をするのに、それぞれの腫瘍タイプで試験をしなければならないのか？」そんな理由などない」と彼は言う。そして「変えなきゃならない。免疫療法の薬剤が効くことはわかっているのだから」と続けた。

★――その年の最も発展的な研究成果に与えられる賞。

第25章 ウー・チャイルド

2014年4月19日

私はフィラデルフィアに向かうボルトバスに乗っていた。他の乗客より何十歳も年上で、電子機器を椅子の背面にある充電コンセントにつなげていないのは私だけだった。ニュージャージーの出口が過ぎ去る窓の外を眺めながら、デビーに会ったら何と言おうかと考えていた。

彼女にとって、この春はつらいものだった。冬も厳しかった。考えてみればその前の秋だって、かなり大変だった。入院を要するような新たな問題に次々と見舞われた。食事が難しくなった。数週間前にデビーはジルと私に「私のお腹からでてきたビール」という写真をメールしてきた。それは二リットルの茶色い腹水だった。

三月終わりには「今日は主治医に会って、私たちにもすでにわかっていることを言われたわ。CTスキャンでは大きくなった腫瘍と、腹膜にも新たな腫瘍が写っていた。もう手術はできない。がんの進行を少しでも遅らせるべく、新しいケモの薬とアバスチンをやるわ。いいニュースは、その後おいしいピザの店にいって、私もお腹がどうかなることなく、二切れも食べられたことよ」

それ以上の説明は不要だった。手術という選択肢はない。進行を遅らせるだけ。彼女はこれまで六種類の化学療法をやり、何度も手術を受けた。これは奇跡的な結末の物語にはならない。デビーは私に「私たちの小さい脳みそは、まだこの状況を咀嚼《そしゃく》中だけど、とりあえずの対応策はいつものダーク・ユーモアね。このメッセージを送れば沢山の愛が戻ってくるし、それが私たちに必要ってことね。それと、私のダメダメな女性器官への奇跡の薬も」と言った。そして、がんのお見舞い品を送ってこないようにとも。選択肢が限られてしまったことを思い出さずに、普通の人間でいたいのだ。

先週、彼女は腎不全でＥＲ（救命救急室）に運び込まれ、両側にステントと背中にチューブを入れたが、ジルと私に明るく「どおりで痛かったわけよ」とメッセージを送ってきた。安定するまで数日入院していたが、しぶとい彼女はその後、マイクと息子たちと共にプエルトリコに週末旅行へ出かけた。

今はちょっとしたお祝いの時期だ。ジルの誕生日で、ミッシェルと幼い娘のジャエと一緒にマイアミからやってきた。午後はバーンズ財団美術館で、その後は友人や家族とともに誕生会ディナーという予定をたてた。実現する見込みは低いと思っていたが、デビーが昨日、新しいケモで一日中とても具合が悪いというメッセージを送ってきた。私がバスを降りた時、ジルから計画縮小の電話がきた。「デビーは楽になったみたいだけど、まだ寝ているわ。でも私たちにはぜひバーンズ・コレクションを見てきてって」。デビーは大学でアートを専攻していた。学生時代は一緒に美術館に行くと絵の解説をしてくれた。私の寓意に関する知識は、すべて彼女に教わったものだ。「ミッシェルがジャエの子守りをしてくれるから、私たちはバーンズに行って、それからデビーのところへ行きましょう。レストランの予約はキャンセルしたし、みんなにも連絡済み。ただ会うだけにしましょう」

ジルとミッシェルが泊まるホテルに向かった日は、とても美しい朝だった。私の記憶の中でもっとも長く、寒く、凍り付くような冬のあとで、フィラデルフィアの通りは白いつぼみをつけた木々に埋もれていた。空には雲一つなかった。ジルの誕生パーティーなのに、私たちは悲しい気持ちでお互いの体に腕を回した。バーンズに行き、素晴らしいアートに深く感動した。それからメディアにあるデビーの家に向かった。

　迎えに出てきたデビーは、弱々しくも痛々しくもなかったが、明らかに元気がなかった。頭には白髪まじりの短い髪が生えていた。「お尻がなくなったのよ。私のお尻は完全にぺったんこ」とデビーは言った。本当だった。彼女のお腹は腹水のために多少腫れていたが、逆側はたいらだった。「こんなだから座ると痛いのよ。お尻用のクッションを買ったわ。つけまつげを買って、ドラッグクイーンのダンスパーティーにでも行くわ」

「本当に大丈夫？」と私は訊ねた。泊まっていくように言われたけど、デビー一家にとって負担なのではないかと思った。「しばらく一緒に過ごして、私は夜帰ることもできるわ。ホテルに泊まってもいいし。どっちでもいいのよ」

「いい加減に黙ったら？」とデビーが言うので、私は口をつぐんだ。

　少しの間、ジルと私と骨っぽいお尻の下にクッションを敷いたデビーは、外で日差しを浴びながら子どもたちの話をした。それから室内のソファーに陣取って、パジャマパーティーの子どもみたいに映画を見続けた。一休みしたのは日本食をオーダーした時だけだ。デビーは麺をほんの少し食べて、自慢げに「ね、けっこう食べたでしょ」と勝利宣言をした。回復が見込めないがんになると、勝利の基準は毎日変わる。

　枝豆を食べる私に「怖くない？　あなたも再発するんじゃないかって？」と彼女は訊ねた。

　私は首をふり「もう、そうでもないわ」と正直に答えた。「皮膚を移植したところに痛みを感じたり、以前からあるほくろかどうか確証が持てなかったりすると、再発が頭をよぎることもあるけど、普段は考えないわ」

　がんの兆候があった時からすでに二年以上が過ぎた。大きな節目だ。私はあるパーティーで「二年過ぎた患者には、一般的に再発はない」と言ったがん研究者の言葉にすがってきた。ウォルチョック先生もこう言った。「我々にわかっていることは、あなたの画像には、以前がんがあった場所に何の異常も見当たらず、皮膚にも異常はないし、新たな症状もないということ。メラノーマ細胞が全滅した可能性があるかと聞かれれば、可能性はある。聖書に手を置いて誓えるだろうか？　我々が達成できた可能性があるのは、あなたの免疫システムがメラノーマを危険で制御すべきものと認識できるようにしたこと。体内に残ったメラノーマ細胞を抑える免疫システムとともに、あと百年生きられるかもしれない。メラノーマが新しい抜け道を学ばなければ、それまでだ」

　でもデビーの経験はまったく違った。再発に次ぐ再発だった。しぶとくて問題を起こす腫瘍に彼女はラスプーチンというあだ名をつけた。

「なぜ再発を心配せずにすむわけ？」とデビーが訊ねた。

「ポリオに罹ることを心配しないのと同じよ。ワクチンの追加接種を受けたような感じ。本当にもう片が付いたかもと思うこともあるわ」

　彼女は驚きの表情で私を見た。この三年半、彼女のがんは何度も戻って来たのだ。「すごいわね」と声をあげたあと「今週、ケモ仲間の一人が死んだのよ」と淡々と言うので、私も感情を出さずに答えた。

「それは最低ね」

「そうなのよ。月曜日にはいつものように一緒にケモを受けに行って、私が水曜日に戻ったら、彼女はもういないと聞かされたわ。いまじゃケモ仲間さえいない」。デビーはニューヨークのグランド・ユニオン駅のトイレで、紙がなくなったかのような口調で言った。私には彼女が本当に伝えようとしていることがわかる。死はこんな風に訪れる。彼女が好きだった人にも、そんな風に死がやってきた。喪失であると同時に、避けられない疑問が浮かぶ。自分の死もそうなのだろうか？

「知らされたとき、どうしたの？」と私は訊ねた。

「ちくしょうって、思ったわよ」とデビーは言った。まさにそうだ。彼女は「ラスプーチンを小さくするのに放射線治療を受けるの」と続け、すぐにこう付け加えた。「けど、病気を治すわけじゃないの。痛みと圧を緩和させるだけ」

「痛いの？」と訊ねた。末期がんなのだから、痛くないわけがあるだろうか。

「そうね、常に押されている感じで痛いかしらね」と、相変わらずストイックに答えた。彼女は緩和医療チームにかかっていて、自分の治療についてこれまでよりリラックスした感じだった。「彼らにどこが痛いかを伝えると、ちゃんと私の話を聞いて、対処しようとしてくれるのよ」と言った。

「それは進歩的ね」と私は返した。

翌日は二人で散歩に出た。ピンクの桜と黄色いレンギョウでいっぱいの住宅地を、ガーデニングや子供たちと遊んでいる近隣の人たちとあいさつを交わしながら歩いた。「とにかく学期が終わるまでは生き延びなきゃ」とデビーが言った。比喩として言ったのか、文字通りの意味なのかはわからなかった。

午後遅く、私が乗るフィラデルフィア行きの電車を駅で待つ間、私たちは車の中で別れの挨拶をぎりぎりまで後ろに引き伸ばしていた。「約束して。私が闘病で負けたなんて誰かが言ったら、そいつの尻を蹴飛ばしてよ」とデビーが言った。

「思いっきりね」と、私は答えた。この世で彼女ほど強く、ポジティブで、敗者に見えない人を私は見たことがない。がんをサバイブするのに必要なのは根性だと思う人がいるなら、これ以上何も出来ない時を生き抜くのに、どれだけのことが必要かを考えてみろと言いたい。「他に何か私にできることある？」私は訊ねた。

「そうね。夏の週末にジェフと一緒に来ない？　子どもたちは両親に預けるから、街で一泊しようよ。プールがある素敵なホテルを探して」

「大賛成よ」と私は言った。

遠くから電車が近づく音が聞こえてきた。私はサバイバーと呼ばれる存在になれた。彼女は敗者と呼ばれることを恐れている。二人とも健康に気をつけたし、医者にもちゃんとかかった。それなのに結果はこうも違ってしまった。私が勝ち、彼女が負けたなんてことじゃない。単に生物学と科学の問題だ。そして今日の「なぜ私が？」への答えは、「なぜ彼女じゃないの？」だ。

「私の電車が来たわ」と私。

「そうね」と彼女。

ボーイフレンドができる前、結婚する前、子どもを持つ前から、デビーと私は一緒だった。私たちはいつも一緒だ。私は車を降りて電車に向かった。窓の近くに座り、手を上げた。彼女も車の中で手を上げた。電車が私を彼女から引き離した。


命というのは輪のようにつながっているので、次の週末、私はハドソン川沿いのヒップな町に住む友人のベイビー・シャワー★に行った。彼らは静かさと美しさと、ウェスト・ポイントに近いという理由でその町を選んだ。父親になるアイザックは軍人で、二〇年にわたりイラクの砂漠の嵐作戦や悪名高い地獄へのハイウェイ、そしてより最近の紛争まで従事していた。二回目の派兵から戻った時、深刻な心的外傷後ストレス障害を克服するのにかなり長い時間を費やさなければならなかった。彼は礼儀正しく頭がいい。とんでもない状況を経験しても、そこから抜け出せたことに感謝し、深く影響を受けることを本当の意味で知っている人だ。彼がどんな苦難をくぐりぬけたのか私には想像もつかないが、私たちは二人ともトラウマがどれだけダメージを与えるかを知っている。

ベイビー・シャワーは美しく、喜びに満ちた集まりだった。長い間待ち焦がれ、すでに深く愛されている子どものお祝いだ。それだけでなくアイザックは、駅まで送ってくれた車の中で泣き出してしまった私を、奇異な目で見ることもなかった。デビーに会ったばかりで、車の中で電車を待っている間に取り乱してしまったのだ。

駐車場で「ものすごい罪悪感があるの」と私は鼻声で言った。「私は人生を歩んでいけるのに、デビーはそうじゃないことに対する罪悪感。彼女の状況は私自身とは比べ物にならないのに、私は自分のことで動揺する。彼女のことで腹を立てるべき時なのに。彼女は、私に自分を責めてほしいなんて思っていないのはわかっているけど、どうにもできない。すべてが偶然だなんてひどすぎる。私がいけないんだと感じずにはいられないの」

アイザックは、わかるよと言わんばかりに頷いた。「僕にとっては戦争と戦闘が最悪の経験だった。いろいろな意味で人を壊すんだ。昔はそう認識していなかった。傷を負うことなく去ることはできない。多くの人は理解できないと思うけど、目に見える傷だけじゃない。みんな僕のことを以前と変わらないと言うけど、戻って来た時はもう変わってしまった自分なんだ」。私はレオが同じことを言っていたのを思い出した。

2014年8月16日

朝早くジェフと私は夫婦で過ごすロマンチックな週末のために、そして死にゆく友に会うために、ボルトバスでフィラデルフィアに向かった。

デビーが提案した通り、プール付きの素敵なホテルを二部屋予約した。マイクとデビーは来られないだろうことは承知の上だ。ジルとミッシェルもフィラデルフィアに来ていたので、キャシーのレストランに六人の予約をした。これもキャンセルすることになるかもしれないが、少しの間でも希望を感じられるのが嬉しかった。いろいろと予約をし、デビーに報告するのが喜びだった。彼女は数週間前、バーモントでの家族旅行から戻る途中に、腎臓の痛みが悪化して再び入院した。今週もまた腎臓のことで入院し、今は小さな採尿バッグをさげている。

プールで泳ぐことはない。六人で夕食を共にすることもない。ジルは昨日デビーに会い、かなり弱っているから数分しか会えないかもと言っていた。何の期待も計画もせずに、デビーが望むことをするためだけに来たのだ。ジェフと私にわかっていることは、デビーの家に行ってひと時を一緒に過ごせるかもしれないし、だめかもしれないし、その時の状況次第ということだ。

私たちは早朝のバス停近くのデリでアイスコーヒーを買った。ラジオから『ファンシー』が流れて

★——出産前のお祝いパーティー。

いた。これからはこの曲を聴くたびに、デビーに会うのが最後だなんてありえないと感じたことを思い出すだろう。ジェフが時計を見て、行く時間だと促した。「今回はつらいし悲しいな。でもデビーのためだから行かなきゃな」と言った。それに二人とも、これが特別で美しい訪問になることもわかっていた。

郊外の駅からデビーの家までほんの半マイル歩くだけだったが、マイクは車で迎えに来ると言い張った。「やあ、どうしてた？」とマイクが訊《たず》ねた。短いドライブだったが、車の中で心地よい会話をし、彼は道すがら近所の人たちに手を振っていた。

家に着くと、デビーの息子のアダムが家の前の芝生でミッシェルとキャッチボールをし、彼女の娘のジャエがその間を走り回っていた。「こっちよ」と、誰かが家の中から声をかけた。「私たちはこっちにいるわよ」ジルの声だった。声をたよりに横のサンルームに向かった。

デビーが木立に面したソファーに座っていた。いくつものクッションに支えられ、小さなクッションに頭を持たせかけていた。夏の終わりだったが、スウェットシャツを着て毛布にくるまっていた。その下にある体はもう骨と皮しかないのがわかる。それでもやわらかな髪が頭を覆っていた。

昨日、ジルとミッシェルが訊ねてきた時は、デビーは二階の寝室にいたという。階下に降りてくるのは、せいぜい一日に一回。でも今日は寝たきりのコレットのように、ベッドで来客を迎えたくなかったようだ。この八月の日差しの中、私たちと普通の人のように座って話せるようにと、ベッドから廊下を通り、階段を下りて、居間を通り抜け、ここまでの長い道のりを苦労して移動したのだ。

デビーは私たちを見て微笑んだ。私は軽くキスして「オッス」と呼びかけた。

彼女も「オッス」と返事をした。

マイクは部屋を出て、すぐにアイスティーとチーズやクラッカー、果物のトレイを持ってきてくれた。

「小皿にとってくれない？」とデビーがいい、彼が取り分けてくれたものをゆっくりと口に入れた。

マイクはトレイに並んだおいしそうな食べ物に、ちょっと不満そうな目を向けた。

「本物のフィリーチーズステーキを食べたことあるかい？」とジェフに訊ねる彼に、ジェフは首を横に振った。「最高の場所を知っているんだ」

「チーズはベルビータ、それともプロヴォローネ？」と私は訊ねた。

マイクは私を無学な人間かのような目で見て「プロヴォローネだよ。当然」と言い、ジェフを連れてベラ・カヌイドにあるママズに向かった。肉ととろけたチーズをはさんで、ケアギバー同士の絆を深めてくれればいいと私は思った。そしてジルとデビー、私の三人組の時間を持てたのが嬉しかった。最後の時間を。

「子供たちがあと二週間で高校にあがるなんて信じられない」とデビーが言った。私たちはいつも同期だった。最初の子どもを産んだのが五日違い。「ルーシーの中学の卒業式、あなたも気に入ったわよ」と私が言った。「『スターウォーズ』のテーマ曲をかけたのよ」

「ティムの卒業式には大泣きする覚悟で行ったの。高校の卒業式には出られないから。ティッシュまで準備していったのに涙がでなくて、自分に腹が立ったわ」とデビー。

「泣くつもりでいるのに、泣けないのもいやよね」と私も言った。

午後はそんな調子で一緒に過ごし、日の光がデビーとマイクの庭で動いていくのを眺めた。途中でデビーの両親が立ち寄り、デビーが最近作った両親の結婚五〇周年の写真アルバムを誇らしげに見せてくれた。ティムとアダムも、デビーと私たちの様子を見に時々顔をのぞかせた。ミッシェルとジャエは前庭と裏庭の鶏小屋を行ったり来たりしていた。何も予定が決まっていない、ゆったりとした時間の中で、子供たちや最近のゲイゲームズ★についておしゃべりをした。今日はこの場所で、ここにいる人たちと一緒に過ごすことが最高だ。

デビーが少しだけ疲れた様子を見せた。ジルと私が紙コップを片付けていると「またがんが騒ぎ始めているの。もう疲れた。本当にうんざり」と言った。

「ちょっと昼寝したら。友達なんだから気にしないで。リラックスしているだけだし」とジルが言う。

「いいの」とデビーは言い、さらにはっきりと「いいのよ。私は大丈夫」と続けた。

それでもジルと私がキッチンでの片付けから戻ると、デビーはうとうとしていた。私たちが物音を立てずに部屋に戻ろうとしている時には、デビーは何も見逃がしたくないとばかりに目をさました。一方で、ジェフとのランチから戻ったマイクは、ソファーでデビーの横に座ると、すぐにぐっすりと寝入ってしまった。

私はマイクと会った日の写真を持っている。私はイタリアを訪れて、デビーと一緒に列車の学生パスでヨーロッパを回った。デビーはローマでアートを勉強していて、マイクは建築の学位取得をめざす学生だった。彼女が海外にいたその秋、新しい男の子と付き合い始めたという手紙をよこした。イタリアに行ったら、私のデビーに値する人物かどうかを見定めてやろうと思っていた。はじめて一緒にした昼食が終わるころには、陽気な彼は口数が少なく地に足の着いた私の友人にとって、まさにぴったりの相手だとわかった。特に彼がデビーに夢中なところが気に入った。

その写真では、バチカン博物館近くの低い壁の上に二人がいる。マイクが楽しげにデビーの首にキスし、デビーはイタリアの暖かな日差しの中で笑っている。恋する二人だ。私はその二人を再び眺める。クッションと毛布にくるまれた彼女と、その横で寝息をたてている彼。いまも恋する二人だ。

「放射線治療はどんな調子？」と私は訊ねた。痛みの元になっているラスプーチンというあだ名の腫瘍を、医師が縮小しようとしていたはずだ。

「放射線は痛みの緩和に少し役立ったわ。時間稼ぎだって、何カ月か前に医者は言っていた。でも私はもう少し元気に、動き回れるようになりたいの」

人生はなめらかに真っすぐには進まない。前に進み、後ろに下がり、上昇しては急降下する。デビーは自分の体に何が起きているのかを知っていた。それでもひたすら悪化の一途を辿る必要はないと信じていた。もう少しましな、苦しみが少ない道があるはずだと。回復への希望が無くなっても、おだやかに過ごす希望はある。希望はいろいろだが、何であろうと希望には力がある。無条件降伏ではなく、もちろん負け戦なんかじゃない。

デビーは運動用の短い靴下を履いていたが、足はパンパンに腫れていた。風船のように膨らんだ二本の脚が、枝のように細い体を強調していた。「見てよ、これ。ごめんね。気持ち悪いよね」と彼女は言った。

「謝ることなんかないさ」とジェフが言った。彼にとっては初めてじゃない。父親の足もそうだった。

「浮腫《ふしゅ》なのよね」と彼女が説明する。

「ニューロパチー（末梢神経障害）とは違うのでしょ？」と私。

★――同性愛者を対象とした総合球技大会。

「ニューロパチーもあるわよ」

「私は子どもを産んだ後に浮腫《むく》んだわ。あとマラソンのトレーニングをした時も。膨らんだところを押しても感覚がないのよね」私は言った。

ゆっくりと目を覚ましたマイクは身を乗り出して、二本の指でデビーの足を押してから、へこんだ部分の下を撫でた。満足そうにデビーの方を見て、それからへこみが消えていく彼女の足に笑顔を向けた。

日が暮れはじめた。私たちも引き上げてデビーを休ませる時だと思った。立ち上がってさよならを言おうとすると、デビーが「まだよ。マイク、立つのを手伝って」と言った。

マイクとミッシェルでデビーを支えた。彼女にはニューロパシーと浮腫があり、筋力はなく、腎臓機能を保つための袋をつけ、体重なんて私のバッグと同じくらいだろう。その彼女がジェフ、ジル、ミッシェル、そして私にさよならのハグをするために立ち上がった。私は彼女の小さな体にそっと腕をまわし、速攻でキスをした。彼女を壊してしまわないか、必要以上に長時間立たせて、痛みを長引かせてしまわないかと怖かった。けれど私とデビーは抱き合って、さようならを言うことができた。彼女の望むままに。立ち上がって。私は「愛しているわ」と言った。これが私の人生において、もっとも透明な時間の一つだ。私とデビーが分かち合った時間だから。ハグなんて絶対にしないような人、それでいて誰よりも思いやりがあって、強く、愛すべき人との時間。

今晩、ジャエはジルの両親に預けたというので、ジルとミッシェル、ジェフと私でたぶん初めてのダブル・デートをした。デビーはマイクに加わるように言ったけど、彼は辞退した。ミッシェルがフィラデルフィアの地平線に向かって運転している間、ジルが静かに席から手を伸ばして、私たちはそっと手を握りあった。彼女が何を考えているかわかる。私も同じことを考えているから。私たち三人が大学時代に住んでいたナーデン通りの小さな家のことだ。そして結婚、子供、バケーションと、これまで三人組で生きてきた長い時間のあれこれ。これから起こるすべてのこと。

　私たちは予約した時間より早くレ・ヴィルトゥに到着した。レストランに入る途中、「バーで少し飲むか、少し早いけどテーブルが用意できるか聞く？」とミッシェルが訊いた。ジルは「何？　今はぼうっとしちゃって、わからない」と言った。ミッシェルは優しく私たちを空いているテーブルに促した。

　その後はショックが続く中で、三時間にわたるキュアード・ミート、鱒《ます》のグリル、スパイシーなブロッコリーレイブに、オレンジとバジルのグラニータ★という素晴らしい夕食だった。友人のキャシーが加わり、近況についておしゃべりし、ひたすら一緒にいる時間を楽しもうとした。

「デビーと会って、どうだった？」とキャシーが訊ねた。

「いい一日だったわ。私たちらしい感じで」とジルが答えた。

2014年9月

　最近のデビーと話すと声はまだ力強いが、体はこれまで以上に弱っているようだ。今日は「いろいろ出来なくなっている自分を受け入れつつあるの」と彼女は言った。腕も、足もほとんど動かせず、

★——イタリアン・シャーベット。

マイクが調理した卵とプロテイン飲料しかのどを通らない。食べ物を届けようとする人はいるが、デビーの家はもう食べ物とは無縁だ。「あまり具合もよくなくて、とりあえず今日を生きる感じ」

デビーは痛み止めの麻薬で眠っていることが多く、退屈だという。階下と行き来できるように、階段リフトを設置したそうだ。「コマーシャルでおばあちゃんが乗っているようなやつよ」と説明する。病院に行くための車椅子と介護ベッドも備えた。「マイクが手配した時、不要になったら返却できるから便利ですよと言われたんだって。最初は私もそれはいいと思ったんだけど、後でどういう意味か気が付いたわよ」。デビーは腫瘍専門医の次の診察を心配していた。何を言われるかではなく、入院したくないからだ。その気持ちはよくわかる。

マイクと息子たちがとても良くしてくれると彼女は話す。友達がきて、足をマッサージしてくれて気持ちよかったとも。両親のことをたずねたら、「とても元気よ。死ぬほど心配していると思うけど」と言って、少し泣きそうになった。それから「話題を変えない？」と言って、私たちはいろいろなことを長時間話した。新しい学校に進んだ子供たちのことや、教壇に立たなくなったことがどれだけ奇妙に感じるかなど。英国のコメディや『スペースド』が最高という話。そして最後に、一〇月にまた会いに行くと私は言い、そうしてと彼女が言った。私が一〇月に行くことは確かだ。でも彼女には会えないだろう。

デビーががんになり、もうすぐ四年になる。四年分の治療と手術とＥＲと。それら全部を受け入れようとしている。彼女から「もう手術はできない」と知らされてから六カ月たつ。それなのになぜ私は今日、さよならを言うのにこんなにも痛みと悲しみに揺さぶられるのだろう。なぜこんなにつらいのか。なぜ失うことの痛みが和らぐことがないのか。

たぶんどれだけ心の準備をしたところで、心に刺さったナイフは、ナイフでありつづける。最近は氷山の上のデビーが流されていくような気がする。遠くへ、遠くへと離れていってしまうのに、私には助ける術が何一つない。彼女と話すことはできても、彼女に起きていることを止められない。少しずつ小さく、遠くへ行ってしまうのを止めることができない。これ以上は苦しんでほしくないが、逝ってほしくない。矛盾はしていない。デビーも同じように感じていると思う。人がこうした状況を経験している時に、「どうやって耐えたのかしら」みたいなことを言う人がいる。答えは「ほかにどうしようもないから」だということを、わかっていないのだろう。

デビーと私はその後も短い連絡をとりあった。ほとんどはメッセージで、彼女の体調や車椅子の乗り心地、一気見すべきテレビ番組についてなど。そして日曜日の午後、デビーが出血して再入院したという電話をジルからもらった。家から救急車で運ばれた。「退院してホームホスピス体制にしようとしているみたい」とジルは言っていた。私たちは今後の予定や訪問について実務的なことを話したが、二人ともずっと涙が止まらなかった。その後、私は『ヒーローズ』を聴いて、デビッド・ボウイが「僕たちは一緒になれる　一日だけなら」と歌った時に、さらに泣いた。

宇宙からの大いなる慈悲により、デビーは日曜の夜に家に戻ることができた。彼女の場所で旅を終えることができるように。今はできる限り静かに、痛みがないようにするだけだ。

水曜の夜、マイクから連絡をもらった。もし私からメッセージがあれば、マイクがデビーに聞こえるように読んでくれると。私はこれまでで一番難しいメールを書いた。

「夕べ、ジルとマイアミ旅行やハロウィーンパーティーの思い出を話したわ。もちろん、かつらのことも。デビー、あなたが一番の相棒よ。あなたは最高。本当に。私たちはあなたのこと、マイクと子供たちのこと、チーズステーキのことを想って、想像できないほどの大きな愛を送ります。気持ちよくなるモルヒネを沢山もらっているといいけど。ナウディン通りのあの家に足を踏み入れた時、私は宝くじを当てたのよ。嫌なルームメイトに当たる人もいるけど、私は親友に出会えた。あなたのこと、本当に愛してる。あなたと家族のために、私はいつでもここにいるわ。私たちみんなで」それからお下劣なジョークで結んだ。私たちの関係が始まった時と同じように締めくくりたかった。大人だとか適切かなんて完全に無視して。

三時間後、私が心を落ち着かせるためにテトリスゲームをしている最中に、彼女が逝ってしまったとジルが電話をくれた。私の友人、デビーは二〇一四年九月の水曜の夜に死んだ。四八歳だった。髪を優しくなでながら愛していると告げる夫と息子たちに囲まれ、友人たちが送ったメッセージとともに。彼女の部屋のテレビでは、その場にふさわしく『サバイバー』を放映していた。

私は寝室に入った。ジェフはヘッドホンをして古い『ボブ・ニューハート・ショー』を見ながら、ドアのところに静かにたたずんでいた。私を見上げ、私が口を開くその直前に、様々な感情が私たちの間を渦巻いた。すべてそこにあった。彼ら。私たち。閉じてゆく扉。「終わったわ」と私は言い、ベッドにあがった私に彼が腕をまわした。本当に泣きながら眠りにつくことがあると、私はその夜はじめて知った。

翌朝、私は娘たちに伝えた。彼女が遠くへ行ったとか、もういないとかではなく、デビーは死んだと告げた。死をあるがままに伝えるのは悪いことではない。二人ともとても優しく私に接してくれた。ビーは「残念ね」と言ったあと「もう痛くないね」と付け加えた。

デビーの家族をそっとしておこうと思っていた時に、マイクが電話をしてきた。電話で彼の名を見て、反射的に「あら、元気？」と言ってしまった。

彼は「ああ。そっちはどうだい？」と、ドライに答えた。私は苦笑した。マイクはのっけから、古くからの本当の友人に対する率直さで、何も送ってこないように、特別なことはしないようにと言った。「今はできるかぎり普通にしていたいんだ」。私はそれを尊重し、さよならを言う機会をくれたことに感謝の意を述べた。彼はお別れ会の詳細を教えてくれた。

「彼女の面倒をみることができて嬉しかった」とマイクは言った。彼女との素晴らしい、驚きにあふれた人生を共にできてよかったとも。たった一週間半前には、彼が車椅子でデビーを近所の散歩に連れ出し「今までの生活と同じようだった」と語った。彼女は自分が生まれた病院に救急車で運びこまれたこと、救急隊員が階下に運ぶ際に、彼女がティムに「戻ってくるからね」と告げ、本当に家に戻ってこられてみんなとても喜んだことを話してくれた。さらにマイクは彼女が死んだ日のことをこと細かく教えてくれた。半分になった心で生きているけど、心穏やかだと言った。「泣かなくていいんだよ。大丈夫だ。泣かないで」と彼は言ったが、私は泣きじゃくっていた。

「彼女のために、本当に頑張ってくれてありがとう」と私は言った。

「いや、頑張ったわけじゃない。やるべきことをやっただけだ」とマイク。

そうだった。マイクは頑張る必要なんかなかった。彼は最初から、こんな風にデビーに寄り添って生きてきたのだから。

マイクとの電話を終えたあと、箱にとってあったデビーからの古い手紙やカードの束を一つ一つ読み直した。「ジョージ・グラス」と署名してあるバレンタイン・カードを見つけた。彼女から去年もらった誕生日のカードもあった。ビッグフット（大足の猿人）の写真で、表には一言〝信じて〟。私は信じようとしているよ、デビー。心から。

深く愛する人が亡くなった時は、その人を失うだけじゃない。彼女と繋がっていた私の一部も失うのだ。彼女が持っていた私の思い出も、私に対する愛もすべて。彼女はそれらを一緒に持っていき、私の一部も一緒に死ぬ。だから生きている間に分かち合ったその愛を維持するために、もっとがんばらなきゃいけない。「信じて」と書かれた誕生日のカードを見たら、従わなくちゃいけない。彼女が逝ってしまっても、彼女の存在を感じ続けられるように。

2014年10月5日

お別れ会はとても悲しかったが、深いやさしさと真心に満ち溢れていた。何百人もの友人や家族が長い列をつくり、さよならを言いに来た。ジルがまとめたプレイリストは、『ウー・チャイルド』から始まっていた。わかったわ、デビー、あんたの勝ちね。この日の最高の贈り物は、亡くなる直前にデビーを訪問したという彼女の友人との会話だった。「デビーが文句を言ったのは、その時だけ。私たちは一緒に座っていて、デビーが言ったの。「ねえ、これってクソみたいに最低よね」」これは弔辞で耳にするような話ではないが、デビーが最後に私に送って来たメッセージと同じだ。それはウンコの絵文字だった。

家に向かう車の中で、ジェフと私はジルが選んだボウイ、イギー・ポップ、パティ・スミスの楽曲を聴いた。デビーと、お義父さんと、私たちのことについて話した。

「9・11の時のジュリアーニ市長を思い出すよ。犠牲者の数がどのくらいかと訊ねられ、こう言ったんだ。「誰もが耐えられないほどの数だ」って」

「ねえ、これってクソみたいに最低よね」と私は答えた。

第26章 ステージ5

2015年1月

私がまだ生きている事実は、今もって目新しいことだ。少し前までステージ4は、がんという列車の終点だった。私のような患者は回復しないはずだった。病状を安定させることさえ難しいと思われていた。悪化し続けて死ぬだけだと。でも一一〇パーセントの私たちを見てほしい。予測をはるかに超えた人たちを。ステージ5という新たな場所に到達できる人の数は増えつつある。念のためにもう一度はっきりと言っておくが、私が良くなったのは正しく祈ったからでも、強かったからでもない。科学が効いてくれたからだ。

研究者の友人スティーブとの会話は、今にして思えば目を見張るものがある。「以前は「がんとの闘いを引き分けに持ち込み、慢性病と思えるくらい長くコントロールできるかもしれない」という態度だった」と彼は言う。「だけど患者が数週間ごとにケモを受けに戻ってくるなんて僕はいやだ。今じゃ、そうじゃない、治癒させようじゃないかという感じだ。医学的見地からとてもエキサイティングな時だ。みんな君を応援していたけど、この結果を見ろよ。すごい結果になったじゃないか。それにこれは、君だけに起きたことじゃないんだ」

スティーブの言う通りだ。私のイピリムマブとニボルマブの併用試験で、二年生存率は患者の七九パーセントにのぼる。他の臨床試験でも似たような有望な結果がでている。そして『ニューヨークタイムズ』の記事で、ドクター・ウォルチョックのこんな言葉を目にすると衝撃はさらに大きい。「転移性メラノーマ患者の大部分が、数週間、数カ月ではなく何年も生きるようになるなんて、完全に別世界のようなものなのです」

私がキャンサーフリーになって三年、治療を終えてから一年になる。私に起きたことは、単なる例外的なブレイクスルーではない。がんを新たな形で治療できるという裏付けだ。私のメラノーマ臨床試験が大成功だったので、二〇一三年三月には第Ⅰ相から直接第Ⅲ相試験へと進んだ。五三人の患者で始めた試験が、たった一年で世界中から九〇〇人の患者が参加する試験になった。

有望な薬を患者が使えるようにするのに、何年もの長い歳月と手間のかかる試行錯誤が必要というかつての基準は、今や必ずしもあてはまらない。ドクター・ウォルチョックは「進行期メラノーマ患者の半分程度には、この免疫療法が非常に役立つ――つまり治療後最初の肉眼や画像検査までに再発・転移した腫瘍が大幅に縮小する――と期待しています。五年前は、こんな状況はほとんどなかった。いまでは多くの第Ⅰ相試験患者がこうした経験をしています。規制当局側も、非常に説得力ある第Ⅰ相試験からは多量のデータを真剣に見ています。その理由は、我々が臨床試験に持ち込んでいる薬剤が効く可能性が高いからです。これまでは確固たる科学的なエビデンスがあっても、比較的効果が限られる薬剤を扱っていました。今ではその治療が効きそうな患者に対して、的を絞った治療をすることができます。第Ⅰ相、第Ⅱ相、第Ⅲ相の線引きはより曖昧になりつつあるのです」

二〇一四年一二月、ニボルマブは新たにオプジーボという商品名のもと、進行性メラノーマの治療薬としてＦＤＡから優先審査承認を受けた。少し前まで私が実験台となっていた薬が、臨床試験に参加しなくとも患者の手に届くようになる。今現在、医師から非常に悪い知らせを告知されている患者の生存率が、ずっと良くなる可能性が高まる。

　イピリムマブとニボルマブの併用療法は、引き続き他のがんでも試されている。二〇一二年と二〇一三年には、肺がんと腎臓がん患者を対象とする臨床試験が初めて行われた。この原稿を書いている段階★では、この組み合わせを使った試験対象には、肺がん、乳がん、腎臓がん、大腸がん、すい臓がん、そして卵巣がんが含まれている。二〇一五年、ニボルマブは進行非小細胞肺がんの治療薬としてＦＤＡ承認を受けた。そしてその年の秋には「オプジーボ（ニボルマブ）の臨床試験にかかわった患者や医師」に感謝のメッセージを送るテレビコマーシャルが流れはじめた。さらに一〇月にはＦＤＡが特定の転移性メラノーマを対象にイピリムマブとニボルマブの併用療法を承認し「免疫療法薬二剤併用でＦＤＡが初めて承認した唯一のがん治療レジメン」となった。『ウォールストリート・ジャーナル』は当時、この治療レジメンについて「患者一人あたり一年目の治療費が二五万ドルかかる」と伝えた。

　高額な治療費について私も考えるところは大いにあるし、そう思うのは私だけではない。二〇一五年七月発行の『メイヨークリニック・プロシーディングズ』という学術誌に掲載された「患者主導のイニシアチブ支援と高額がん治療薬の値下げ要請」という手紙で、一〇〇人以上の第一線のがん臨床医が治療費用の高騰は「がん患者と家族に害をもたらしている」と宣言。「高額のがん治療薬に反対するがん患者の草の根運動」を呼びかけた。この手紙に署名した医師の中にはジェイムズ・アリソンもいた。私も心の底から彼に同意する。一年間の治療を受ける経済的余裕などない人も沢山いることは容易に想像できる。ジェド・ウォルチョックは「私が二〇〇〇年にメモリアル・スローン・ケタリング病院の教授に加わった時、進行したメラノーマ患者の生存中央値は、当時の最善の治療をしても七カ月だった」と言った。

一方で研究は続く。私が使った二つの免疫療法薬をほかの形態のがん治療と組み合わせるものや、さらに異なる免疫療法薬を使った試験もある。それらも私の薬と同様にモノクローナル抗体を使ったものだ。養子細胞移植やワクチンの臨床試験も行われており、多くは有望な結果をもたらしているようだ。免疫療法分野はかつてない注目と関心を集めている。二〇一五年九月に、ジェイムズ・アリソンは、臨床医学研究の科学分野で最も権威ある賞の一つであるラスカー賞を受賞した。発表にあたりラスカー財団は「以前は一般的に一年以内に患者の命を奪う進行性メラノーマ」に対する彼の研究について「彼の発見ががん治療を変える」と評した。

ドクター・ウォルチョックは「免疫療法をひたすら信じて続けた長年の取り組みと挫折が、ついに実を結んだと感じている。誰もこれを一人で成し遂げることはできなかった。これは非常に大事なことです。ジム・アリソンとジェフ・ブルーストーンが必要だった。それにリーピン・チェンとゴードン・フリーマン、アーリン・シャープ、そしてＰＤ－１を発見した本庶佑《ほんじょたすく》が必要だった。これらの人々のすべての力で、免疫システムがどのようにスイッチを入れたり、切ったりするかという非常にエレガントな機構の詳細を解明したのです。そして医薬品産業の研究者らが、それを行う薬を開発する必要があった。さらには、科学を信じてこの治療を患者に届けた勇気ある試験医師たちが必要だった。そして何よりも勇気ある患者が必要だった」

「勇気ある患者？　それとも死に物狂いの？」と私は先生に言った。

★――二〇一六年はじめ。

同じようながんを患い、同じ治療を受けたとしても、運命は一人ひとり違う。ある寒い朝、私の医療チームが顕微鏡をのぞきながら細胞内のミステリーを解明しようと何年もカーテンの向こう側で続けてきた活動を見学しに、ドクター・ウォルチョックの研究室を訪ねた。先生の後をついて歩く途中、私の臨床試験やほかの試験に使われている本物の研究用マウスにも会った。私はケージをのぞき込み、「あなたたちも、ありがとうね」と言った。彼らは本当に貢献してくれているけど、その恩恵を直接得た人が会う機会はそうそうない。あなたたちの協力に本当に感謝しているよ。

その朝、私は世界でも最新の医療機器を見たり、患者が望みうる最も優秀で熱心な研究者たちに会ったりしたが、そこで耳にした話は私の想像を超えていた。ウォルチョック先生は今日、特別な仕事があり、それについて話したいと言った。先生の患者の一人が亡くなったのだ。

治療の効果が見られないことの多い進行がん患者を何年も何年も担当すれば、死亡した患者はかなりの数にのぼるだろう。先生は「時には、特別な存在になる患者もいる。彼はそんな一人でした」と言った。

単剤の免疫療法を受けていたその患者は、自宅から近い郊外の病院で亡くなる前夜、妻と子供たちに死後の希望について話したという。その人の息子がウォルチョック先生にメッセージを伝えた。「この患者さんの病状が悪化した時、ご家族から死後は献体したいという連絡をもらったのです」先生は悲しみと感謝と驚きが混じった表情だった。「病院外からの受け入れは、手続きや搬送などで難しい課題がありますと伝えたところ、息子さんは「具体的に教えてください。必要なことはすべてやります」と言ったのです」

そして昨日、その言葉通りに葬儀場から先生のもとに、ほんの少し前までは考えも感情も思い出も持っていたその人の体が運び込まれた。ニューヨーク市内のラッシュアワーを抜けて、メモリアル・スローン・ケタリングがんセンターまでやって来たのだ。「この人は私たちにすべてをくれたのです」ウォルチョック先生は驚嘆して言った。「私たちは彼から本当に多くのことを学ぶことができるでしょう」

友人や家族ではなかったが、尊敬し、力を尽くした相手をウォルチョック先生は失った。先生がこの患者と人として向き合ってきたことは明らかだ。そして検体としてとても興味を抱いていることも確かだった。「このご家族には多大な協力をしてもらいました。我々は深い感謝の念を禁じ得ません」と言った。

私は車の修理工のように感情を交えず、患者をそれぞれのパーツとみなす医師も知っている。私のことを「腫瘍」とみなした医師のように。そうした医師の中にも有能で、高い成功率で効率的に患者を癒していく人もいる。ドクター・ウォルチョックは、患者を人間として、そして客観的なパーツとして両面から見ることのできる医療者だと思う。だから私はこの医師を完全に信頼して、治療を協力関係の中で進めてこられたのだろう。いま、この彼の研究室で、ドクター・ウォルチョックが患者からの信頼をどれだけ大切にしてきたかを知り、私は彼に対する尊敬を新たにした。私にとって、もう火葬か埋葬かという自問は不要だ。すでに血液も、尿も粘液も、組織も科学に提供したけど、これがすべてじゃない。この患者のように、私も贈り物をしたい。私は科学に役立つ、そしてできれば他の患者の役に立つ存在だと思いつつ死にたい。

私は勇敢じゃない。でも誇りに思う。多くの男性、女性が医療のブレイクスルーを可能にしたことが誇らしい。私を殺そうとしたがん細胞が、他の人を救う研究に使われたことが誇らしい。これから先も私は頭にある髪のない五センチ四方の皮膚を隠すために、不自然な分け目で髪をとかし続けるだろう。病気になった部分。私が変わった部分。患者番号一六二六の物語が始まった部分だ。そして乱れた頭を見るたびに、ゲッテルデメルング[★1]として見るだけではなく、医学の歴史における私の役割の始まりとして見るようにしよう。

2015年2月9日

デビーの誕生日に近い冬の午後、私はインディアン・ロード・カフェに座って、ルー・リードがどっち側を歩いたらいいか歌っているの[★2]を聴きながら、これを書いている。席からは、ドア近くにかつてレオが座っていた場所がよく見える。私が座っているのは、二つ目の腫瘍があると知った時と同じカウンター席だ。私たちみんなのために乾杯した。最近、ジェフが言った言葉がこの数年をうまく表現している。「癒されることと治癒は同じじゃない。でも癒されればいいじゃないか。癒されていこう」と。癒しに乾杯だ。がんだけでなく、他のことからの癒しにも。

死を覚悟する病を経験した人は、喝采を浴びるような闘う模範生になれと期待されているように思う。でも私の場合はがんに打ちのめされた。私はテレビ映画のように、ヘアーブラシをマイクにPinkの歌[★3]を熱唱し、インスピレーションを与えるような賢者にはならなかった。むしろ私のかつてのお気楽な性質は消え、人生のもろさについて頻繁に恐怖を感じる非常に現実的な性質になってしまった。とてつもない経験をしたと思う日々もある。私はもう別人だ。なのになぜA線の車両内で爪を切っている男を前にすると、今もこんなにイラつくのかしら。

私はいつもしくじっている。子どもに腹を立てる。夜更かしをする。スーパーマーケットに布の買い物袋を持っていくのを忘れる。がんになったこと、そして良くなったことに対する罪悪感から逃れられずにいる。病気になることで本質的な人格が高まるなんてことはなく、現実の人生には沢山の肉体的な痛みと感情的なトラウマが混ざっている。それでも、もしがんや死に持ちこたえ、自らの死に直面したり愛する人を失ったりすることから何も学ばなかったとしたら、それも間抜けというものだ。私だって学んだことがある。それはケールキャベツを食べたり、祈ったりするのは素晴らしいし、必要なことだけど、がんに罹ったら、ケールキャベツや祈りだけで治るわけじゃない。でもあなたがものすごく幸運だったなら、科学の力でがんが治る可能性がある。

私はがんの経験から、胸が張り裂けそうな悲しみと感謝の気持ちを同時に感じることを教わった。ドラマチックなのに平凡であることも教わった。人生はフェアじゃない。偶然のせいでひどい目に遭うこともあれば、偶然にも幸運に恵まれることもある。自分の経験から、がんは最低のギフトだと知った。そこに何らかの価値を見出せないものかと、試みることしかできない。私はこれからずっとそうして生きていくのだろう。その人生は決して闘いなどではない。むしろそれは、これまでの私のがん体験がそうだったように、ひとつの愛の物語だ。

★1――悪との闘いにおける破壊。
★2――『ワイルド・サイドを歩け』という楽曲のこと。
★3――乳がん撲滅運動のテーマ曲。

謝辞

がんを経験するのは困難だが、がんについて書くのも難しい。でもそれを試みるのなら、最初から最後まで、世界でも最高の人たちに導いてもらうのがいい。以下の方々に、非常に深い感謝の念を示します。

アイディアを完成度の高い企画にするのを助けてくれたエージェントのデビット・フューゲイト。

賢明で良いアイディアに溢れ、励まし続けてくれた編集者のヒラリー・ブラック、特にアリソン・ディックマンをはじめとするナショナル・ジオグラフィックの皆さん。これ以上、本書にふさわしい出版社はありません。

『Salon』の素晴らしい同僚たち、とくにケリー・ラウマン、デイブ・デイリー、トーマス・ロジャーズ、サラ・ヘポラは、私のがん経験を書く場を提供してくれ、治療中は配慮をしてくれ、そして何よりも友人であり続けてくれた。追伸：ここでもシリアル・コンマを使ってます。このコンマの使い方はやめないわよ。

『ニューヨークタイムズ』のダン・ジョーンズ。『モダン・ラブ』コラムに毎週、書きたいくらい。一緒に仕事ができてとても楽しかった。

ギルダズクラブの皆さん――スタッフ、ボランティア、そして私の仲間たち。私と私の家族に沢山のサポートを提供してくれたこと、心の底から感謝します。

がん研究所（ＣＲＩ）、Stand Up to Cancer、メラノーマ・リサーチ・アライアンスで情熱をもって、絶え間なく取り組む皆さんの活動すべてに感謝します。

メモリアル・スローン・ケタリング病院のスタッフの皆さん、特にドクター・ジェド・ウォルチョック率いる免疫療法クリニックの医療チームは、素晴らしい、そして最高に思いやりあるケアを提供してくれました。私の治療にあたってくれた医師、看護師へ。命を助けてくれてありがとう。

私と私の家族に温かい支援とユーモアをもたらしてくれた友人たち。私たちがここまでこれたのは、皆さんのおかげです。キャロル、キャロリン、キャッシー、チェズ、デビー、デニス、ファン、アイリーン、ジャッキー、ジェフリー、ジェシカ、ジル、ジリー、ジョーイ、ジョン、ジョリー、ジュリー、クリスティン、ラリー、ローラ、リリー、リンダ、マーク、ミッシェル、マイク、ロブ、ローズ、シャノン、ステイシー、スティーブ、トム、ウィル、ゼニ。さらに私が大好きな百人以上の人たち。たくさん助けてくれたお義母さんに感謝します。

ジェフ。私が傷の手当を頼みたいのはあなただけ。愛を込めてあなたを選びます。ありがとう。

そしてルーシーとベアトリス。私が知る中で最も優しくて勇気があり、お茶目な二人に深い感謝を捧げます。あなたたちが私のロールモデルよ。愛している。

読者のためのディスカッション・ガイド

1―メリー・エリザベスの進行がんの予後予測は厳しいもので、当初は治療も効果を上げる見込みが低い状況でした。あなたがもし突然、自分の死に直面したら、どう対応すると思いますか？　いまの人生を変えることについて、どう考えますか？

2―本の中で、メリー・エリザベスは「悲しみの中にも良いことはある」、そして死別などの喪失による悲嘆でさえも「輝くような美しさも満ちている」と述べています。彼女の考えにあなたは同意しますか、それとも違うと思いますか。困難な状況の中で、ポジティブな経験をしたことはありますか？　それについて説明し、その経験があなたの考えにどう影響を与えたか話してください。

3―メリー・エリザベスは自分の病気について、最初から娘たちに率直に話しています。深刻な状況に関して、親は子供にどのように伝えるべきだと思いますか？　家族にどこまで話すか悩むような危機的状態に直面したことはありますか？　その時あなたはどうしましたか？

4―メリー・エリザベスとデビーは自らの病気に対して異なるアプローチをとりました。メリー・エリザベスはオープンな態度で病気について書いたり、話したり、サポートグループに参加したりしました。これに対してデビーは病気をプライベートなこととして、ごく親しい人の間にとどめていました。あなたにはどちらのアプローチが向くと思いますか。それはなぜですか？

5―第12章で、メリー・エリザベスは多くの友人関係が変わってしまった経験を述べています。あなたは友人が離れていったり、親身になってくれたりすることで、自分がそれまで知っていると思っていた人達との関係が変わる経験をしたことがありますか。どのような外的な出来事が、その人の特徴を明らかにするのでしょうか。

6―第12章で、メリー・エリザベスは祈りと神の恩寵、そして自身の信仰と科学への信頼を分けて考えることについて述べています。あなたはその考えに同意しますか。そして、信仰と科学を信じる気持ちは本当に共存できると思いますか。

7—本書のはじめの部分で、メリー・エリザベスとジェフはつらい離婚の後に、和解しています。あなたは二度目のチャンスを信じますか。何かをもう一度やり直すか、あきらめるかという厳しい選択に直面したことはありますか？　どのような要因で気持ちが一方に傾きましたか？

8—メリー・エリザベスはがん治療のために、彼女が「病人の頭」と呼ぶ外見の変化に苦しみました。そうした見た目の変化は、デビーや義父、カサンドラも経験しました。見た目が変わることは、あなたの気持ちや健康状態にどのような影響を与えますか？　自分の内面と外面が一致しないと感じたことはありますか？　それをどのように調和させましたか？

9—メリー・エリザベスとデビーは、簡単にできる対処方法として繰り返し冗談を言い合います。あなたの人生で、ユーモアはどのような役割を果たしますか。マイクが「面白くない」と言った時にように、冗談を言うべきでない状況にはどんな場合があるでしょうか。

10—あなた自身または、ごく身近な人ががんを経験したことがありますか。その経験でがんと治療に対する理解は、どのように変わりましたか？　この本を読んで、あなたのがんに対する知識はどのように変わりましたか？　驚いたことはありましたか？

11—メリー・エリザベスは高額な医療費について触れ、自分の治療と、クラウド・ファンディングで治療を受けたレオを対比しています。製薬会社、医師、研究者らの倫理的責任は何だと思いますか。また増大する高額な治療に対して、どうすれば良いと思いますか？

12—第9章でジュリーが「みんないつかは病気になる。誰もが医者にかかる」と言っています。自分が患者の立場になったら、自分の要望をどのように主張しますか？　患者の視点から、医師にもっと理解してもらいたいと願うことはありますか。

13—メリー・エリザベスは、がんに関しては明確に「闘う」という表現を拒絶します。また「サバイバー」や「治癒」という言葉の意味も考察しています。がんについて話す時、あなたはこれらの言葉をどう思いますか？　言葉は私たちの考え方にどのように影響するでしょうか。

医療監修者あとがき

従来のがん診療では多くの種類のがんにおいて、いったん転移が生じた進行期に転じると文字通り「不治の病」であり、手術・放射線療法・化学療法の集学的治療をもってしても死から免れることができる患者さんは極めて少数であった。これは多くの医師・研究者の共通見解であったと断言できる。化学療法では幾多の治験や医師主導臨床試験が行われてきたが、目覚ましい予後改善結果を得ることはできずにいたというのが実情である。

しかしながら免疫学研究者の不断の尽力による近年の免疫学の発展によって二〇一一年以降次々に上梓された免疫チェックポイント阻害薬の登場は、医師・研究者の常識を大きく覆すブレイクスルーであった。私自身もちょうど二〇一一年に免疫チェックポイント阻害薬である抗PD-1抗体ニボルマブの第Ⅱ相臨床試験に携わる経験をさせて頂いたが、当時この治療を受けた進行期メラノーマ（皮膚癌の一種）の患者さんを今でもよく思い出す。多発転移の患者さんであり、当時の常識ではまず救うことはできない状態であったが、半信半疑ながらニボルマブ投薬の回数を重ねると転移病変はみるみる縮小し、ついには完全に消失してしまった。これまでの化学療法ではそのような経験は皆無であったため、「これは今後のがん治療が劇的に変わる可能性があるかもしれない……」と直感したことをよく覚えている。

本書はアメリカにおいて、転移病変を有するメラノーマの患者さんが、幸運にも免疫チェックポイント阻害薬二剤（抗CTLA-4抗体イピリムマブ、抗PD-1抗体ニボルマブ）併用療法の第I相臨床試験に参加し、投薬により劇的な効果を得て、ほぼ完治に近い状態で現在も長期生存をしている実話である。我々医師の立場からは、常日頃患者さんに寄り添いながら治療に従事しているつもりであった。しかしながら（少なくとも私の）想像を超えて、患者さんは自身の置かれている病状・現状に嘆き苦しみ、その家族や友人の生活も病気やその治療により一変しながらも、互いに寄り添い支え合いながら、時には泣き、時にはユーモアを持って自身を奮い立たせながら治療を受けている。そのような患者の立場としての著者自身の描写には、医師の診療のあり方、医療者側からの患者さんのケアのあり方について深く考えさせられる。特に旧知の友人デビーが進行期卵巣癌で筆者と同時期に治療を受けていたが、筆者が劇的な治療効果を得るのとは対照的に死の転帰を辿り、著者が深い悲しみに暮れる描写は涙なしには読むことができない。人生の儚《はかな》さ・無情さを感じると同時に、本書のサブタイトルにもあるように、人生においては周囲の愛する人の存在が最も大切であることを、病気を通じて改めて思い知らされる。

また、本書では著者自身の患者としての描写のみならず、免疫チェックポイント阻害薬登場前の免疫学研究者の奮闘についても生き生きと描かれている。私自身もその時代を医師として過ごしてきたのでよく理解できるが、免疫チェックポイント阻害薬登場前の免疫療法は常に懐疑的な目でみられ、免疫学研究者も肩身の狭い位置であったと認識している。そのような不遇な時代においても決して免疫療法の実地診療への導入を諦めず、免疫チェックポイント阻害薬の開発に携わった研究者達の挑戦により、現在多くの患者さんが恩恵を受けていることはただただ尊敬に値する。我々がん診療の世界では既にスター研究者であるジェイムス・P・アリソンやジェド・ウォルチョックの免疫チェックポイント阻害薬開発前、開発当時の実情を本書から知ることができるのは楽しいひとときであった。また、今回著者が受けた二剤併用療法のうち、抗 PD-1 抗体ニボルマブはノーベル賞を受賞した日本人研究者の本庶佑《ほんじょたすく》先生が発見したチェックポイント分子を標的とする薬剤である。がん診療にブレイクスルーを起こした薬剤の開発には、アメリカ人のみならず日本人も関わっていることを改めて強調しておきたい。そして著者も自身の病状が劇的に回復したことは奇跡（miracle）と表現しているが、これは科学の力によるものであることを明言し、今後の科学の発展によりますますがんに効果のある薬剤開発の進歩が望まれることに言及している。

　さて、メラノーマから始まった免疫チェックポイント阻害薬の開発であったが、現在ではメラノーマのみならず多くのがんで免疫チェックポイント阻害薬は使用されている。その主軸は抗 CLTA-4 抗体、抗 PD-1 抗体、抗 PD-L1 抗体の三種類となるが、いまでは、複数の製薬会社より上梓され、かつ化学療法や分子標的治療、免疫チェックポイント阻害薬同士とを組み合わせた多剤併用療法でもその効果を上げている。現在日本で承認されている免疫チェックポイント阻害薬と適応となる（保険承認されている）がんの種類につき別表（次頁）に示す。転移を有する進行期患者さんへの使用のみならず、初回手術を終了した患者さんの術後再発予防で投薬する術後補助療法としても使用されている。さらには手術前に投薬することにより患者さんの腫瘍を小さくして術後の再発転移予防にも効果を期待する術前補助療法としての効果も研究されている。

　現在の問題点として、残念ながらすべての種類のがんに適応がある訳ではない。免疫チェックポイ

別表：日本で承認されている免疫チェックポイント阻害剤と主な適応（2023 年 12 月）

一般名（商品名）と作用機序	発売日	適応となる主ながん 出典：各薬剤添付文書をもとに作成
ニボルマブ（オプジーボ） 抗 PD-1 抗体	2014 年 9 月	**・進行期（転移・切除不能・再発など）** メラノーマ、非小細胞肺癌、腎細胞癌、古典的ホジキンリンパ腫、頭頸部癌、胃癌、悪性胸膜中皮腫、MSI-High* を有する結腸・直腸癌、食道癌、原発不明癌、尿路上皮癌 **・術後補助療法** メラノーマ、非小細胞肺癌
イピリムマブ（ヤーボイ） 抗 CTLA-4 抗体	2015 年 8 月	**・進行期（転移・切除不能・再発など）** メラノーマ、腎細胞癌、MSI-High を有する結腸・直腸癌、非小細胞肺癌、悪性胸膜中皮腫、食道癌
ペンブロリズマブ（キイトルーダ） 抗 PD-1 抗体	2017 年 2 月	**・進行期（転移・切除不能・再発など）** メラノーマ、非小細胞肺癌、古典的ホジキンリンパ腫、尿路上皮癌、子宮体癌、子宮頸癌、原発性縦隔大細胞型 B 細胞リンパ腫、頭頸部癌、食道癌、腎細胞癌、MSI-High* を有する固形癌、MSI-High を有する結腸・直腸癌、PD-L1 陽性のホルモン受容体陰性かつ HER2 陰性の乳癌、高い腫瘍遺伝子変異量（TMB-High）を有する進行・再発の固形癌 **・術後補助療法** メラノーマ、腎細胞癌、ホルモン受容体陰性かつ HER2 陰性で再発高リスクの乳癌 **・術前補助療法** ホルモン受容体陰性かつ HER2 陰性で再発高リスクの乳癌
アベルマブ（バベンチオ） 抗 PD-L1 抗体	2017 年 9 月	**・進行期（転移・切除不能・再発など）** メルケル細胞癌、腎細胞癌、尿路上皮癌
アテゾリズマブ（テセントリク） 抗 PD-L1 抗体	2018 年 4 月	**・進行期（転移・切除不能・再発など）** 非小細胞肺癌、進展型小細胞肺癌、肝細胞癌、PD-L1 陽性のホルモン受容体陰性かつ HER2 陰性の乳癌 **・術後補助療法** PD-L1 陽性の非小細胞肺癌
デュルバルマブ（イミフィンジ） 抗 PD-L1 抗体	2018年 8 月	**・進行期（転移・切除不能・再発など）** 非小細胞肺癌、進展型小細胞肺癌、肝細胞癌、胆道癌 **・根治的化学放射線療法後補助療法** 非小細胞肺癌
セミプリマブ（リブタヨ） 抗 PD-1 抗体	2022 年 12 月	**・進行期（転移・切除不能・再発など）** 子宮頸癌
トレメリムマブ（イジュド） 抗 CTLA-4 抗体	2022 年 12 月	**・進行期（転移・切除不能・再発など）** 非小細胞肺癌、肝細胞癌

* 高いマイクロサテライト不安定性

ント阻害薬が効きにくいがんも存在する。効果が出やすいがんでも一〇〇パーセントの患者さんに効果がある魔法のくすりでは決してない。白人では効果がでやすいものの日本人では効果がでにくいなど、同じがんでも効果に人種差があるがんも存在する。このように現在医師・研究者により、免疫チェックポイント阻害薬に関する様々なことが分かってきており、今後も飛躍的に研究は進歩すると予想される。

がん治療を提供する我々医師側はその進歩に立ち後れることなく、常に治療に関する情報をアップデートし、不幸にもがんに罹患してしまった患者さんに寄り添いながら、適切な治療を提供することが大切であると思う。患者さん側の視点からは、インターネットや様々な各種媒体から情報が山のように入手できる現在、あやふやな出典不明な情報に流されることなく、まずは専門医へ受診することが重要である。本書の医療監修を通じて、この二点をあとがきの結びとしたい。

中村泰大
（埼玉医科大学国際医療センター教授）

訳者あとがき

本書は、四十代半ばにしてメラノーマ（悪性黒色腫）という予期せぬ診断を受けたアメリカ人女性が、みずからの、そして家族や友人のがんに係わる体験を綴った*A Series of Catastrophes & Miracles A True Stories of Love, Science, and Cancer*（National Geographic, 2016）の全訳である。

手術により一度はがんを全て切除できた著者だったが、一年後には再発転移でステージ4となり、死へのカウントダウンを覚悟する。しかしノーベル医学・生理学賞を受賞したジェイムズ・アリソン氏と本庶《ほんじょ》佑《たすく》氏の研究から誕生した、免疫療法薬二剤併用の第Ⅰ相臨床試験に参加し、彼女のがんは三カ月で奇跡的にすべて消失した。

がんは昔から「不治の病」として恐れられてきた。アメリカでは一九七一年に、当時のニクソン大統領ががん撲滅を宣言し、「がん対策法」のもと国をあげてがん研究に取り組み続けてきた。それから半世紀が過ぎても、がん撲滅はおろか、再発・転移したがんの完治を望む患者に希望を与えることは難しかった。

少し前までの一般的ながん治療といえば、手術、放射線療法、そして転移した進行がんの場合は抗がん剤を使った化学療法（ケモ）で薬が効かなくなるまで、あるいは体が副作用に耐えられなくなるまで、命をつないでいくことだった。新たな抗がん剤が登場しても、様々な副作用との引きかえに、多少なりとも生存期間を延ばす程度の効果にとどまることが多かった。

　そんな中で、本書の著者が臨床試験で体験した免疫チェックポイント阻害薬を組み合わせる治療は、これまでとは違う大きな変革の到来を示すものだった。患者自身の免疫の働きを使った治療で転移した進行がんが消失し、再発しない状態が長期間保たれる可能性が、著者を実例として実際に証明されたのだ。

　これを受けて近年のがん治療研究の中心は、類似の免疫チェックポイント阻害薬の開発や、そうした薬をより多くのがん種、より早い病期で効果的に使う方法などにシフトしてきた。二〇二三年九月、米国癌学会（ＡＡＣＲ）は「がん進捗状況報告」の中で「二〇一一年に米国食品医薬品局（ＦＤＡ）が、一つの免疫療法薬を一つのがん（進行期メラノーマ）で承認したところから始まったが、その後も研究が進み、現在までで一一の免疫チェックポイント阻害薬が二〇種類のがん治療に対して承認された」と報告している。

　著者が臨床試験を通して受けた免疫療法と同じか類似の、あるいは別の治療法や薬剤と組み合わせた治療や臨床試験が、現在では多くのがん専門病院や大学病院で行われている。これまで手術ができず、使える抗がん剤もなかった患者や、抗がん剤を使っても短期間の生存しか望めない患者の中に、免疫チェックポイント阻害薬を使った治療が可能になったり、幸運なら著者のように完全奏効を得られたりする希望が生まれたのだ。残念ながらすべてのがん患者を救えるわけではないが、この一〇年あまりで免疫療法は多数のがん患者の運命を変えてきた。本書を通して読者は、そんな大変革のはじまりの過程を患者の視点から追体験することができるだろう。

　それとともに読者は、がん患者の生活のリアルに引き込まれることになる。本書は突然のがん宣告から奇跡の寛解へ――という単純なハッピーエンドの物語ではない。ニューヨークに住むジャーナリストらしく、著者はクールな観察眼とウイットに富んだ筆致で、自分と家族、友人、がん医療や研究に取り組む人々の人間模様を誠実に描き出す。がんになって壊れる関係もあれば、支え合い、愛を与え合う物語もある。がんに対する感じ方は人によって違うかもしれないが、がんという病気をなんとかして受け止めて、生きていこうとする人の姿は国を越えて共通するものだと思う。

　本書にちりばめられたがんと人生に関する著者の洞察は、がん体験を持つ訳者にリアルに響く。訳者自身も四十代前半に、アメリカで想定外の卵巣がんを発症し、手術と化学療法を受けた。治療後はキャンサーフリーになったものの、再発の懸念を頭から追い出すことができず、著者と同じくがん体験者とのつながりを求めてテキサス州ダラスにもあるギルダズ・クラブ（現キャンサー・サポート・コミュニティー）に通った。もう一五年も前のことになるが、当時体験したさまざまな気持ちの揺らぎが、今もフラッシュバックすることがある。

　著者の親友デビーの厳しい卵巣がん治療の様子も、本書には描かれている。卵巣がんを患った身としては読み進めるのがつらい場面もあったが、こちらも二〇一四年末以降、分子標的薬のベバシズマブや、オラパリブなどのＰＡＲＰ阻害薬、最近では抗体薬物複合体など新たなタイプの薬がＦＤＡ承認を受けた。免疫療法薬と他のタイプの治療薬を組み合わせた臨床試験も多数実施されており、希望が感じられる。

　手術でも一泊二日といった短い入院期間や、治療の選択に主体的にかかわるアメリカの患者、がん治療中でも仕事を続け、家族と旅行に行く逞《たくま》しい姿に驚く読者もいるかもしれない。アメリカの病院は院内感染リスクを考え可能な限り早く退院させるし、超高額な医療費を考えれば患者側もやすやすと長期間入院したり、仕事を中断したりできない事情がある。自分の人生は自分で決めるのが当然と考えるアメリカ人は、病気になっても医師任せではなく、医師の意見をふまえてどのような治療を受けたいかを自分で決める。

このため医療者側も患者からの質問を歓迎するし、多数のがん患者支援団体も頼れる存在だ。患者間の交流や情報交換の場だけでなく、医療者もかかわって病気や治療について信頼できる最新情報を提供している。寄付を募りがん治療研究者に資金提供を行う団体もあり、患者団体の果たす役割は大きい。

毎年、米国臨床腫瘍学会（ＡＳＣＯ）の総会には、より効果的ながん治療を見つけて患者に届けようと、日本を含む世界各国からがん研究者やがん専門医、患者団体らが集う。異なる人種での治療効果を確認する国際臨床試験も多く、研究者が各国から特筆すべき最新知見を持ち寄る場でもある。訳者が、本書の医療監修者である中村泰大氏（埼玉医科大学国際医療センター教授）と出会ったのもＡＳＣＯだった。二〇一八年、二〇一九年のＡＳＣＯを取材した際に、中村教授は爪の黒色腫の手術や免疫療法の効果に関する日本発の臨床試験結果を発表されていた。

そのご縁もあり本書の刊行にあたり医療監修をお願いすることができた。皮膚悪性腫瘍の治療、研究の最前線で活躍される立場から、数多くの助言を下さるとともに、日本における免疫チェックポイント阻害薬の導入状況を含む有益な解説を書いて下さった。また本書を日本の読者に届けるべく翻訳出版の機会を与えてくれた筑摩書房、そして編集部の伊藤笑子さんにも、この場を借りて深く感謝の意を表したい。

がんは決して侮《あなど》れる相手ではない。しかし運悪く発症してしまっても、家族や友人、医療者、そし

がん体験者・家族へのサポート

がんサポート・コミュニティー （認定特定非営利活動法人）	がん経験者や家族向けのサポートグループ（オンライン開催もあり）や専門家による患者支援プログラムなどを提供。本書に登場するアメリカのキャンサー・サポート・コミュニティー／ギルダズ・クラブの日本支部	www.csc-japan.org 問合せ：03-6809-1825 またはウェブサイトから
メラノーマ患者会 Over the Rainbow	2013年発足の日本初のメラノーマ患者会。患者・家族のお茶会（オンライン開催あり）、病気や治療に関する信頼できる最新情報の収集と発信、啓発活動などを行う	www.melanoma-net.org 問合せ：ウェブサイトから
マギーズ東京 （認定NPO法人）	英国発のマギーズキャンサーケアリングセンターの日本版。東京の豊洲市場近くにがん経験者や家族らが安らげる建物と庭を開設。医療専門家との対話や、自分らしさを取り戻す様々なグループプログラムを実施	www.maggiestokyo.org 問合せ：03-3520-9913
FLAT・ふらっと （米国の認定公益非営利団体）	米国在住の日本人がん患者らを中心にオンラインでサポートミーティングや茶話会を実施。日本からの参加も歓迎。個別相談や、米国の日本人医師らによる健康関連セミナーも開催している	www.flatjp.org 問合せ：ウェブサイトのコンタクトから

がんに関わる無料相談

がん相談支援センター	全国の「がん診療連携拠点病院」「小児がん拠点病院」「地域がん診療病院」に設置されている面談または電話による相談窓口。その病院にかかっていなくとも、誰でも、匿名でも無料で相談できる。治療、お金、就労、医療者との関係から、相談ではなく気持ちを聞いてほしいといった用件でも可	国立がん研究センター　がん情報サービス（ganjoho.jp）でがん相談のページへ 無料がん電話相談　03-6706-7797（平日10:00から15:00）がん相談支援センターの案内もあり

て世界中のがん患者やがん研究者たちと支え合うことで、がんに立ち向かい、希望を持つことはできる。生涯のうちに三人に一人、あるいは二人に一人はがんになると言われている。「ファック・キャンサー（がんのくそったれ）」と悪態をつきつつ、懸命に生きていくがん体験者やその家族を応援する社会が広がってほしいと思う。

日本にも様々ながん患者会があり、がんサロンを開催している病院も多い。最後にオンライン等で全国から利用できるほんの一部を紹介させていただく（前頁）。それぞれのがん患者が信頼できる情報をもとに、自分にとって最善のキャンサー・ジャーニーを歩んでいけることを心から願っている。

二〇二四年一月

片瀬ケイ

"Ipilimumab (Yervoy) Prolongs Survival in Advanced Melanoma," by Chris Fellner, *Pharmacy & Therapeutics*, September 2011: www.ncbi.nlm.nih.gov/pmc/articles/PMC3462607
"Nivolumab Plus Ipilimumab in Advanced Melanoma," by Jedd D. Wolchok et al., *The New England Journal of Medicine*, July 11, 2013: www.nejm.org/doi/full/10.1056/NEJMoa1302369

第22章　本当に特筆すべきこと
"My 'Truly Remarkable' Cancer Breakthrough," by Mary Elizabeth Williams, Salon.com, May 17, 2013: www.salon.com/2013/05/17/my_truly_remarkable_cancer_breakthrough
"Nivolumab Plus Ipilimumab in Advanced Melanoma," by Jedd D. Wolchok et al., *The New England Journal of Medicine*, July 11, 2013: www.nejm.org/doi/full/10.1056/NEJMoa1302369
"'Truly Remarkable' Response With Combination for Melanoma," by Nick Mulcahy, Medscape, May 15, 2013: www.medscape.com/viewarticle/804274

第23章　ここからどこへ
"Give Patients Unapproved Drugs!" by Mary Elizabeth Williams, Salon.com, September 13, 2013: www.salon.com/2013/09/13/give_patients_unapproved_drugs/

第24章　卒業
"The Biology of Cancer: The Epidemiology of Cancer," by Wayne W. LaMorte, Boston University School of Public Health: sphweb.bumc.bu.edu/otlt/MPH-Modules/PH/PH709_Cancer/PH709_cancer_print.html
"Breakthrough of the Year: Cancer Immunology," by Jennifer Couzin-Frankel, *Science*, December 20, 2013: www.sciencemag.org/content/342/6165/1432.full
"Drugs Approved for Breast Cancer," National Cancer Institute: www.cancer.gov/cancertopics/druginfo/breastcancer
"Drugs Approved for Lung Cancer," National Cancer Institute: www.cancer.gov/cancertopics/druginfo/lungcancer.
"How Many Women Get Breast Cancer?," American Cancer Society, September 9, 2014: ※ https://www.cancer.org/cancer/types/breast-cancer/about/how-common-is-breast-cancer.html
"MD Anderson Researcher Jim Allison Wins Breakthrough Prize for His Innovative Cancer Immunology Research," MD Anderson News Release, December 13, 2013: ※ https://www.mdanderson.org/newsroom/jim-allison-s-cancer-immunology-research-wins-prize.h00-158835168.html

第26章　ステージ5
"Bristol-Myers Squibb Receives Approval from the U.S. Food and Drug Administration for the Opdivo (nivolumab) + Yervoy (ipilimumab) Regimen in BRAF V600 Wild-Type Unresectable or Metastatic Melanoma," Bristol-Myers Squibb: http://news.bms.com/press-release/bristol-myers-squibb-receives-approval-us-food-and-drug-administration-opdivo-nivoluma［リンク切れ］
"FDA Approves Opdivo for Advanced Melanoma," FDA News Release, December 22, 2014: ※ https://wayback.archive-it.org/7993/20170111160834/http:/www.fda.gov/NewsEvents/Newsroom/PressAnnouncements/ucm427716.htm
"FDA Approves Bristol-Myers's Yervoy, Opdivo for Treatment of Melanoma," by Peter Loftus and Ron Winslow, *Wall Street Journal*, October 1, 2015: http://www.wsj.com/articles/fda-approvesbristol-myers-yervoy-opdivo-for-treatment-of-melanoma-1443711746［リンク切れ］
"Immunotherapy Combination Nivolumab Plus Ipilimumab Receives FDA Approval for Metastatic Melanoma," by Christina Pernambuco-Holsten, Memorial Sloan Kettering blog, October 1, 2015: https://www.mskcc.org/blog/immunotherapy-combination-nivolumab-plus-ipilimumabreceives-fda-approval-metastatic-melanoma［リンク切れ］
"In Support of a Patient-Driven Initiative and Petition to Lower the High Price of Cancer Drugs," *Mayo Clinic Proceedings*: http://www.mayoclinicproceedings.org/article/S0025-6196(15)00430-9/fulltext
"Ipilimumab/Nivolumab Combination Achieves Long-Term Survival for Patients with Advanced Melanoma," by Charlotte Bath, *The ASCO Post*, June 6, 2014: www.ascopost.com/ViewNews.aspx?nid=16293
"New System for Treating Cancer Seen as Hopeful," by Andrew Pollack, *New York Times*, June 2, 2014: www.nytimes.com/2014/06/03/business/cancer-researchers-report-longer-survivalrates-with-immunotherapy.html［リンク切れ］

https://www.cancer.org/cancer/types/melanoma-skin-cancer/detection-diagnosis-staging/survival-rates-for-melanoma-skin-cancer-by-stage.html

第13章　ハリケーン

"In Good Hands: At the Worst of Times NYU Langone Provides the Best of Care," NYU Langone Medical Center News & Views, September/October 2011: http://nyulangone.org/files/publication_issues/Sept_Oct_2011_NYU_News_Views.pdf［リンク切れ］

"MSKCC Staff Rises to the Challenge of Hurricane Irene," Memorial Sloan Kettering Cancer Center News, December 2011: www.mskcc.org/sites/www.mskcc.org/files/node/12154/image/december-2011-center-news.pdf［リンク切れ］

第14章　ステージ4

"Approval for Drug That Treats Melanoma," by Andrew Pollack, *New York Times*, March 25, 2011: www.nytimes.com/2011/03/26/business/26drug.html

"FDA Approval for Vemurafenib," National Cancer Institute, August 17, 2011: ※ https://www.cancer.gov/about-cancer/treatment/drugs/vemurafenib

"Ipilimumab," Bristol-Myers Squibb Clinical Study Report for MDX010-20: ctr.bms.com/pdf//CA184-002%20ST%20(MDX010-20).pdf［リンク切れ］

"Melanoma," Cancer Research Institute, May 2015: www.cancerresearch.org/cancer-immunotherapy/impacting-all-cancers/melanoma

"Study Details Adverse Events in Pivotal Ipilimumab Trial," by Ben Leach, OncLive, August 16, 2013: ※ https://www.onclive.com/view/study-details-adverse-events-in-pivotal-ipilimumab-trial

"Targeting Tim-3 and PD-1 Pathways to Reverse T Cell Exhaustion and Restore Anti-Tumor Immunity," by Kaori Sakuishi, Lionel Apetoh, Jenna M. Sullivan, Bruce R. Blazar, Vijay K. Kuchrool, and Ana C. Anderson, *The Journal of Experimental Medicine*, September 6, 2010: jem.rupress.org/content/207/10/2187.long

"Which Drug, and When, for Patients with BRAF-Mutant Melanoma?" by S. Jang and M.B. Atkins, *Lancet Oncology*, February 2013: www.ncbi.nlm.nih.gov/pubmed/23369684

第15章　研究室のネズミ

"Nivolumab Plus Ipilimumab in Advanced Melanoma," by Jedd D. Wolchok, Harriet Kluger, Margaret K. Callahan, Michael A. Postow, Naiyer A. Rizvi, et al., *New England Journal of Medicine*, July 11, 2013: www.nejm.org/doi/full/10.1056/NEJMoa1302369

"Transforming Clinical Research in the United States: Challenges and Opportunities: Workshop Summary," Institute of Medicine (US) Forum on Drug Discovery, Development, and Translation, National Academies Press (US), 2010: www.ncbi.nlm.nih.gov/books/NBK50895/

コラム　新薬を作るには

"A New Member of the Immunoglobulin Superfamily—CTLA-4," by J. F. Brunet, F. Denizot, M. F. Luciani, M. Roux-Dosseto, M. Suzan, M. G. Mattei, and P. Golstein, *Nature*, 1987: www.ncbi.nlm.nih.gov/pubmed/3496540

"Bristol-Myers Buys Medarex Drugmaker for $2.4 Billion (Update3)," by Tom Randall, *Bloomberg*, July 23, 2009: www.bloomberg.com/apps/news?pid=newsarchive&sid=aZWoVAXYGSgA［リンク切れ］

"Enhancement of Antitumor Immunity by CTLA-4 Blockade," by Dana R. Leach, Matthew F. Krummel, and James P. Allison, *Science*, March 22, 1996: www.sciencemag.org/content/271/5256/1734.short

"Human Antibodies From Transgenic Animals," by Nils Lonberg, *Nature Biotechnology*, September 7, 2005: www.nature.com/nbt/journal/v23/n9/full/nbt1135.html

"Monster Mice," by Stephan Herrera, *Forbes*, March 8, 1999: www.forbes.com/forbes/1999/0308/6305136a.html

"The T-Cell Army," by Jerome Groopman, *New Yorker*, April 23, 2012: www.newyorker.com/magazine/2012/04/23/the-t-cell-army

"Transgenic Non-Human Animals Capable of Producing Heterologous Antibodies," inventors Nils Lonberg and Robert M. Kay, November 10, 1994: www.google.com/patents/CA2161351A1?cl=en

第16章　臨床試験

"Prognostic Importance of the Extent of Ulceration in Patients with Clinically Localized Cutaneous Melanoma," by F. E. In't Hout, L. E. Haydu, R. Murali, J. J. Bonenkamp, J. F. Thompson, and R. A. Scolyer, *Annals of Surgery*, June 2012: www.ncbi.nlm.nih.gov/pubmed/22566014
"Temowlomide No Better Than Dacarbazine in Advanced Melanoma," hy Zosia Chustecka, *Medscape Medical News*, September 16, 2008: www.medscape.com/viewarticle/580568
"Treatment of Metastatic Melanoma: An Overview," by Shailender Bhatia, Scott S. Tykodi, and John A. Thompson, *Oncology Journal*, May 12, 2009: www.ncbi.nlm.nih.gov/pmc/articles/PMC2737459

コラム　免疫療法入門

"Coley's Toxins," American Cancer Society: http://www.cancer.org/treatment/treatmentsandsideeffects/complementaryandalternarivemedicine/index［リンク切れ］
"Doctors, Patients Say 'Grey's' Cancer Story Isn't Accurate," by Liz Szabo, *USA Today*, May 18, 2009:
usatoday30.usatoday.com/life/television/news/2009-05-17-greys-cancer_N.htm［リンク切れ］
"Dr. William Coley and Tumor Regression: A Place in History or in the Future," by S. A. Hoption Cann, J. P. van Netten, and C. van Netten, *Postgraduate Medical Journal*, December 2003:www.ncbi.nlm.nih.gov/pmc/articles/PMC1742910/pdf/v079p00672.pdf
"The Legacy of Bessie Dashiell," by Matthew Tontonoz, Cancer Research Institute, December 13, 2013: www.cancerresearch.org/news-publications/our-blog/decem ber-2013/the-legacy-of-bessie-dashiell
"The Toxins of William B. Coley and the Treatment of Bone and Soft-Tissue Sarcomas," by Edward F. McCarthy, *Iowa Orthopaedic Journal*, 2006: http://www.ncbi.nlm.nih.gov/pmc/articles/PMC1888599

第９章　スプリング・ブレイクダウン（破綻した春休み）

"A Record Year for the Pharmaceutical Lobby in' 07," by M. Asif lsmail, the Center for Public Integrity, June 24, 2008: www.publicintegrity.org/2008/06/24/5779/record-year-pharmaceutical-lobby-07

第10章　スプリング・ブレイクスルー（画期的進歩の春）

"Approval for Drug That Treats Melanoma," by Andrew Pollack, *New York Times*, March 25, 2011: www.nytimes.com/2011/03/26/business/26drug.html
"Cancer Treatment Survivorship Facts and Figures 2012–2013," American Cancer Society: ※ https://www.cancer.org/research/cancer-facts-statistics/survivor-facts-figures.html
"FDA Approves Yervoy（Ipilimumab）for the Treatment of Patients with Newly Diagnosed or Previously-Treated Unresectable of Metastatic Melanoma, the Deadliest Form of Skin Cancer,"
Bristol-Myers Squibb, March 25, 2011: news.bms.com/press-release/rd-news/fda-approves-yervoy-ipilimumab-treatment-patients-newly-diagnosed-or-previously［リンク切れ］
"Fred Hutchinson Cancer Research Center to Lead lmmunotherapy Clinical Trials Network," Cancer lmmunotherapy Trials Network, April 6, 2011: ※ https://www.fredhutch.org/en/news/releases/2011/04/citn_members_selected.html
"Melanoma," by Rebecca Tung and Alison Vidimos, Cleveland Clinic Center for Continuing Education: www.clevelandclinicmeded.com/medicalpubs/diseasemanagement/dermatology/cutaneous-malignant-melanoma
"This Scientist Just Might Cure Cancer," by Todd Ackerman, *Houston Chronicle,* April 5, 2014: www.houstonchronicle.com/news/health/article/This-scientist-just-might-cure-cancer-5379769.php#/0

第12章　再発

"Cancer Treatment Survivorship Facts and Figures 2012–2013," American Cancer Society: ※ https://www.cancer.org/research/cancer-facts-statistics/survivor-facts-figures.html
"Histology and Outcomes of Newly Detected Lung Lesions in Melanoma Patients," by E. C. Smyth, M. Hsu, K. S. Panageas, and P. B. Chapman, *Annals of Oncology*, June 28, 2011: ※ https://www.annalsofoncology.org/article/S0923-7534(19)34459-X/fulltext
"Lung Metastases," Medline: www.nlm.nih.gov/medlineplus/ency/article/000097.htm
"Weddings: Jedd Wolchok and Karen Popkin," *New York Times*, October 24, 1993: www.nytimes.com/1993/10/24/style/weddings-jedd-wolchok-and-karen-popkin.html
"What Are the Survival Races for Melanoma Skin Cancer, by Stage?," American Cancer Society: ※

参考資料

（編集部注：原書掲載の出典によるが、現在アクセスできないサイトについては［リンク切れ］と付した。また、新たなURLで閲覧可能な資料は、※印の後にそのURLを掲載した）

第2章　人生で最高の夏

"2009 Skin Cancer Fact Sheet," American Melanoma Foundation: ※ https://melanomafoundation.org/statistics

"Global Perspectives of Contemporary Epidemiological Trends of Cutaneous Malignant Melanoma," by M. B. Lens, M. Dawes, *The British Journal of Dermatology*, 2004: www.medscape.com/viewarticle/470300_2

"Melanoma In-Depth Report," *New York Times*: www.nytimes.com/health/guides/disease/melanoma/print.html［リンク切れ］

"Melanoma: Statistics," American Society of Clinical Oncology, June 2014: Cancer.net: www.cancer.net/cancer-types/melanoma/statistics

"Survival Differences Between Patients with Scalp or Neck Melanoma and Those With Melanoma of Other Sites in the Surveillance, Epidemiology, and End Results（SEER）Program," by Anne M. Lachiewicz, Marianne Berwick, Charles L. Wiggins, and Nancy E. Thomas, *JAMA Dermatology*, April 1, 2008: archderm.jamanetwork.com/article.aspx?articleid = 419633

"Sympathy for Christopher Hitchens," by Mary Elizabeth Williams, Salon.com, August 6, 2010:www.salon.com/2010/08/06/christopher_hitchens_rages_against_cancer/

"Treatment of Metastatic Melanoma: An Overview," by Shailender Bhatia, Scott S. Tykodi, and John A. Thompson, May 2009: www.ncbi.nlm.nih.gov/pmc/articles/PMC2737459

"What Are the Key Statistics About Melanoma Skin Cancer?," American Cancer Society: ※ https://www.cancer.org/cancer/types/melanoma-skin-cancer/about/key-statistics.html

コラム　初心者のためのがん入門

"Cancer—A Biological Approach," by Macfarlane Burnet, *British Medical Journal*, April 1957: www.ncbi.nlm.nih.gov/pmc/articles/PMC1973618

"Cancer Trends Progress Report—2011–2012," National Cancer Institute: progress report.cancer.gov/highlights

"Obama Announces $5 Billion for New Medical Research," by Deborah Charles, Reuters, September 30, 2009: www.reuters.com/article/2009/09/30/us-usa-healthcare-obama-idUSTRE58T43G20090930［リンク切れ］

"What Is Cancer?," National Cancer Institute, February 9, 2015: www.cancer.gov/cancertopics/cancerlibrary/what-is-cancer

第3章　キャンサー・タウンへようこそ

"Best Hospitals for Adult Cancer," *US News & World Report*: health.usnews.com/best-hospitals/rankings/cancer

"Memorial Sloan Kettering, About Us" : www.mskcc.org/about

第5章　私はサバイバーじゃない

"Adjuvant Interferon for Malignant Melanoma," Alberta Health Services, February 2014: www.albertahealthservices.ca/hp/if-hp-cancer-guide-cu002-adjuvant-interferon.pdf［リンク切れ］

"Dacarbazine," American Cancer Society: http://www.nlm.nih.gov/medlineplus/druginfo/meds/a682750.html

"Dacarbazine-Based Chemotherapy for Metastatic Melanoma: Thirty Year Experience Overview," by L. Serrone et al.: *Journal of Experimental & Clinical Cancer Research*, March 19, 2000: www.ncbi.nlm.nih.gov/pubmed/10840932

"Depression in Hospitalized Patients with Malignant Melanoma Treated with lnterferon-Alpha-2b: Primary to Induced Disorders," by R. Navinés, E. Gómez-Gil, S. Puig, I. Baeza, J. De Pablo, and R. Marcin-Sancos, *European Journal of Dermatology*, November–December, 2009: ※ https://pubmed.ncbi.nlm.nih.gov/19709980/

"DTIC（Dacarbazine）," AIM at Melanoma: www.aimatmelanoma.org/melanoma-treatmenc-options/fda-approved-drugs-for-melanoma

"James'Jim' Allison and the Checkmates," *Houston Chronicle*: video.chron.com/JamesJim-Alison and-the-Checkmates-25653176［リンク切れ］

著者｜メリー・エリザベス・ウィリアムズ　Mary Elizabeth Williams

オンラインメディアSalon.comのシニア・スタッフ・ライター。自らの免疫療法の臨床試験について書いた『研究室のネズミ』シリーズは、2012年オンライン・ジャーナリズム賞のコメンタリー部門でノミネートされた。自身のメラノーマ診断についてのエッセーは、ハーパー選集『The Moment』に収録されている。著作に全米図書館協会の〈ブックリスト〉に取り上げられた*Gimme Shelter: Ugly Houses, Cruddy Neighborhoods, Fast-Talking Brokers, and Toxic Mortgages: My Three Years Searching for the American Dream*（未邦訳）がある。家族とともにニューヨーク市に在住。

訳者｜片瀬ケイ　Katase Kei

米国在住のジャーナリスト、翻訳者。神奈川大学外国語学部スペイン語学科卒業、東京の行政専門紙記者を経て、カンザス大学ジャーナリズム修士号取得。米国ヘルスケア・ジャーナリスト協会（AHCJ）会員。Yahoo!ニュース エキスパートで「米国がんサバイバー通信」を執筆。共訳書に『RPMで自閉症を理解する』（エスコアール）、共著書に『コロナ対策　各国リーダーたちの通信簿』（光文社新書）、『夫婦別姓』（ちくま新書）がある。

医療監修者｜中村泰大　Nakamura Yasuhiro

埼玉医科大学国際医療センター皮膚腫瘍科・皮膚科教授。筑波大学医学専門学群卒業、筑波大学大学院博士課程修了（医学博士）。日本皮膚科学会認定皮膚科専門医、皮膚悪性腫瘍指導専門医、日本皮膚悪性腫瘍学会理事、日本皮膚外科学会理事、皮膚がん診療ガイドライン委員会統括委員長など、皮膚がんを専門として診療・研究に従事している。

ファック・キャンサー

愛《あい》と科学《かがく》と免疫療法《めんえきりようほう》でがんに立《た》ち向《む》かう

2024年2月29日　初版第1刷発行

著者　メリー・エリザベス・ウィリアムズ

訳者　片瀬ケイ

医療監修者　中村泰大

発行者　喜入冬子

発行所　株式会社筑摩書房

東京都台東区蔵前2－5－3　郵便番号111－8755
電話番号03－5687－2601（代表）

ブックデザイン　岩瀬聡

装画　松島由林

印刷・製本　三松堂印刷株式会社

ISBN978-4-480-86095-8 C0098